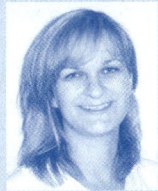

Meike Wehmeyer (ehemals Schöler)

- Ausbildung zur Logopädin von 1990 – 1993 in München
- Mehrjährige Berufstätigkeit in neurologischen Rehabilitationszentren
- Mehrjährige Tätigkeit als leitende Lehrlogopädin an der Staatlichen Berufsfachschule für Logopädie an der Universität München
- Ausbildung in systemischer Supervision/Praxisanleitung
- Seit 2000 Studium der Psychologie an der Universität München, Fortsetzung der Lehrtätigkeit an der Logopädieschule
- 2002 Nebentätigkeit am Max-Planck-Institut für psychologische Forschung, München

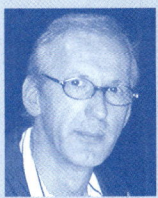

Holger Grötzbach

- Studium der Linguistik, Psychologie und Philosophie in Bonn und Berlin
- Postgraduierte Weiterbildung am Max-Planck-Institut für Psycholinguistik, Nijmegen
- Langjähriger Leiter der Abteilung für Sprachtherapie im neurologischen Rehabilitationszentrum Asklepios Klinik, Schaufling
- Akkreditiert bei der Gesellschaft für Neuropsychologie im Bereich zentrale Sprachstörungen
- Nebenberufliche Tätigkeit als Dozent für Linguistik und Aphasiologie an mehreren Berufsfachschulen für Logopädie

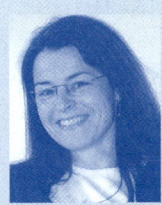

Monika M. Thiel

Herausgeberin von »Praxiswissen Logopädie«
- Psycholinguistin M.A.
- Staatlich anerkannte Logopädin
- Mediatorin und Trainerin in den Bereichen Kommunikation und Wirtschaftsmediation

- Studium der Psycholinguistik, Organisations- und Wirtschaftspsychologie und Interkulturellen Kommunikation an der LMU, München
- Weiterbildung zur Wirtschaftsmediatorin
- Ausbildung in systemischer Supervision/Praxisanleitung
- Lehrlogopädin und Leitende Lehrlogopädin an der Staatlichen Berufsfachschule für Logopädie an der LMU, München
- Forschungsaufenthalt in New York City
- Logopädin (Klinik, Forschung, Lehre), Bremerhaven und Frankfurt am Main
- Ausbildung zur Logopädin, Köln
- Studium der Theologie, Tübingen und Münster

Praxiswissen Logopädie

Herausgegeben von Monika M. Thiel

Meike Wehmeyer · Holger Grötzbach

Aphasie

Wege aus dem Sprachdschungel

3. Auflage

Mit einem Geleitwort von Dr. Peter Frommelt

Mit 18 Abbildungen und 40 Tabellen

Mit Beiträgen von Steffanie Kiermeier, Anneliese Steinle,
Heinz Weiß und Ernst Schmid

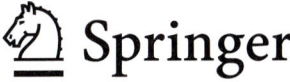 Springer

Meike Wehmeyer (ehemals Schöler)
Staatliche Berufsfachschule für Logopädie an der
Universität München
Pettenkoferstraße 4a
80336 München
e-mail: meike.wehmeyer@web.de

Holger Grötzbach, M. A.
Asklepios Klinik Schaufling
Abteilung Sprachtherapie
94571 Schaufling
e-mail: h.groetzbach@asklepios.com

Monika M. Thiel, M.A.
Frundsbergstraße 2
80634 München
e-mail: thielmonika@mail.com

ISBN-10   3-540-34139-0 Springer Medizin Verlag Heidelberg
ISBN-13   978-3-540-34139-0 Springer Medizin Verlag Heidelberg

Bibliografische Information der Deutschen Bibliothek
Die Deutsche Bibliothek verzeichnet diese Publikation in der Deutschen Nationalbibliografie;
detaillierte bibliografische Daten sind im Internet über http://dnb.ddb.de abrufbar.

Springer Medizin Verlag.

springer.de
© Springer Medizin Verlag Heidelberg 2002, 2004, 2006
Printed in Germany
Die Wiedergabe von Gebrauchsnamen, Handelsnamen Warenbezeichnungen usw. in diesem Werk berechtigt auch ohne
besondere Kennzeichnung nicht zu der Annahme, dass solche Namen im Sinne der Warenzeichen- und Markenschutz-
Gesetzgebung als frei zu betrachten wären und daher von jedermann benutzt werden dürften.
Produkthaftung: Für Angaben über Dosierungsanweisungen und Applikationsformen kann vom Verlag keine Gewähr
übernommen werden. Derartige Angaben müssen vom jeweiligen Anwender im Einzelfall anhand anderer Literaturstellen auf
ihre Richtigkeit überprüft werden.
Planung: Marga Botsch, Heidelberg
Projektmanagement: Claudia Bauer, Heidelberg
Satz : medionet AG, Berlin
Umschlaggestaltung: deblik Berlin
SPIN 11537854
Gedruckt auf säurefreiem Papier   22/2122/cb – 5 4 3 2 1 0

Geleitwort zur dritten Auflage

Drei Auflagen in so kurzer Zeit: Dies spricht dafür, dass dieses Buch aus der Sicht der Benutzer seinen Anspruch erfüllt, ein praxisnahes Lehrbuch zu sein. Noch heute liest man, dass Autoren stolz darauf sind, kein „Kochbuch" geschrieben zu haben. Ich habe die Arroganz guten Kochbüchern gegenüber nie verstanden, denn schließlich genießen wir die Umsetzung guter Rezepte. Es ist also ein ausdrückliches Kompliment, wenn man neben anderen guten Eigenschaften diesem Buch auch die Anerkennung zollt, ein gutes Kochbuch für die Aphasie-Therapie zu sein. Es gelingt den beiden Autoren, die notwendige Balance zwischen praktischer Anleitung und dem notwendigen theoretischen Hintergrund zu liefern. Gegenüber der letzten Auflage ist diesmal ein neues Stück Theorie hinzugefügt worden: Die Internationale Klassifikation der Funktionsfähigkeit, Behinderung und Gesundheit (ICF). Das Buch der beiden Autoren war schon bisher von dem Geist der ICF durchdrungen, immer wieder haben sie darauf hingewiesen, dass es auch in der Aphasie-Therapie nicht nur darum geht, einzelne Symptome zu beseitigen, sondern darum, den Betroffenen trotz ihrer sprachlichen Einschränkungen die Teilhabe am Leben in der Gesellschaft zu ermöglichen. In dieser Auflage ist nun diese Verbindung von medizinischer und sozialer Rehabilitation noch stärker herausgearbeitet worden.

Weiterhin neu ist die Berücksichtigung aktueller Studien zur Aphasie-Therapie. Sie weisen einheitlich darauf hin, dass wir das Sprechen umso besser erlernen, je häufiger wir sprechen, lesen oder zuhören. Der niederländische Psychologe Theo Mulder hat es so formuliert: „Rehabilitation is Design of Learning Situation". Und einer der besten Lehrmeister ist das Leben selbst.

Das Lehrbuch reflektiert den momentanen Stand der Aphasie-Forschung und Therapie. Damit muss man auch selbstkritisch zur Kenntnis nehmen, dass sich in der Theorie der Aphasien in den letzten hundert Jahren nur sehr wenig getan hat. Dies wäre kaum zu bedauern, wenn diese Theorie die beobachteten Phänomene hinreichend erklären könnte. Mit Recht weisen die Autoren immer wieder darauf hin, wie begrenzt der theoretische Nutzen der klassischen Syndromlehre für die Aphasie-Therapie ist. Insofern stellt dieses Lehrbuch auch eine Herausforderung an die moderne Aphasie-Forschung dar. Weder die Architekturzeichnungen sprachlicher Funktionen noch die klassische Syndromlehre bieten eine hinreichende theoretische Fundierung für die Zukunft der Aphasie-Therapie. Dieses Buch fördert kritisches Denken und praktische Fähigkeiten.

Gewinn ziehen daraus die Patienten. Sie benötigen neugierige und aufgeschlossene Sprachtherapeutinnen und Sprachtherapeuten, die mit ihnen für ihr Sprachproblem eine gemeinsame Lösung suchen. Die Anregungen für solche Lösungen sind reichhaltig in diesem Buch enthalten.

Dr. med. Peter Frommelt
Chefarzt, Abt. Neurologische und Neuropsychologische Rehabilitation
Asklepios Klinik Schaufling
Schaufling, im Juni 2006

Vorwort zur dritten Auflage

Nur zwei Jahre nach dem Druck der Zweitauflage erscheint unser Aphasiebuch nun in der dritten Auflage. Dieser Erfolg zeigt, dass unser Konzept, Theorie und (therapeutische) Praxis ausgewogen darzustellen, bei den Lesern großes Interesse gefunden hat. Da das Buch »auf viele Fragen aus der logopädischen Praxis umfangreiche Lösungsvorschläge [gibt und] wesentliche Fachkenntnisse zu nahezu allen Teilaspekten [vermittelt][1]«, wurde es vom Bayerischen Staatsministerium für Unterricht und Kultus als »lernmittelfreies« Buch zugelassen. Das bewährte Konzept haben wir in der dritten Auflage daher nicht verändert. Es gibt jedoch einige Neuerungen, auf die wir kurz eingehen möchten:

Im ▶ **Kapitel 8** wurde die mittlerweile veraltete ICIDH-2 durch die neue ICF (Internationale Klassifikation der Funktionsfähigkeit, Behinderung und Gesundheit) ersetzt. Eine wesentliche Neuerung des ICF-Modells besteht darin, die funktionelle Gesundheit von Menschen in den Mittelpunkt des Interesses zu stellen. Damit geht es in der Rehabilitation nicht mehr nur darum, individuelle Beeinträchtigungen von Patienten zu erfassen. Vielmehr werden auch die Ressourcen berücksichtigt, die einer Person zur Verfügung stehen. Aus dem Zusammenspiel von Beeinträchtigungen und Ressourcen ergeben sich diejenigen therapeutischen Schritte, die einem Patienten dabei helfen, an seinem Alltag wieder teilzunehmen.

Da wohl niemand die individuell unterschiedlichen, teilhabeorientierten Therapieziele besser bestimmen kann als ein Betroffener selbst, haben wir in ▶ **Kapitel 8** einen weiteren Patienten mit einer Aphasie zu Wort kommen lassen. Wir danken Herrn Schmid ganz herzlich für seinen Beitrag, in dem er neben den sprachlichen Problemen auch seine Wünsche an die ambulante Rehabilitation beschreibt. Ein besonderer Dank gilt auch der Sprachtherapeutin Susanne Lamberts aus der Praxis von Professor Fries, die den Kontakt zu Herrn Schmid hergestellt und ihm beim Erstellen seines Berichts geholfen hat.

Wenn der Gedanke ernst genommen wird, Beeinträchtigungen und Ressourcen gleichermaßen zu betrachten, dann dürfen Patienten nicht einseitig auf ein medizinisches Defizit reduziert werden. In der Rehabilitation ist es jedoch noch immer üblich, Personen als »Diabetiker« oder »Epileptiker« zu bezeichnen. Da die Persönlichkeit des Einzelnen hinter solchen Diagnosen verschwindet, haben wir die traditionelle Terminologie aufgegeben und verwenden den Begriff »Aphasiker« in der Drittauflage nicht mehr.

Mit dem Verzicht auf die defizit-orientierte Bezeichnung »Aphasiker« ist eine therapeutische Haltung verbunden, die einen respektvollen Umgang mit den Patienten unterstützt. Weitere Grundannahmen und Haltungen, die zum Gelingen einer Aphasie-Therapie beitragen, werden im neu erstellten ▶ **Kapitel 7.1**, »Wie begegne ich dem Patienten?« dargestellt. Schließlich wird der

---

[1] Gutachten zur zweiten Auflage des Buches „Aphasie – Wege aus dem Sprachdschungel" im Auftrag des Bayerischen Staatsministeriums für Unterricht und Kultus.

Erfolg einer Therapie nicht nur von Inhalten, Methoden und Techniken bestimmt, sondern auch von der Art der Zusammenarbeit zwischen Patienten, Angehörigen und Therapeutinnen. Wir verstehen somit das neue ▶ **Kapitel 7.1** als Fundament für das ▶ **Kapitel 9** »Therapiebausteine«.

Das ▶ **Kapitel 10** »Qualitätssicherung« wurde komplett überarbeitet, um in die Prinzipien der evidenzbasierten Medizin einzuführen. Nach diesen Prinzipien ist Aphasietherapie effektiv. Ihre Wirksamkeit hängt jedoch aktuellen Studien zufolge weniger von speziellen Therapieinhalten, als vielmehr von der Therapieintensität ab.

Das ▶ **Kapitel 6** »Anamnese und Diagnostik« haben wir durch die Aufnahme neuer Diagnosematerialien aktualisiert. An dieser Stelle möchten wir uns bei Steffanie Kiermeier und Ingrid Aichert ganz herzlich dafür bedanken, dass sie eine fachlich fundierte Einführung in die Aphasiediagnostik mittels LeMo geschrieben haben.

Ein weiterer Dank gilt Frau Monika Thiel als Herausgeberin, die mit ihrer anregenden Hartnäckigkeit wesentlich zum Entstehen des neuen ▶ **Kapitels 7.1** beigetragen hat.

Danken möchten wir auch Frau Botsch und Frau Bauer vom Springer-Verlag, die in gewohnt konstruktiver und kooperativer Weise schon frühzeitig die Hebel für die Neuauflage in Bewegung gesetzt haben. Dadurch hatten wir im Vergleich zur zweiten Auflage einen erheblich geringeren Zeitdruck, der nicht nur zu einer entspannteren Atmosphäre bei uns, sondern auch bei unseren Familien geführt hat.

Besondere Anerkennung gilt schließlich unseren Familien, allen voran Manuela Grötzbach, Uwe Wehmeyer sowie Hartmut und Doris Schöler. Ohne ihre Unterstützung hätten wir die nötige Zeit für die Vorbereitung der Drittauflage nicht aufgebracht. Daher Euch allen ein herzliches Dankeschön.

Meike Wehmeyer
Holger Grötzbach
München und Schaufling, im Juni 2006

Hinweis: Wenn wir im Text von Patienten oder Therapeuten sprechen, verwenden wir der Einfachheit halber die Formen »Patient« bzw. »Therapeutin«. Selbstverständlich sind trotz der gewählten Formen immer beide Geschlechter gemeint.

Inhalt

Wie Rüben und Kraut

1

1.1   Ein Erfahrungsbericht von Heinz Weiß

Im ersten Kapitel erzählt ein Betroffener, wie sehr sich sein Leben durch die Aphasie verändert hat. Er berichtet von Niederlagen und Enttäuschungen, aber auch von Siegen und Hoffnungen. Dabei wird deutlich, dass der Betroffene, seine Familie und Freunde sich jeden Tag aufs Neue mit der Sprachstörung auseinandersetzen müssen. Um die Authentizität des Berichts zu wahren, sind alle Fehler belassen worden.

Nach dem Schlaganfall 1998 wußte ich nichts mehr. Weder ob ich Familie habe oder nicht. Gott sei Dank merkt man erst nichts davon. Sonst wird man verrückt. Ohne meiner Frau hätte ich dass es nicht überlebt. In jedem Tag über vier Monate kam meine Frau in die Klinik. Dass war für mich das wichtigste.

Am Anfang kam ein Freundeskreis. Zum Teil, weil es sich einfach gehört, in die Klinik zu kommen. Einige waren einfach Neugierig. Aber die paar »echten« Freunde kammen oft zu mir. Manche denken, dem geht's wieder gut. Von außen sieht man ja nichts. Wenn einer im Rollstuhl sitzt, sieht man besser, wie krank er ist.

Die ersten zwei Jahre waren am schlimmsten. Meine Kurve kam nur nach unten. Mir kam es vor wie ein Radlerfahrer der fahrt und fahrt und kommt nie ins Ziel. In meinem Kopf ging es damals aus wie Rüben und Kraut. Aber ich habe gelehrnt: nie aufgeben. Umfallen ist nicht schlimm. Aber nicht mehr Aufstehen, das ist Schlimm. Mein Spruch ist immer: Das Leben ist hart, ich bin es auch. Mit dem Satz »das wird schon wieder« belügt man den Menschen. Ich habe mir immer genau überlegt, was geht noch, was geht nicht mehr.

Nach meinem früheren Leben war ich tot. Ich bin nur 45 Jahre geworden und muss wieder von Null anfangen. Sehr langsam werde ich wieder ein Mensch. Ich kann mich jetzt wieder freier bewegen – ohne meiner Frau war ich am Anfang sehr unsicher. Ich habe mich oft geschämt, selbst beim Einkaufen. Am Anfang ist es mir öfters Passiert ich wollte einfach losreden, bis ich gemergt hatte, ich kann ja gar nicht reden. Im Kopf war ich fertig zum Reden, aber wie heißt das alles was ich reden wollte? Beim Bäcker wußte ich die verschiedene Semmelsorten nicht und hab immer auf den Finger gezeigt was ich will. Da wurde ich oft ganz komisch angeschaut, so als wenn ich besoffen oder wirklich blöd wäre.

Im Lokal habe ich oft das gegessen was ich sagen konnte obwohl ich anderes wollte. Zahlen mußte immer meine Frau, weil ich mich geschämt habe wenn ich nicht verstanden habe wieviel es kostet. Wenn die Bedienung mir die Rechnung gezeigt hatte ich kein Problem. Wenn es zu laut wurde oder zuviele Stimmen waren konnte ich mich nicht mehr konzentrieren oder unterhalten.

Ich glaube dass sich meine Intelligenz nicht verändert hat. Im Kopf habe ich die Worte, aber ich bring sie nicht raus – wie ein Ausländer, der nicht die richtigen Vokabeln weiß.

Seit einem Jahr blüe ich direkt wieder auf. Zurzeit baue ich mein Haus um, dass macht viel Spaß. Dadurch lehrne ich wieder vieles, was ich alles verlohren hatte. Gerade durch das Umbauen lerne ich wieder vieles Technische und Kaufmannisches. Vor allem habe ich noch riesen Probleme bei Zahlen.

Jetzt bin ich Rentner. Fast 28 Jahre war ich in der Firma. Nach dem Schlaganfall ging ich stundenweis in die alte Firma. Zeitgleich wurde die Firma verkauft. Viele gute Kollegen gingen weg. Ich hatte früher eine super Werkstatt aufgebaut. Durch meine lange Abwesenheit und die neue Firma war alles wieder viel schlechter geworden, das tut weh!

Früher war ich der Chef, jetzt mußte ich bei Null anfangen. Ich habe schnell kapiert, daß ich das nicht mehr bringen kann. Ich konnte vieles nicht mehr. Auch die Kollegen waren mir gegenüber sehr unsicher. Ich schied von der Firma aus. Diese Zeit war sehr schwer für mich. Alles musste ich neu erlehrnen.

In dieser Zeit hatte ich ja viel Zeit zum Studieren. Von da ab muss ich sagen, jetzt lebe ich ganz Anders. Sachen die mir früher so wichtig waren, sind mir jetzt unwichtig. Kleinigkeiten sind jetzt schon schön. Wenn ich in der Früh wach werde probiere ich gleich ob ich reden kann, dann bin ich schon glücklich! Früher habe ich immer ein tolles Auto, heute bin ich froh daß ich überhaupt wieder fahren kann. Mann muss nur auf Passen, dass mann nicht wieder auf das kleiche Fahrwasser kommt.

In diesen drei Jahren habe ich vieles gesehen, dabei schönes, aber auch schreckliches, vor allem am 1. Jahr in den Kliniken. Ich habe viele Ärzte, Schwestern und Therapeuten erlebt. Es tut gut, wenn Sie Menschen bleiben, auch im Beruf. Jeder Mensch spürt sofort, ob er es ernst meint.

Grundlagen

2

2.1 Was bedeutet eigentlich Aphasie?

> Neben der Herkunft und Bedeutung des Begriffs »Aphasie« werden die Fehler beschrieben, die als Folge einer Aphasie in der Sprachproduktion und im Sprachverständnis auftreten können. Aphasisch bedingte Störungen beschränken sich jedoch nicht nur auf die Lautsprache, sondern zeigen sich auch im Lesen, Schreiben und Rechnen.

Das aus dem Griechischen abgeleitete Wort »Aphasie« setzt sich – wie andere medizinische Ausdrücke auch – aus zwei Bestandteilen zusammen: Zum einen aus der Vorsilbe »a« für »fehlend« und zum anderen aus dem Wort »phasiz« für »Sprache« (s. Exkurs »Woher stammt der Begriff Aphasie?«). Die wörtliche Übersetzung »fehlende Sprache« ist jedoch irreführend: Ebenso wie »Anämie« keinen völligen Blutverlust, sondern eine Blutarmut bezeichnet, bedeutet »Aphasie« in der Regel keinen kompletten Sprachverlust. Vielmehr sind die vier **sprachlichen Modalitäten**

- Sprachproduktion,
- Sprachverständnis,
- Lesen und
- Schreiben

in unterschiedlichem Ausmaß und variierender Zusammensetzung gestört. Somit betrifft eine Aphasie immer mehrere Sprachmodalitäten gleichzeitig (**multimodale Störung**; Huber et al. 1983; Huber et al. 1997; Huber u. Ziegler 2000; Poeck 1981).

> ❗ **Beachte**
>
> Patienten mit einer Aphasie sind selten sprachlos.

Selbst wenn schwerste Beeinträchtigungen in der Laut- oder Schriftsprache vorliegen, können häufig noch mithilfe von Mimik, Gestik und Tonfall (**Prosodie**) affektive Inhalte, wie z. B. Freude, Trauer, Überraschung oder Ärger, ausgedrückt

werden. Es werden damit auch oft Zustimmung oder Ablehnung signalisiert. Ein Gesprächspartner sollte bejahende oder verneinende Gesten jedoch durch Gegenfragen absichern, da nicht immer davon ausgegangen werden kann, dass diese den Intentionen eines Patienten entsprechen. Dafür kann es zwei Gründe geben: Zum einen ist es möglich, dass ein Betroffener Gesten infolge einer »Programmierungsstörung« (**Apraxie**) verwechselt. Zum anderen kann es sein, dass zugestimmt oder abgelehnt wird, obwohl eine vorausgegangene Frage oder Aufforderung nicht verstanden wurde.

Exkurs

Woher stammt der Begriff »Aphasie«?
Als der Franzose Paul Pierre Broca 1861 eine Störung der Sprache aufgrund einer Läsion in der zweiten und dritten Stirnwindung links beschreibt, wählt er zur Bezeichnung dieser Störung den Begriff »Aphémie«. Er begründet seine Wahl durch die Bedeutung des Begriffs: Das griechische Adjektiv »a-phemoz« bedeutet übersetzt »welcher nicht spricht« oder auch »ohne zu sprechen« (Leischner 1960; Ryalls 1984).

Der Begriff »Aphémie« wird zunächst von Brocas Kollegen übernommen. Im Jahr 1864 erklärt jedoch Professor Trousseau, ein einflussreicher französischer Arzt, dass der Begriff falsch sei. Denn »Aphémie« bedeute wortwörtlich übersetzt »Renommeemangel«, »schlechtes Renommee« oder »Infamie«. Viel richtiger sei es, die Sprachstörung »Alalie« oder »Aphasie« zu nennen. Während »Alalie« eine mechanisch bedingte Unfähigkeit bezeichne, Laute zu bilden (vgl. »Dyslalie«), trage »Aphasie« (abgeleitet vom griechischen Wort »a-phasiz«) die Bedeutung »fehlende Sprache«. Da das wesentliche Merkmal der Störung keine mechanische Beeinträchtigung der Lautbildung, sondern ein Verlust von Sprache sei, bevorzugt Trousseau die Bezeichnung »Aphasie«.

Broca reagiert auf die Kritik von Trousseau, indem er ihm am 18.1.1864 einen offenen Brief schreibt (Leischner 1960). Darin verteidigt er zunächst die Wahl des Begriffs »Aphémie« mit mehreren Argumenten. Dann schlägt er jedoch vor, sowohl »Aphémie« als auch »Aphasie« durch den Begriff »Aphrasie« zu ersetzen. Dieser Begriff charakterisiere die Störung am besten, da er die Unfähigkeit bezeichne, Sätze zu bilden. Außerdem komme das Wort »Phrase« in vielen europäischen Sprachen mit der gleichen Bedeutung vor, werde also überall verstanden.

Die Argumentation von Broca überzeugt seine Kollegen nicht. Zwar flammt der terminologische Streit durch den Arzt de Fleury, der 1865 neben weiteren Begriffen auch die Termini »Paraphasie« und »Dyslalie« zur Diskussion stellt, nochmals kurz auf, der Siegeszug des Begriffs »Aphasie« ist jedoch nicht mehr aufzuhalten. Im Rückblick ist es nur schwer zu beurteilen, ob dieser Siegeszug auf die korrekte Bildung des griechischen Wortes oder aber auf die unbestrittene Autorität von Trousseau zurückzuführen ist.

Aphasische Beeinträchtigungen lassen sich als Fehler auf **allen linguistischen Ebenen** beschreiben, nämlich in den Bereichen:

- Phonologie,
- Morphologie,
- Semantik,
- Syntax,
- Pragmatik.

Phonologie (Kombination von Lauten). Störungen in diesem Bereich sind dadurch gekennzeichnet, dass einzelne Laute hinzugefügt (»Tinsch« statt »Tisch«), ausgelassen (»Bume« statt »Blume«), umgestellt (»Türgel« statt »Gürtel«) oder ersetzt werden (»Bosen« statt »Besen«). Häufen sich phonologische Fehler in einem Wort, ist ein Zielwort nicht mehr erkennbar, wie z. B. »Kulwert« oder »strommen«.

Morphologie (Wortbildung). In diesem Bereich können sich Störungen als fehlende oder falsche Deklinations- und Konjugationsendungen zeigen (z. B. »Gehirnkastel surren surren … äh Gehirnkastel aufstehen äh Rollo runterlassen« oder »Ich weiß ja nicht was mit mir so plötzlich gewordet ist«). Außerdem können Ablei-

tungen von Wörtern (Derivationen) beeinträchtigt sein (z. B. »Ich muss noch die Waschung erledigen«) oder Präfixe falsch kombiniert werden (z. B. »Da konnte ich nicht mehr vom Bett hochstehen«).

Semantik (Bedeutung). Störungen können sich hier als Verwechslungen von assoziativ verwandten (»Dieb« statt »Polizist«) oder nicht verwandten Wörtern (»Bäcker« statt »Specht«) zeigen. Durch fehlerhafte Kombinationen von tatsächlich existierenden Wörtern (z. B. »Steinzeugdreher« statt »Schraubenzieher«) entstehen Wortneuschöpfungen (**Neologismen**). Es kann außerdem zu Reduktionen von zusammengesetzten Nomen (Nomina-Composita) kommen (z. B. »Eisen« statt »Bügeleisen«).

Syntax (Satzbau). Hier können sich Störungen im Fehlen von Funktionswörtern (z. B. Artikel, Pronomen, Konjunktionen) zeigen (»Also nichts gewusst und Schlaganfall … nichts gewusst … fröhlich drei oder vier Tage … rumgekrochen ohnmächtig und gekrochen … alleine … gefunden Sanitäter und Sohn«). Es kann auch zur Verwendung von falschen Funktionswörtern kommen (»Alles macht mich dumm und ander behältlich mich irgend die Name fältlich und kein Mensch weiß es … keiner Mensch beweis mich … keiner kümmert man sich er mich«). Weitere Störungen in der Syntax bestehen aus Satzabbrüchen (z. B. »Und dann hab ich eingekauft äh abgespült … so wie es halt in der Früh … ich war grad krank gemeldet«) sowie Satzverschränkungen (z. B. »Bloß weil ich es war ein Wort verkehrt«).

Pragmatik. Nicht nur die Form, sondern auch die Funktion von Sprache (Pragmatik) kann z. B. durch einen unkontrollierten, nur schwer zu unterbrechenden, überschießenden Rededrang (**Logorrhö**) oder durch einen Verlust des »roten Fadens« beeinträchtigt sein.

2

Wortverständnis. Bei einem gestörten Wortverständnis gelingt es nicht mehr, ein vorgegebenes Wort einem entsprechenden Gegenstand oder Bild zuzuordnen. Dabei ist häufig zu beobachten, dass Nomen (z. B. »Tür«) leichter zu verstehen sind als Verben (z. B. »gehen«). Innerhalb der Klasse der Nomen bereiten Wörter mit einer **konkreten Bedeutung** (z. B. »Apfel«) weniger Schwierigkeiten als solche mit einer **abstrakten Bedeutung** (z. B. »Seele«).

Satz- und Textverständnis. Das Satz- und Textverständnis setzt nicht nur ein Verständnis der Inhaltswörter (Nomen, Verben, Adjektive und Adverbien) voraus, sondern beruht zusätzlich auf einem Verständnis der grammatischen Elemente (z. B. Deklinations- und Konjugationsendungen, Artikel, Pronomen, Konjunktionen, Modal- und Hilfsverben). Die Informationen der Inhaltswörter und der grammatischen Elemente müssen so lange im verbalen Kurzzeitgedächtnis gespeichert werden, bis sich aus ihnen die Bedeutung eines Satzes oder Textes ergibt.

Situatives Verständnis. Erleichtert wird das auditive Sprachverständnis im Alltag oft durch den jeweiligen Kontext.

Beispiel

Wenn eine Krankenschwester, die ein Blutdruckmessgerät in der Hand hält, einen Patienten mit einer Sprachstörung bittet, einen Arm zum Blutdruckmessen auszustrecken, so wird er diesem Wunsch in der Regel nachkommen. Es muss jedoch nicht notwendigerweise die verbal geäußerte Bitte gewesen sein, die zur richtigen Reaktion geführt hat. Vielmehr kann der Betroffene auf frühere Erfahrungen, die er in dieser Situation gemacht hat, zurückgreifen: Er weiß, dass ein Hemdsärmel hochzukrempeln und ein Arm auszustrecken ist, wenn jemand mit einem Blutdruckmessgerät kommt.

Das situative Verständnis kann somit erheblich dazu beitragen, sich situationsadäquat zu verhalten.

❗ Beachte

Reaktionen, die vor allem auf einer Nutzung des situativen Verständnisses beruhen, können zu dem Eindruck eines intakten Sprachverständnisses führen. Dieser Eindruck verstärkt sich, je häufiger ein Betroffener mit Situationen konfrontiert wird, die ihm sehr vertraut sind.

Angehörige berichten dann oft, dass zwar die Sprache des Patienten gestört sei, dass er aber alles verstehe. So versuche er sich anzuziehen, wenn man sich zu einem gemeinsamen Spaziergang fertig mache, oder er lache mit anderen mit, wenn eine lustige Fernsehsendung laufe. Werden kontextuelle Hilfen in einer Sprachverständnisprüfung jedoch auf ein Minimum reduziert, zeigt sich erst das wahre Ausmaß einer Sprachverständnisstörung.

Intelligenz. Die häufige Erfahrung, dass sich Patienten mit einer Sprachstörung in vielen Situationen adäquat verhalten, spricht dagegen, Aphasien als Folge einer Denkstörung zu interpretieren. Zwar ist es richtig, dass jede Hirnschädigung zu einer Minderung des Intelligenzquotienten führt (Huber et al. 1997), Patienten mit einer Aphasie können jedoch durchaus neue Dinge lernen und sich an Vergangenes erinnern (▸ **Kapitel. 3.4,** »Wie kann man aphasische Fehler erklären?«, und ▸ **Kapitel 7.4,** »Welche Fragen werden in der Beratung gestellt?«). Wenn diese Leistungen als Teile einer erhaltenen Intelligenz definiert werden, dann ist eine Gleichsetzung von Aphasie und Denkstörung nicht möglich.

Agraphie und Alexie. In mehr als zwei Dritteln aller Fälle zeigen sich die Sprachproduktions- und Sprachverständnisstörungen nicht nur in der Lautsprache, sondern auch in der Schriftsprache beim Lesen (Alexie) und Schreiben (Agraphie). Da sich die Fehler in der Schrift- und Lautsprache häufig ähneln, nützt es wenig, sich mit Betroffenen schriftlich zu verständigen. Oft ist es sogar so, dass die Störungen in der Schriftsprache länger bestehen bleiben als die Störungen in der Lautsprache (Huber et al. 1983).

Akalkulie. Neben den Störungen in der Schriftsprache ist auch häufig der Umgang mit Zahlen betroffen (Akalkulie). Dabei können Schwierigkeiten sowohl bei der Produktion und dem Verständnis von Zahlen als auch beim Rechnen auftreten. Diese Schwierigkeiten führen im Alltag dazu, dass finanzielle Dinge nicht mehr sicher geregelt und Terminvereinbarungen nicht mehr zuverlässig eingehalten werden können.

❶ **Beachte**

Störungen der linguistischen Ebenen treten in wechselnden Kombinationen und in unterschiedlichem Ausmaß auf, und sie sind bei einem Patienten in prinzipiell ähnlicher Weise in allen Sprachmodalitäten zu beobachten (**supramodale Störung**).

2.2 Wodurch kommt es zu einer Aphasie?

Das nachstehende Kapitel gibt eine Einführung in die **sprachrelevanten Hirnareale** und deren **Blutversorgung**. Die mit Abstand häufigste Ursache für eine Aphasie ist der **Schlaganfall**. Obwohl er in der Regel plötzlich und unerwartet eintritt, lassen sich einige Faktoren bestimmen, die zu einem **erhöhten Schlaganfallrisiko** führen. Diese werden ebenso aufgelistet wie die Faktoren, die einen **Rehabilitationsverlauf** günstig oder ungünstig beeinflussen.

Eine Aphasie ist immer auf eine Schädigung des Gehirns zurückzuführen. In der Mehrzahl der Fälle wird sie durch eine **Läsion in der linken Großhirnhälfte** verursacht. Dies liegt daran, dass bei nahezu allen Rechtshändern und bei einem Großteil der Linkshänder die Sprache in der linken Hirnhemisphäre lokalisiert ist (❏ **Tabelle 2.1**).

❶ **Beachte**

Zwischen der Lokalisation von Sprache im Großhirn (Neokortex) und der Händigkeit besteht kein kausaler, sondern ein Häufigkeitszusammenhang. Damit kann aus der Händigkeit einer Person nicht auf die Dominanz einer Hirnhälfte für Sprache geschlossen werden. Die Sprachdominanz ist genetisch festgelegt.

In dem seltenen Fall, in dem eine ausschließlich rechtshemisphärische Läsion bei einem funktionellen (d. h. nicht umtrainierten) Rechtshänder zu einer Aphasie führt, wird von einer »gekreuzten Aphasie« gesprochen. Der häufig günstige Verlauf bei gekreuzten Aphasien wird durch eine stärkere bilaterale Sprachrepräsentation erklärt (Huber et al. 1997).

Subkortikale Schädigungen. Eine Aphasie kann jedoch nicht nur durch kortikale, sondern auch durch subkortikale Läsionen hervorgerufen werden. Insbesondere führen Schädigungen

— im Thalamus,
— in den Basalganglien,
— in der Capsula interna,
— im Marklager sowie
— in der weißen Markschicht

❏ **Tabelle 2.1.** Kortikale Lokalisation von Sprache. (Aus: McCarthy u. Warrington 1990, S. 8)

Präferierte Hand	(n)	Linke Hemisphäre [%]	Rechte Hemisphäre [%]	Beidhemisphärisch [%]
Rechts	140	96	4	0
Links	122	70	15	15

2

zu aphasischen Störungen (Schnider 1997). Die subkortikal bedingten Aphasien unterscheiden sich in ihrer Symptomatik nicht von den kortikal bedingten. Sie besitzen jedoch im Vergleich zu den kortikalen Aphasien eine bessere Prognose für die Wiederherstellung sprachlicher Funktionen.

Eine Rangfolge mit Häufigkeitsangaben für diejenigen neurologischen Erkrankungen, die eine Aphasie verursachen können, findet sich in ▪ Tabelle 2.2.

Schlaganfall. Wie der ▪ Tabelle 2.2 zu entnehmen ist, treten Aphasien hauptsächlich als Folge von Schlaganfällen auf. Ein **Schlaganfall (Apoplex)** ist

- in 80 % der Fälle auf eine Mangeldurchblutung (**Ischämie**) einer begrenzten Hirnregion und
- in 20 % der Fälle auf eine Hirnblutung (**hämorrhagischer Insult**)

zurückzuführen (Dommel 1996; Huber u. Ziegler 2000). Die Ischämien sind

- in der Mehrzahl **thromboembolisch** vor allem aus dem Herzen und
- in der Minderzahl **hämodynamisch** als Folge einer Arteriosklerose

bedingt.

Während der Verschluss einer kleinen Arterie einen kleinen (**lakunären**) Hirninfarkt verursacht, führt der Verschluss einer großen Arterie zu einem großen (**territorialen**) Hirninfarkt. Bei den hämorrhagischen Insulten kommt es dazu, dass die Aussackung eines Blutgefäßes (**Aneurysma**) z. B. infolge eines plötzlichen Blutdruckanstiegs platzt und in das Hirngewebe einblutet (Hirnblutung, Häufigkeit ca. 15 %). Das Blut kann jedoch auch in den Raum zwischen Hirngewebe und weicher Hirnhaut (Arachnoidea) eindringen. Es resultiert dann mit einer Häufigkeit von ca. 5 % eine **Subarachnoidalblutung** (SAB).

Die **Risikofaktoren für einen Schlaganfall** umfassen im Wesentlichen

- Bluthochdruck (arterielle Hypertonie),
- kardiale (Herz-)Erkrankungen,
- erhöhte Blutfette (Hypercholesterinämie; Hyperlipidämie),
- erhöhte Zuckerwerte (Hyperglykämie im Rahmen eins Diabetes mellitus),
- Alkohol- und Nikotinabusus,
- Übergewicht (Adipositas),
- Ovulationshemmer in Kombination mit Nikotin sowie
- Bewegungsmangel

(Steinke u. Hennerici 1996). Treten mehrere dieser Risikofaktoren gemeinsam auf, dann erhöht sich die Wahrscheinlichkeit für einen Schlaganfall um ein Vielfaches.

> ❗ **Beachte**
> Häufig leben Patienten und Angehörige in der Furcht, dass sich ein neuer Schlaganfall ereignen könnte.

Sie suchen dann Rat bei Ärzten, jedoch auch bei Therapeutinnen. Zu einer seriösen Aufklärung gehört es, einen Schlaganfall nicht als ein unabwendbares Schicksal darzustellen. Vielmehr kann durch eine Änderung des Lebensstils das Risiko für das Auftreten eines neuen Schlaganfalls (**Reinfarkt/Reapoplex**) gesenkt werden. Dazu gehört insbesondere die Kontrolle der beeinflussbaren Risikofaktoren.

▪ **Tabelle 2.2.** Ätiologie von Aphasien (eigene Daten; n=436)

Ursache der Aphasie	Häufigkeit in Prozent
Schlaganfall	80
Schädel-Hirn-Trauma	10
Hirntumor	7
Hirnatrophie	1
Entzündliche Erkrankung des ZNS	1
Hypoxie	1

ⓘ **Tipp**

Solide und vor allem für Laien verständliche Informationen zum Thema Schlaganfall und Prophylaxe gibt es bei der Stiftung Deutsche Schlaganfall-Hilfe (Adresse ▶ Kapitel 11, »Kontaktadressen«).

Blutversorgung. Die linke Hirnhemisphäre wird durch die drei großen Arterien

- A. cerebri anterior links,
- A. cerebri media links und
- A. cerebri posterior links

mit Blut versorgt (◘ Abb. 2.1). Dabei hat die A. cerebri media nicht nur das größte Versorgungsgebiet (ca. 2/3 der Hemisphäre), sondern sie versorgt mit ihren Ästen auch die beiden **Hirnareale**, die **für Sprache relevant** sind: zum einen

- das im hinteren Anteil der zweiten und dritten Stirnwindung liegende **Broca-Areal** (Brodmann-Areale 44 und 45) durch die vordere Mediaastgruppe, insbesondere jedoch durch die A. praerolandica, und zum anderen
- das im hinteren Anteil der ersten Schläfenlappenwindung liegende **Wernicke-Areal** (Brodmann Areal 22) durch die hintere Mediaastgruppe, insbesondere jedoch durch die A. temporalis posterior (Huber u. Ziegler 2000).

Linkshemisphärische Schlaganfälle ereignen sich bevorzugt im Versorgungsgebiet der A. cerebri media (Huber et al. 1997). Kommt es zu einem **kompletten Mediainfarkt**, so resultiert eine großflächige Läsion der linken Hemisphäre. Da dabei sowohl das Broca- als auch das Wernicke-Areal zerstört werden, hat dies umfassende sprachliche Ausfälle zur Folge. Liegt jedoch ein Mediateilinfarkt vor, bei dem einzelne Mediaäste betroffen sind, ist die entstehende Läsion kleiner. Ein **Mediateilinfarkt** führt dann zu einer Aphasie, wenn er sich auf die Versorgung durch die A. praerolandica oder die A. temporalis posterior auswirkt.

❶ **Beachte**

Das Ausmaß und der Ort einer Hirnläsion sind für die Variabilität aphasischer Störungen entscheidend.

Dabei ist eine große Läsion prognostisch ungünstiger als eine kleine (Frommelt 1999). Über weitere **prognostische Prädiktoren** für eine Wiederherstellung von Funktionen nach Schlaganfall informiert ◘ Tabelle 2.3.

❶ **Vorsicht**

Manchmal werden das Alter eines Patienten oder die betroffene (linke) Hirnhemisphäre als ungünstige Prädiktoren für einen Rehabilitationserfolg genannt. Diese Argumente sind

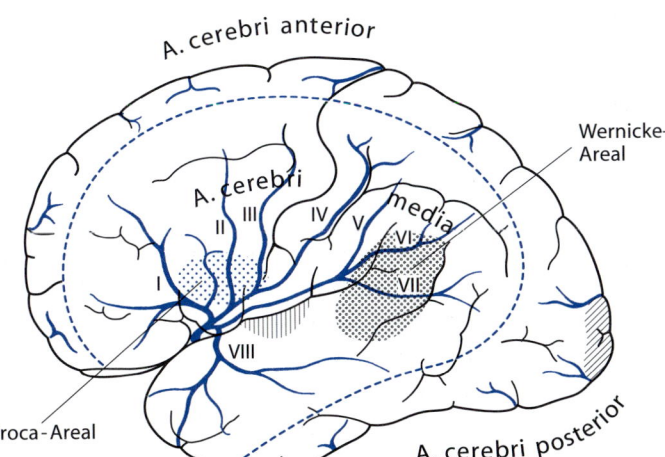

◘ **Abb. 2.1.** Versorgungsgebiet und Verteilung der Äste der A. cerebri media links sowie Lokalisation der Sprachareale (nach Duus 1995, S. 424). I A. orbitofrontalis, II A. praerolandica, III A. rolandica, IV A. parietalis anterior, V A. parietalis posterior, VI A. angularis, VII A. temporalis posterior, VIII A. temporalis anterior

2

☐ **Tabelle 2.3.** Prädiktoren und ihr Einfluss auf eine Wiederherstellung von Funktionen nach Schlaganfall. (Nach: Frommelt 1999)

Prädiktor	Einfluss auf den Rehabilitationserfolg
Alter	Gering
Ätiologie	Gering
Betroffene Hemisphäre	Gering
Soziales Netz	Vorhandensein verbessert Prognose deutlich
Ausmaß der initialen Hirnschädigung	Je größer die Läsion, desto ungünstiger die Prognose
Komorbidität	Nicht die Anzahl, sondern die Schwere von Begleiterkrankungen ist bedeutsam
Vorangegangener Schlaganfall	Nicht der Schlaganfall selbst, sondern die funktionellen Einschränkungen sind bedeutsam
Funktionelle Einschränkungen in der Frühphase	Je schwerer die initialen Funktionseinschränkungen, desto ungünstiger die Prognose
Herzinsuffizienz	Ungünstiger Prädiktor
Initiale Blaseninkontinenz	Ungünstiger Prädiktor
Mangelhafte Rumpfkontrolle	Ungünstiger Prädiktor
Kognitive Defizite, insbesondere Neglect	Ungünstiger Prädiktor
Handfunktion	Wiederherstellung der Handfunktion, wenn nach einem Monat willkürliche Greiffunktionen möglich sind

nach neuen Erkenntnissen falsch (Frommelt 1999). Damit ist es nicht (mehr) zu vertreten, einen Patienten mit einer Sprachstörung allein aufgrund seines Alters von einer Behandlung auszuschließen.

2.3 Welche Störungen können mit einer Aphasie einhergehen?

Hier werden die Störungen aufgezählt, die eine Aphasie begleiten können. Dabei wird deutlich, dass ein Betroffener in der Regel nicht nur die **Hilfe von Sprachtherapeutinnen** benötigt, sondern auch die einer Anzahl **weiterer Spezialisten**.

Zwar können aphasische Störungen isoliert auftreten, aber häufig werden sie von weiteren (**nichtsprachlichen**) **Problemen** begleitet. Diese lassen sich in einem groben Schema zusammenfassen (☐ **Tabelle 2.4**). In der Tabelle sind zusätzlich die Berufsgruppen angegeben, die sich typischerweise einer bestimmten Störung annehmen.

Aus den aufgelisteten Störungen ergeben sich oft **psychosoziale Probleme** (vgl. auch Herrmann u. Wallesch, 1989; Herrmann et al. 1993). Mitarbeiterinnen der Sozialberatung haben regelmäßig damit zu tun, ambulante Hilfsdienste zur häuslichen Unterstützung zu organisieren oder geeignete Pflegeeinrichtungen zu finden, Selbsthilfegruppen zu vermitteln, eine Betreuung einzuleiten und finanzielle Hilfen in Form von Krankenhaustagegeld, Rente oder Schwer-

◻ **Tabelle 2.4.** Begleitstörungen zu einer Aphasie

	Störung	Zuständige Berufsgruppe
Medizinisch-pflegerische Probleme	– (Zentrale) Schmerzen, /veränderte Temperatur- und Tastempfindungen	Neurologie/Ergotherapie Physiotherapie
	– Epilepsie	Neurologie/Epileptologie
	– Dekubitus/Inkontinenz	Krankenpflege
Sensomotorische Probleme	– Hemiplegie (rechts) (komplette Halbseitenlähmung)	Physiotherapie/Ergotherapie/Sporttherapie
	– Hemiparese (rechts) (inkomplette Halbseitenlähmung)	Physiotherapie/Ergotherapie/Sporttherapie
	– Gestörte Tiefensensibilität	Physiotherapie/Ergotherapie
	– Fazialisparese (rechts) (Gesichtslähmung)	Logopädie/Physiotherapie
	– Dysphagie (Schluckstörung)	Logopädie/Diätberatung/Krankenpflege/Neurologie/Radiologie/HNO-Medizin/Phoniatrie
	– Dysarthrophonie/Sprechapraxie (Sprechstörungen)	Logopädie
Neuropsychologische Probleme	– Hemianopsie (Halbseitenblindheit)	Orthoptik
	– Doppelbilder	Orthoptik
	– Neglect (Halbseitenvernachlässigung)	Neuropsychologie/Orthoptik
	– Anosognosie (fehlende Krankheitseinsicht)	Neuropsychologie
	– Apraxie (gestörte Handlungsfolgen)	Ergotherapie/Neuropsychologie
	– Agnosie (gestörte Objekterkennung)	Neuropsychologie
	– Amnesie (Gedächtnisstörung)	Neuropsychologie
	– Vigilanzminderung (reduzierte Wachheit)	Gesamtes therapeutisches Team
	– Aufmerksamkeitsdefizite	Neuropsychologie
	– Störungen der Affekt- und Impulskontrolle	Neuropsychologie/Neurologie
	– Störungen der Exekutivfunktionen (Störungen im vorausschauenden Denken und Handeln)	Neuropsychologie
Psychopathologische Probleme	– Depressionen (»post stroke depression«)	Neurologie/Neuropsychologie
	– Schlafstörungen	
	– Angststörungen	

2

behindertengeld und eine Einstufung in die Pflegeversicherung zu beantragen.

Jenseits der pflegerischen und finanziellen Probleme wirkt sich eine Aphasie auch oft einschneidend auf die **familiäre Situation** eines Patienten aus. Ein sicherlich nicht alltägliches Beispiel dafür ist die Geschichte von Herrn K.

Beispiel

Der 55-jährige Herr K. hat sich von seiner Ehefrau und den beiden schon erwachsenen Kindern getrennt, um mit seiner Lebensgefährtin in einer gemeinsamen Wohnung zu leben. Die Scheidung ist bereits beantragt, als Herr K. einen Schlaganfall erleidet. Bei Aufnahme in die Rehabilitation werden eine Stuhl- und Urininkontinenz, eine Hemiparese rechts, eine Fazialisparese rechts, eine Dysphagie, eine globale Aphasie sowie der Verdacht auf eine Sprechapraxie diagnostiziert. Nach der Entlassung aus der Rehabilitationsbehandlung, in der eine Verbesserung des Sprachverständnisses sowie ein rudimentärer Gebrauch von »ja« und »nein« erreicht werden konnte, beraumt der zuständige Richter am Familiengericht einen Verhandlungstermin wegen der Scheidung an. Die Frage des Richters, ob sich die Ehefrau scheiden lassen wolle, wird von dieser verneint. Dieselbe Frage an Herrn K. gestellt führt aufgrund der nach wie vor ausgeprägten Aphasie zu keiner eindeutig verwertbaren Antwort. Während die Lebensgefährtin die Scheidungsabsicht von Herrn K. vor Gericht bekräftigt, widersprechen dessen Kinder entschieden und argumentieren, dass sich ihr Vater der Mutter wieder zugewandt habe. Die Lebensgefährtin betreibe die Scheidung nur, weil sie sich von einer Ehe mit dem Vater finanzielle Vorteile erhoffe. Da sich der Richter über die Absichten von Herrn K. keine Klarheit verschaffen kann, gibt er ein Gutachten in Auftrag. Dieses soll den Willen von Herrn K. klären. Der Gutachter kommt in seinem Bericht zu dem Schluss, dass nach einer umfangreichen Prüfung der kognitiven Fähigkeiten ein eindeutiger Wille von Herrn K. zu erkennen sei: Er lehne die Scheidung ab und wolle die Ehe wieder aufnehmen.

Das Ausmaß der Krankheitsfolgen wird jedoch nicht allein durch demografische, medizinische oder funktionelle Faktoren bestimmt (vgl. ◘ Tabelle 2.3.). Ein nicht zu unterschätzender förderlicher oder hinderlicher Einfluss geht auch von internen und externen Kontextfaktoren aus (Fries et al. 2005). **Externe Kontextfaktoren** (Umweltfaktoren) stellen unter anderem die Verfügbarkeit sozialer Unterstützung, die finanzielle Situation oder die Wohnsituation dar. **Interne Kontextfaktoren** beziehen sich auf die erkrankte Person selbst und schließen beispielsweise prämorbide Fähigkeiten, Persönlichkeitsmerkmale, biografische Aspekte sowie Bewältigungsstrategien ein (vgl. ICF-Modell in ◘ Kapitel 8.2, »Was soll in einer Aphasie-Therapie erreicht werden?«).

❶ Beachte

Externe und interne Kontextfaktoren beeinflussen den Verlauf einer neurologischen Erkrankung und sollten daher bei Überlegungen zur Prognose und Therapieplanung unbedingt berücksichtigt werden (Prigatano 2004).

Nahezu alle Begleitsymptome üben einen Einfluss auf die logopädische Arbeit aus: So führt eine **Hemianopsie** (Halbseitenblindheit) dazu, dass z. B. Wörter oder Sätze nicht mehr richtig gelesen werden können, eine **Parese** (Lähmung) der rechten Hand verhindert, dass ein Stift in dieser meist bevorzugten Hand gehalten werden kann, und eine zu **kurze Aufmerksamkeitsspanne** reduziert die Dauer einer Therapiesitzung.

❶ Beachte

Um auch den Begleitstörungen gerecht zu werden, ist eine **multidisziplinäre** (von verschiedenen Berufsgruppen getragene) Behandlung von Patienten mit einer Aphasie notwendig.

In der stationären Rehabilitation sollten sich die verschiedenen Berufsgruppen in regelmäßigen Abständen treffen, um gemeinsame Ziele und ein einheitliches therapeutisches Vorgehen zu verabreden. Damit wandelt sich die multidisziplinäre Zusammenarbeit in eine **interdisziplinäre**, die in der (neurologischen) Rehabilitation zu bevorzugen ist (Drechsler 1999, 2000).

2.4 Definitionen: Aphasie, Alexie, Agraphie und Akalkulie

> Die Begriffe »Aphasie«, »Alexie«, »Agraphie« und »Akalkulie« werden definiert und damit **von anderen Störungen abgegrenzt.**

❶ Beachte

Aphasien sind definiert als zentral bedingte Störungen der Sprache, die nach abgeschlossenem Spracherwerb aufgrund einer erworbenen Hirnschädigung auftreten.

Typischerweise setzen die Störungen plötzlich ein und beruhen auf einer umschriebenen Läsion der linken Hirnhemisphäre. Bei degenerativen Erkrankungen des Gehirns, wie z. B. bei Morbus Alzheimer, kann es jedoch auch zu fortschreitenden aphasischen Störungen (**progrediente Aphasie**) kommen, die nicht auf eine umschriebene Hirnläsion zurückführbar sind. Die aphasischen Symptome lassen sich als Beeinträchtigungen auf **allen linguistischen Ebenen** und in **allen sprachlichen Modalitäten** beschreiben. Dadurch sind Aphasien als **supramodale** und **multimodale Sprachstörungen** charakterisiert. Eine Aphasie betrifft immer das System Sprache und ist damit keine Sprech-, Denk- oder Hörstörung.

❶ Beachte

Der Begriff »**kindliche Aphasie**« birgt einen Widerspruch in sich, weil die Diagnose einer Aphasie einen vollendeten Spracherwerb voraussetzt.

Da der Spracherwerb erst mit dem Beginn der Pubertät abgeschlossen ist (Lenneberg 1977), kann im Kindesalter streng genommen keine Aphasie vorliegen. Wird der Begriff dennoch verwendet,

soll er zum Ausdruck bringen, dass eine Sprachstörung durch eine erworbene Hirnschädigung verursacht worden ist (▶ **Kapitel 3.2.5**, »Kindliche Aphasie«).

❶ Beachte

Unter **Alexien** (Synonym: **Dyslexien**) werden Störungen des Lesens verstanden, die nach abgeschlossenem Leseerwerb aufgrund einer erworbenen Hirnschädigung auftreten.
Agraphien (Synonym: **Dysgraphien**) sind als Störungen des Schreibens definiert, die nach abgeschlossenem Schreiberwerb wiederum als Folge einer erworbenen Hirnschädigung auftreten.

Alexien und Agraphien können sich als isolierte Störungen zeigen, in der Regel sind sie jedoch mit einer Aphasie verbunden. Sie sind von
- einer Lese-Rechtschreib-Schwäche,
- einem Analphabetismus und
- einem funktionellen Analphabetismus

abzugrenzen, die als Störungen entweder während des Lese-/Schreiberwerbs auftreten oder auf eine mangelnde Schulbildung zurückzuführen sind.

Sowohl die Alexien als auch die Agraphien werden durch Läsionen im Gyrus angularis und im Gyrus supramarginalis (dem Lese-Schreib-Zentrum) verursacht, die sich im linken Parietallappen befinden (◻ **Abb. 2.2**). Es werden jedoch auch andere Läsionsorte für Alexien (Black u. Behrmann 1994; Huber 1997) und Agraphien (Roeltgen 1994) angenommen.

❶ Beachte

Bei **Akalkulien** (Synonym: **Dyskalkulien**) kommt es infolge einer Hirnschädigung zu Störungen im Umgang mit Zahlen.

Dabei können Schwierigkeiten im Bereich der Zahlenverarbeitung oder mit dem Rechnen vorliegen. Bei einer Akalkulie handelt es sich um eine erworbene Störung bei prämorbid adäquaten Rechenfähigkeiten. Eine aphasische Störung geht häufig mit einer Akalkulie einher.

2

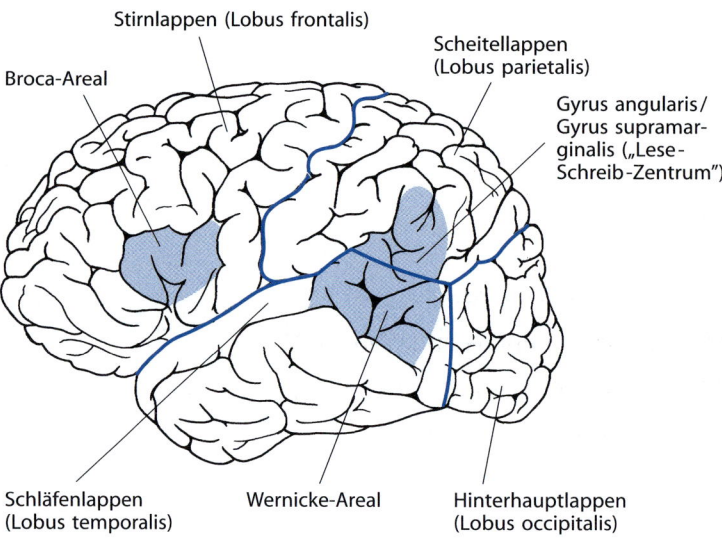

Stirnlappen (Lobus frontalis)

Broca-Areal

Scheitellappen
(Lobus parietalis)

Gyrus angularis/
Gyrus supramar-
ginalis („Lese-
Schreib-Zentrum")

Schläfenlappen
(Lobus temporalis)

Wernicke-Areal

Hinterhauptlappen
(Lobus occipitalis)

◻ **Abb. 2.2.** Lokalisation des Lese-
und Schreibzentrums

Zahlenleistungen sind überwiegend kortikal repräsentiert und umfassen nicht nur Zentren in allen vier Hirnlappen der linken Hemisphäre, sondern auch rechtshemisphärische Gebiete im Parietallappen. Einzelne Komponenten der Zahlenverarbeitung können mit bestimmten Hirnarealen in Verbindung gebracht werden. Das Lesen und Schreiben von Zahlen ist z.B. links temporoparietal, das räumliche Anordnen von Zahlen vorwiegend rechts parietal und das Rechnen rechts- und linkshemisphärisch lokalisiert.

Aphasische Symptome und Syndrome

3

3.1   Welche Fehler machen Patienten mit einer Aphasie beim Sprechen?

> Die für den sprachlich expressiven Bereich definierten Symptome werden aufgelistet und erklärt. Fehler, die beim Lesen oder Schreiben entstehen können, werden in
> ▶ **Kapitel 4**, »Einteilung der Alexien, Agraphien und Akalkulien« beschrieben.

Vergleicht man die sprachlichen Fähigkeiten und Einschränkungen aphasischer Patienten miteinander, so stellt man fest, dass sich die Fehler beim Sprechen hinsichtlich Art und Ausprägung voneinander unterscheiden können. Zur Verdeutlichung sollen zunächst einige Beispiele dienen (U = Untersucherin, P = Patient).

Beispiel

U: Erzählen Sie mal von Ihrer Familie!
P1: Was … hm … äh … mein Mutter ist gestorben … erst kurz … und ander Familie weit äh verstreut.
U: Was machen Ihre Geschwister denn so?
P1: Äh … eine … Rente … andere Rente äh arbeiten im äh … weiß ich nicht sehr … hm … des weiß ich nicht … und andere äh Telefon nix.
U: Mit der haben Sie keinen Kontakt mehr? Und was machen Sie selbst?
P1: Auch … äh Rente.
U: Welchen Beruf haben Sie denn gelernt?
P1: Ma äh Metzger aber zurzeit bin ich äh Staplerfahrer äh Auto fahren … äh … manchmal beschäftigen … hm … Großmarkt … des was anfällt.
U: Und was machen Sie gern in Ihrer Freizeit?
P1: Des äh … ist Sache der … früher war ich äh gern Fußball aber jetzt … Probleme äh gehen und äh sprechen und laufen äh … äh kann ich nicht sprechen äh des ist ho äh hinfällig.

In der Spontansprache dieses Patienten fällt auf, dass ihn die Suche nach passenden Wörtern oder Sätzen sehr anstrengt.

Ganz andere Auffälligkeiten zeigt jedoch folgender Patient:

Beispiel

U: Erzählen Sie doch mal, wie das mit der Krankheit angefangen hat!
P2: Mit einer farte zu einem wie sagt man einfach oder ich wie heißt das … huchwang … bringheit … ne wie heißt'n die die wie die weide des weiß ich gar … also ich bin vom Gart … vom Kohn defraum hab ich ein Wein gegolt zum Breunen … und da bin ich beim einen war raus beim dennenächst … hoppsa einfach bin ich umgefallen ungelabert … ja und bin ich aber ich sofort wieder ausgelassen … ne … dann wieder ausgelassen ne … und bin ich auch wieder rausgewachsen ne … und zwo zwei äh Uksenstein … ne bin ich dann gleich wieder aufgeschoben und aber noch mehr nazu daheim zu ru zugelupst hätten ne … und da hat die natürlich auch dann schon die Frauen … bei mir gewein.

Diesen Patienten scheint das Sprechen kaum anzustrengen, und es bleibt unklar, in welchem Ausmaß er seine sprachlichen Fehler überhaupt wahrnimmt. Die vielen lautlichen Veränderungen machen seine Äußerungen nahezu unverständlich.

Eine ausgedehnte Hirnschädigung kann dazu führen, dass im Gespräch keine Informationen mehr vermittelt werden können:

Beispiel

U: Sie waren in Regensburg. Was ist denn dort passiert?
P3: … keine Ahnung …
U: Sie sind operiert worden?
P3: Ja.
U: Wo denn?
P3: ja … es passt schon es ist keine Ahnung es ist passt schon
U: Können Sie noch mal versuchen zu sagen, wo Sie operiert worden sind?
P3: Na.
U: Eine Operation am Kopf?

3.1 Welche Fehler machen Patienten mit einer Aphasie beim Sprechen?

19   **3**

P3: Ja.

U: Und was haben die Ärzte gemacht?

P3: … da des is … i weiß net … des passt schon und dann … ist wurscht

U: Wann ist das gewesen?

P3: Ah … jetza … ah keine Ahnung … ah eins zwei drei ungefähr

Selbst wenn die sprachlichen Fähigkeiten eines Patienten ausreichen, um sich ohne Unterstützung zu verständigen, können seine Äußerungen auffällig bzw. fehlerhaft sein:

Beispiel

U: Erzählen Sie mal, wie das alles angefangen hat mit den Schwierigkeiten!

P4: In der Nacht ist das passiert. Ja, also dieser … ja wie soll ich halt sagen das … Eigentlich äh ich hab erst gar nicht das … vielleicht nicht gemerkt. Ja und dann ist das so gewesen, dass ich gemerkt hab … ich bin vom Zimmer überhaupt nicht mehr rausgekommen … Ja und jedes Mal, wenn ich im Grund genommen fertig war und wollte wieder aufstehen, bin ich wieder umgefallen, das weiß ich noch. Und dann weiß ich wieder einmal paar Stunden weiß ich überhaupt nichts mehr. Ja … im Grund eigentlich die ganze ich denk mal die ganze Nacht war des des ein einz… einige Mal des passiert ist so. Und dann äh hab ich eigentlich äh wie soll ich sagen … äh … ich denke mir selber heute, heutzutage bin ich schon mal weiter.

❗ Beachte

Je nach Ausmaß und Ort der Hirnschädigung treten sprachliche Fehler (aphasische Symptome) in unterschiedlicher Kombination und in unterschiedlichem Schweregrad auf.

In ◻ **Tabelle 3.1** werden alle aphasischen Symptome mit Definitionen und Beispielen vorgestellt.

Exkurs

Was ist der Unterschied zwischen »phonologisch«, »phonematisch« und »phonetisch«? Es mag anfangs verwirrend sein, »phonematischen«

und nicht »phonologischen« Paraphasien zu begegnen. Glücklicherweise kann die Verwirrung leicht behoben werden: In linguistischen Lexika sind die beiden Begriffe als Synonyme aufgeführt (Bußmann 1990; Peuser u. Winter 2000). In den wenigen Fällen, in denen sie nicht synonymisch verwendet werden, steht die Phonematik als Oberbegriff für die Phonologie und Phonetik oder – vor allem in Frankreich – für den Bereich der Phonologie, der sich mit den einzelnen Phonemen (bedeutungsunterscheidenden Sprachlauten) beschäftigt (Bußmann 1990).

Die Phonologie (und mithin die Phonematik) ist der Teilbereich der Linguistik, der Phoneme identifiziert, ihre relevanten Eigenschaften beschreibt und die Beziehungen der Phoneme untereinander analysiert (Bußmann 1990). Damit stehen die Phoneme im Vordergrund des phonologischen Interesses. Sie werden z. B. durch Minimalpaare ermittelt. Ein Minimalpaar besteht aus zwei Wörtern, die sich in nur einem Laut unterscheiden (z. B. »Rat« und »Tat«). Bewirkt der Lautunterschied einen Bedeutungsunterschied, wie es in dem Beispiel der Fall ist, liegen zwei Phoneme (/r/ und /t/) vor. Dies gilt auch dann, wenn durch Austausch eines Lautes ein Nicht-Wort ohne Bedeutung entsteht (z. B. »Rat« und »Pat«).

Phoneme sind nicht mit gesprochenen Lauten gleichzusetzen. Vielmehr handelt es sich um abstrakte Einheiten, da bei ihnen diejenigen lautlichen Merkmale vernachlässigt werden, die nicht zur bedeutungsunterscheidenden Funktion beitragen (Ramers 1998). Für die Bedeutung des Wortes »Rat« ist es beispielsweise irrelevant, ob das Phonem /r/ als Zungen-[r] oder als Rachen-[R] artikuliert wird. Der (dialektal bedingte) Lautunterschied spielt daher bei der Bestimmung des Phonems /r/ keine Rolle. Um den abstrakten Status der Phoneme zu kennzeichnen, werden sie zwischen zwei Schrägstrichen geschrieben. Im Gegensatz dazu werden tatsächlich realisierte Laute, die den Gegenstandsbereich der Phonetik darstellen, in eckigen Klammern notiert.

Der Begriff »phonematische Paraphasie« bringt zum Ausdruck, dass aufgrund gestörter phonologischer Prozesse die Wahl oder die Reihenfolge der Phoneme für ein Zielwort durch eine Addition (Hinzu-

Tabelle 3.1. Aphasische Symptome und Störungsmerkmale mit Definitionen und Beispielen

Symptome und Störungsmerkmale		Definition	Beispiele
Automatisierte Sprachelemente	Echolalie	Wiederholen einer Äußerung des Gesprächspartners mit oder ohne leichte Umformungen in Wortstellung oder Wortwahl.	U: »Wie hat das angefangen mit Ihrer Krankheit?« P: »*Ja, wie das angefangen hat mit Ihrer Krankheit*, das war ganz schnell und vorbei.«
	Perseveration	Unbeabsichtigte und unpassende Wiederholung eines zuvor aktivierten Wortes oder Satzteils, wobei der (sprachliche) Kontext eine neue Reaktion verlangt. Semantische, prosodische oder morphosyntaktische Merkmale weisen auf eine Perseveration hin.	»Vor zwanzig Jahren hab ich meine Frau geheiratet, und dann kam auch schon bald meine älteste *Frau* auf die Welt.« »Ich hab ein Buch und sogar eine *Buch* dabei.« »Ja und bin ich aber ich sofort wieder ausgelassen … ne … dann wieder *ausgelassen* ne … und bin ich auch wieder rausgewachsen ne.«
	Redefloskel	Inhaltsleere Redewendung, die ▪ variabel in Wortwahl und Länge ist und ▪ vereinzelt auftritt	»Mit einer farte zu einem *wie sagt man einfach* oder ich *wie heißt das* …«
	Stereotypie	Ein Wort oder eine Redefloskel, das/die ▪ kontextadäquat, aber ▪ formstarr ist und ▪ ständig wiederkehrt	»Ach, *das kann ich nicht*. Also ich bin … nein ich wollte schon äh … *das kann ich nicht* … ich wollte zuerst nach Hause und dann äh … zu Hause äh … ach … *das kann ich doch nicht*.«
	Sprachautomatismus	Ein Wort oder eine Redefloskel, das/die ▪ formstarr ist, ▪ ständig wiederkehrt, ▪ weder lexikalisch noch syntaktisch in den sprachlichen Kontext passt und ▪ gegen die vom Gesprächspartner erwartete Intention hervorgebracht wird	U: »Wo sind Sie operiert worden?« P: »*Ja… es passt schon es ist keine Ahnung es ist passt schon.*« U: »Und was haben die Ärzte gemacht?« P: »I weiß net… *des passt schon und dann*… ist wurscht.«
	»recurring utterances«	Sprachautomatismus, die ausschließlich aus einer flüssigen Aneinanderreihung von Silben, Wörtern oder Phrasen bestehen.	U: »Erzählen Sie mal von Ihrer Familie.« P: »*Ach Gott ach Gott. Gott oh Gott.*" U: »Sind Sie verheiratet?« P: »*Gott ach Gott oh Gottogott.*«

□ **Tabelle 3.1.** (Fortsetzung)

Symptome und Störungsmerkmale		Definition	Beispiele
Agrammatismus	Ein- und Zweiwortsätze	Aneinanderreihung einzelner Inhaltswörter ohne grammatische Verknüpfung.	»Ja also Mann … und Tochter zwei … und üben und schreiben … und Wochenende äh spazieren.«
	Kurze, einfache Sätze bzw. unvollständige Sätze	Sätze mit Subjekt und Prädikat ohne Einbettungen von attributiven Ergänzungen oder Nebensätzen.	»Zuerst äh bewusstlos war ich und so … Mein Mann äh … telefonieren … und dann ja mit Krankenwagen also dann äh … Klinik fahren … und das war äh … ach, ich kann das nicht.«
	Satzabbruch	Ein begonnener Satz wird unvollständig abgebrochen, erkennbar auch an prosodischen Merkmalen (Sprechmelodie, Sprechrhythmus).	»Früher war ich äh gern Fußball aber jetzt … Probleme äh gehen und äh sprechen und laufen äh … äh kann ich nicht sprechen äh des ist ho äh hinfällig.«
	Fehlende Funktionswörter	Auslassen von Artikeln, Pronomen, Präpositionen.	
	Fehlende Flexionsformen	Fehlende Deklination von Nomen, Adjektiven oder Artikeln bzw. fehlende Konjugation von Verben. Redeflosekeln werden hingegen grammatisch korrekt gebildet.	
Paragrammatismus	Lange, komplexe Sätze	Sätze mit Einbettungen von attributiven Ergänzungen oder Nebensätzen, die dadurch oft auffällig lang und verschachtelt sind.	»Die Mutter sieht sehr traurig aus, und man sieht ihr an, dass sie gar nichts an sich denkt jetzt, wenn sie den Teller mit dem, ja wenn eben die beiden schon abgetrockneten Tassen und den anderen Teller, der schon fertig war äh, hat sie nacher oder wird sie noch immer mal mit dem Geschirr hantieren.«
	Satzverschränkung	Überschneidung von zwei Satzstrukturen, die ohne sprachliches Suchverhalten in einem Intonationsbogen gesprochen werden. Dabei ist das verschränkende Satzteil sowohl Bestandteil des ersten wie auch des zweiten Satzes.	»Ich wollte ja eigentlich am Abend hat meine Frau angerufen.«
	Verdopplung von Satzteilen	Identische Satzteile werden innerhalb eines Satzes unpassend wiederholt, wobei im Gegensatz zur Perseveration an dieser Stelle kein (anderes) Wort oder Satzteil erforderlich wäre.	»Ich hab ja Fußball gerne im Verein Fußball gern gespielt.« »Wie soll ich das so sagen sollen?«

3

■ Tabelle 3.1. (Fortsetzung)

Symptome und Störungsmerkmale		Definition	Beispiele
	Falsche Flexionsformen	Unpassende Deklination von Nomen, Adjektiven, Artikeln oder Pronomen bzw. unpassende Konjugation von Verben.	»Das äh das kann ich schon jeden *Tagen* lang *trainierst* und so weiter.« »Mein Freund will *mir* morgen besuchen.«
Paraphasie	Semantische Paraphasie	Fehlerhaftes Auftreten eines Wortes der Standardsprache, das zum Zielwort entweder eine bedeutungsmäßige Ähnlichkeit hat (enge semantische Paraphasie) oder grob davon abweicht (weite semantische Paraphasie). In der Spontansprache sind semantische Paraphasien dadurch erkennbar, dass Wörter semantisch unpassend verknüpft werden.	»Meine zwei Freundinnen sind nach Garmisch *gegeben*.« »Ich hab äh … meine *Mutter* ja schon vor fast zwanzig Jahren äh hab ich die geheiratet.«
	Phonematische Paraphasie	Lautliche Veränderung eines Wortes durch Ersetzung (Substitution), Auslassung (Elision), Hinzufügung (Addition) oder Umstellung (Metathese) einzelner Laute. Das Zielwort bleibt erkennbar.	»Dann hat meine *Schester* gesagt, ich soll ins *Trankenhaus*.« »Letzte Nacht hab ich einen schrecklichen *Hasten gehubt*.«
	Conduite d'approche	Stufenweises semantisches oder phonematisches Annähern an ein Zielwort im Rahmen eines Selbstkorrekturversuchs.	»Das mit dem *Salt äs Schalk äh nein nicht Schag äh Schlag* genau, das war ja schon in langer Zeit.«
	Conduite d'écart	Stufenweises semantisches oder phonematisches Abdriften von einem Zielwort im Rahmen eines Selbstkorrekturversuchs.	»Und dann sind wir in die *Klinek äh nein in die Kliner oder Ki Kiner Kinel* nein ach dahin halt so hierher.«
Neologismus	Semantischer Neologismus	Zusammengesetztes Wort (Nomen-Compositum), das in der Standardsprache nicht üblich ist.	»Ich kann ja immer noch gerne mit dem *Eiergarten* hantieren.«

3.1 Welche Fehler machen Patienten mit einer Aphasie beim Sprechen?

23

3

◼ Tabelle 3.1. (Fortsetzung)

Symptome und Störungsmerkmale	Definition	Beispiele
Phonematischer Neologismus	Lautliche Veränderung eines Wortes, die dazu führt, dass ein Zielwort nicht mehr erkannt wird.	»… und zwo zwei äh *Uksenstein* … ne bin ich dann gleich wieder aufgeschoben und aber noch mehr nazu daheim zu ru zugelupst hätten ne …«
Logorrhö	Ungehemmte, überschießende Sprachproduktion. Selbst auf geschlossene Fragen reagiert der Patient mit ausschweifenden Äußerungen. Manche Patienten lassen sich dabei nur schlecht unterbrechen.	U: »Hatten Sie einen Schlaganfall?« P: »Ach, das mit dem Schlaganfall, wenn das so einfach, also ich komme ja normalerweise in meinem Beruf kann ich machen was ich will, und da ist das dann mal so und mal so aber eigentlich macht die Arbeit gar keine Mühe, wenn Sie wissen, was ich meine. Und da bleibt dann keine Zeit mehr mit dem Fußball und all den anderen Dingen. Das bedauere ich schon sehr und meine Mutter schimpft und schimpft.«
Suprasegmentale Störungen		
Nichtflüssige Sprachproduktion	Viele Unterbrechungen und verlangsamte Sprechgeschwindigkeit (weniger als 90 Wörter pro Minute) bei einer durchschnittlichen Phrasenlänge von weniger als fünf Wörtern.	»Ich … äh ich hab äh … will schon äh ja … also die Zeitung … ja genau … ach, das geht nicht … mit der Zeitung oder … na ja Sie wissen schon.«
Sprachanstrengung	Schwierigkeit, Gedanken sprachlich auszudrücken aufgrund von phonematischen, semantischen oder morphosyntaktischen Störungen.	*Grade war ich ja im Guts nein im Zupa äh nicht so …* Zuper ach Supermat Su-per-markt eben und hab den … na also den neuen äh hm also hab ich dort den äh Mensch, wie heißt der denn, der der äh … der also so was Dummes, der Dof Doster na Doktor ge äh na … troffen.«
Semantischer Jargon	Sinnlose Aneinanderreihung von semantischen Paraphasien oder Neologismen und Redefloskeln bei flüssiger Sprachproduktion.	»Und mit der Maschine ist ja dann auch im Haus gegeben, wenn aber meine Zähne nicht so kommen … ich will ja schon mal wieder alles bauen und meine Frau ja genauso.«
Phonematischer Jargon	Sinnlose Aneinanderreihung von phonematischen Paraphasien oder Neologismen bei flüssiger Sprachproduktion.	»Mit einer farte zu einem wie sagt man einfach oder ich wie heißt das … huchwang … bringheit … ne wie heißt'n die die wie die weide des weiß ich gar … also ich bin vom Gart… vom Kohn defraum hab ich ein Wein gegolt zum Breunen.«

3

◼ Tabelle 3.1. (Fortsetzung)

Symptome und Störungsmerkmale		Definition	Beispiele
Wortfindungs-störung	Störung in der Wortbedeutung	Stocken im Sprachfluss, wobei offensichtlich ein bestimmtes Wort nicht zur Verfügung steht. Stattdessen kommt es zu Interjektionen, Redefloskeln, Wortwiederholungen oder Satzabbrüchen. Die Bedeutung des Zielwortes ist ungenau oder verfälscht, der Artikel eines gesuchten Nomens ist in der Regel ebenso wenig aktivierbar. Kompensatorisch kommt es vor allem zu semantischen Paraphasien.	»Und dann gehe ich äh ich gehe in äh in … na, wie heißt das noch mal … ins Kino … nein, nicht Kino … also ich gehe gerne in … ist ja auch egal.«
	Störung in der Wortformaktivierung	Stocken im Sprachfluss, wobei offensichtlich ein bestimmtes Wort nicht zur Verfügung steht. Stattdessen kommt es zu Interjektionen, Redefloskeln, Wortwiederholungen oder Satzabbrüchen. Die Bedeutung des Wortes ist klar, und der Artikel wird häufig schon genannt. Das Wort kann kompensatorisch gut umschrieben werden. Bei der Suche nach der korrekten Wortform kommt es zu phonematischen Paraphasien. Das Wort liegt dem Patienten »auf der Zunge« (»tip-of-the-tongue«-Phänomen).	»Ich habe dann mit meiner Mu äh, nein, was sag ich denn, nicht Mutter, sondern mit meiner ja meiner Sches äh also nicht Bruder aber so ähnlich … es liegt mir auf der Zunge.«

fügung), Substitution (Ersetzung), Elision (Auslassung) oder Metathese (Umstellung) verändert worden ist. Da von der Artikulation eines Fehlers abstrahiert wird, heißt die Paraphasie folgerichtig »phonematisch« und nicht »phonetisch«. Die artikulatorischen Fähigkeiten sind jedoch dann nicht mehr zu vernachlässigen, wenn zusätzlich zu einer Aphasie eine Sprechstörung (Dysarthrophonie oder Sprechapraxie) vorliegt.

Fazit
- Aphasische Fehler lassen sich als Symptome beschreiben.
- Es kann zu Störungen im Satzbau, in der Wortwahl bzw. Wortbildung oder in der Kombination von Lauten kommen. Zusätzlich können automatisierte Sprachelemente oder suprasegmentale Auffälligkeiten vorliegen.
- Aphasische Symptome können in unterschiedlicher Kombination und in unterschiedlichem Schweregrad auftreten.

3.2 Wie lassen sich Aphasien einteilen?

Üblicherweise werden Aphasien nach ihrer Dauer, nach der Flüssigkeit der Sprachproduktion oder nach Syndromen unterschieden. Eindeutige Aussagen zur Dauer und zur Flüssigkeit der Sprachproduktion sind bei jeder Aphasieform möglich und beeinflussen die Auswahl therapeutischer Ziele und Methoden. Obwohl Patienten in der Art und Ausprägung ihrer sprachlichen Symptome variieren, sind Symptomkombinationen nicht immer beliebig. Zum Teil lassen sich typische Störungsmuster bzw. Symptomkomplexe erkennen, die eine Einteilung in Syndrome ermöglichen.

3.2.1 Akute, postakute und chronische Aphasien

In den ersten vier bis sechs Wochen nach einer plötzlich eintretenden Hirnschädigung spricht man von akuten Aphasien, danach von postakuten und ab zwölf Monaten Dauer von chronischen Aphasien.

Da die Symptomatik in den ersten Wochen stark fluktuiert, werden akute Aphasien nicht nach Syndromen klassifiziert (Biniek 1993). Die meisten Patienten sind anfangs kaum ansprechbar. Sie reagieren sprachlich nicht (initialer Mutismus) oder äußern sich ausschließlich in Stöhnlauten, Floskeln, Stereotypien oder Automatismen. Es kann auch zu jargonähnlichen Symptomen kommen. Perseverationen sind initial besonders stark ausgeprägt. Jede dritte bis vierte Aphasie bildet sich noch im Akutstadium spontan zurück, vor allem wenn die Läsion die perisylvische Region (Gebiet um die Zentralfurche herum) ausspart (Huber et al. 1997).

3.2.2 Flüssige und nichtflüssige Aphasien

Sowohl akute als auch chronische Aphasien können nach der Flüssigkeit der Sprachproduktion eingeteilt werden, und man unterscheidet flüssige von nichtflüssigen Aphasien.

Eine **nichtflüssige Sprachproduktion** ist nach Huber et al. (1983) durch eine verlangsamte Sprechgeschwindigkeit mit vielen Unterbrechungen und einer durchschnittlichen Phrasenlänge von weniger als fünf Wörtern definiert. Nichtflüssige Aphasien gehen mit einer Sprachanstrengung einher.

3.2.3 Standardsyndrome und Sonderformen

Für **chronische Aphasien vaskulärer Ursache** ist eine Einteilung in Syndrome beschrieben.

3

Es sind vier Standardsyndrome definiert:
- globale Aphasie,
- Wernicke-Aphasie,
- Broca-Aphasie,
- amnestische Aphasie.

Leitsymptome. Jedem der Standardsyndrome ist ein Leitsymptom zugeordnet. Darunter versteht man ein Störungsmerkmal, das ausschließlich bei einem Syndrom auftritt oder das innerhalb eines Syndroms das am stärksten ausgeprägte darstellt (Greitemann 1988):

- Bei **globalen Aphasien** bestimmen »**recurring utterances**« oder **Sprachautomatismen** das Syndrom. Es ergeben sich leicht unterschiedliche klinische Bilder: Während die einen globalaphasischen Patienten mühsam Sprechversuche unternehmen und sich ihr Versagen im Äußern von Automatismen widerspiegelt, produzieren die anderen globalaphasischen Patienten flüssig und scheinbar ungehemmt »recurring utterances«.

- Bei **Wernicke-Aphasien** ist der **Paragrammatismus** als Leitsymptom definiert. Im Hinblick auf **semantische** und **phonologische Fähigkeiten** lassen sich zwei Untergruppen bilden:
    - Patienten mit vorwiegend semantischen Paraphasien oder Neologismen, bei schwerwiegenden Störungen kommt es zum semantischen Jargon;
    - Patienten, die vorrangig phonematische Paraphasien oder Neologismen bilden, sie können zum phonematischen Jargon führen.

- Bei **Broca-Aphasien** stellt der **Agrammatismus** das Leitsymptom dar. Dabei muss die Wort- und Satzbildung nicht völlig zusammengebrochen sein. Vielmehr kann der Agrammatismus in verschiedenen Schweregraden vorliegen.

- Bei **amnestischen Aphasien** bestimmen **Wortfindungsstörungen** das klinische Bild. Wortfindungsstörungen treten bei allen Aphasieformen auf. Die Definition als Leitsymptom der amnestischen Aphasien bringt

zum Ausdruck, dass Wortfindungsstörungen bei dieser Störung im Vordergrund stehen.

Symptomkomplexe. Die für die jeweiligen Standardsyndrome typischen Fehlerverteilungen in der Sprachproduktion sind in ◘ **Tabelle 3.2** dargestellt.

Die Zuordnungen der Symbole zu den Standardsyndromen spiegeln eine erwartete Häufigkeit wider. Das Störungsprofil kann im Einzelfall abweichen.

Für die **globale Aphasie** ergibt sich eine zweifache Unterteilung:
- globale Aphasien mit »recurring utterances« und flüssiger Sprachproduktion,
- globale Aphasien mit Sprachautomatismen und nichtflüssiger Sprachproduktion.

Die **Wernicke-Aphasien** werden ebenfalls unterteilt in:
- Wernicke-Aphasien mit vorrangig semantischen Störungen oder
- Wernicke-Aphasien mit vorrangig phonematischen Störungen.

Exkurs

Woher kommen die Begriffe »Agrammatismus« und »Paragrammatismus«? Karl Kleist, ein Schüler und Assistent von Carl Wernicke, veröffentlicht 1914 einen Aufsatz, in dem er die geringen Fortschritte in der Aphasieforschung seit den Entdeckungen von Broca und Wernicke beklagt. Die Gründe dafür liegen seiner Ansicht nach in den Untersuchungen, die bislang zu einseitig auf Patienten mit einem Schlaganfall ausgerichtet gewesen seien. Diese Untersuchungen könnten zu keinen neuen Erkenntnissen führen, »denn die Herderkrankungen wirken massig und vernichten viele Funktionen (…) auf einmal« (Kleist 1914, S 9). Aufgrund des massiven Verlusts sei es nicht möglich, die Einzelheiten einer Störung isoliert zu betrachten.
Um diesem Missstand zu begegnen, favorisiert Kleist Untersuchungen von Patienten mit einer Geisteskrankheit. Denn im Gegensatz zu Herderkrankungen bewirkten Geisteskrankheiten, dass

◻ Tabelle 3.2. Aphasische Standardsyndrome

Symptome	Syndrome					
	Globale Aphasie		Wernicke-Aphasie		Broca-Aphasie	Amnestische Aphasie
Echolalie	●●	●●	●	●		
Perseverationen	●●	●●	●	●	○	
Redefloskeln			●	●	●	●●
Stereotypien	●●	●●	●●	●●	●	●
Sprachautomatismen	●●●					
»recurring utterances«		●●●				
Agrammatismus					●●●	
Paragrammatismus			●●●	●●●		
Phonematische Paraphasien	○	○	●	●●	●●	○
Semantische Paraphasien	○	○	●●	●	●	●
Conduite d'approche			●	●	●●	●●
Conduite d'écart	●	●	●	●		
Phonematische Neologismen	●●	●●	●	●●	●	
Semantische Neologismen	●●	●●	●●	●		
Logorrhö		○	●●	●●		
Nichtflüssig	●●				●●	
Sprachanstrengung	●●				●●	○
Semantischer Jargon			○			
Phonematischer Jargon				○		
Wortfindungsstörungen	●●	●●	●●	●●	●●	●●●

●●● Leitsymptom; ●● stark ausgeprägt; ● vorhanden; ○ gelegentlich vorhanden.

sich komplexe seelische Leistungen in Einzelkomponenten auflösten. Diese seien dann gut zu beobachten. So könne auch das Studium von Sprachstörungen am besten bei »alten Anstaltsinsassen« mit einer Schizophrenie oder Demenz vorgenommen werden.

Kleist beobachtete zwei verschiedene Störungen des Satzbaus, die in der Literatur bislang immer undifferenziert als »Agrammatismus« bezeichnet worden seien.

Die erste der beiden Satzbaustörungen, die Kleist »Agrammatismus« nennt und die bei einem Katatoniker zu beobachten gewesen sei, trägt folgende Charakteristika:

»Der Grundzug des Agrammatismus ist die Vereinfachung und Vergröberung der Wortfolgen. Komplizierte Satzgefüge (Unterordnung von Sätzen) kommen nicht zustande. Die Kranken sprechen nur noch in kleinen, primitiven Sätzchen, sofern sie überhaupt noch Sätze bilden. Es werden alle mindernotwen-

3

digen Worte, insbesondere die Pronomina und Partikeln eingeschränkt oder weggelassen. Insofern berührt sich der Agrammatismus mit der Wortschatzverarmung. Dadurch verkümmert auch die Konjugation, die ja zum Ausdruck verschiedener Zeiten und Modi der Wortfolgen benötigt (…) [wird]. Aber auch die bei der Konjugation, Deklination und Komparation an den Worten selbst vor sich gehenden Änderungen (…) unterbleiben mehr oder weniger. In schweren Fällen bleiben nur noch Hauptworte und Adjektiva im Nominativ und Zeitworte im Infinitiv und Partizip über.« (Kleist 1914, S 11–12)

Die zweite Satzbaustörung, die Kleist »Paragrammatismus« nennt und die bei einem Paranoiden zu beobachten gewesen sei, ist folgendermaßen charakterisiert:

»Beim Paragrammatismus ist die Fähigkeit zur Bildung von Wortfolgen nicht aufgehoben, aber Wendungen und Sätze werden oft falsch gewählt und dabei verquicken, kontaminieren sie häufig miteinander. Sehr oft werden angefangene Wendungen und Satzkonstruktionen nicht durchgeführt: Es entstehen Anakoluthe. Der sprachliche Ausdruck wird im Ganzen nicht vereinfacht, sondern er schwillt, mitbedingt durch die starke Überproduktion an Wortfolgen, zu verworrenen Satzungeheuern auf. In all dem zeigt sich deutlich, dass der Paragrammatismus eine koordinatorische Sprachstörung ist (…).« (Kleist 1914, S 12)

Kleist argumentiert, dass die beiden Störungen durch unterschiedliche Läsionen hervorgerufen werden. Während der Agrammatismus auf eine Schädigung des Stirnlappens zurückzuführen sei, unterliege dem Paragrammatismus eine Schädigung im Schläfenlappen.

Mit dieser lokalisatorischen Zuordnung und mit seiner inhaltlichen Beschreibung hat Kleist zu Beginn des letzten Jahrhunderts zwei Begriffe definiert, die bis heute unverändert gültig sind. Als Ironie der Geschichte mag dabei gelten, dass die beiden Begriffe »Agrammatismus« und »Paragrammatismus« nicht auf einer Beschreibung von neurologisch, sondern psychiatrisch erkrankten Patienten beruhen.

Das **Sprachverständnis** ist im Zusammenhang mit dem allgemeinen Schweregrad der Aphasie

- bei globaler Aphasie schwer (auf Wortebene),
- bei Wernicke-Aphasie mittelschwer bis schwer (auf Wort- bzw. Satzebene),
- bei Broca-Aphasie mittelschwer bis leicht (vor allem auf Satzebene) und
- bei amnestischer Aphasie leicht (auf Textebene)

gestört. Diese Schweregradverteilung zeigt sich auch beim Lesen und Schreiben.

In ▸ **Kapitel 3.1**, »Welche Fehler machen Patienten mit einer Aphasie beim Sprechen?«, wurden vier Patienten mit **unterschiedlichen Spontansprachprofilen** vorgestellt. Anhand von ❑ **Tabelle 3.2** und der Beschreibung der **Leitsymptome** lassen sich nun die vier Standardsyndrome zuordnen:

- das erste Patientenbeispiel P1 kann als Broca-Aphasie,
- das zweite Patientenbeispiel P2 als Wernicke-Aphasie,
- das dritte Patientenbeispiel P3 als globale Aphasie und
- das vierte Patientenbeispiel P4 als amnestische Aphasie

klassifiziert werden.

Exkurs

Woher kommen die Begriffe »motorische« und »sensorische Aphasie«? Die Begriffe »motorische« und »sensorische Aphasie« sind ältere Bezeichnungen für Broca-Aphasie (»motorische Aphasie«) und Wernicke-Aphasie (»sensorische Aphasie«). Sie gehen auf die Einteilung der Aphasien nach C. Wernicke zurück und stammen aus dem 19. Jahrhundert (▸ **Kapitel 5.1**, »Ein Ausflug in die Geschichte der Aphasiologie«). Wernicke stellte damit eine Analogie zu den von ihm als »motorisches bzw. sensorisches Centrum« (Wernicke 1874) bezeichneten Hirnarealen her, die bei der einen bzw. anderen Aphasieform betroffen wären. Außerdem wurden die Spezifizierungen »motorisch« und »sensorisch« dazu verwendet, Störungen in der Sprachproduktion von Störungen im Sprachverständnis abzugrenzen.

Beide Begriffe gelten mittlerweile als überholt, da sie das Bild der betreffenden Aphasie-Syndrome verfälschen: Broca-Aphasien lassen sich ebenso wenig auf expressiv-motorische Störungen beim Sprechen reduzieren wie Wernicke-Aphasien auf rezeptiv-sensorische Beeinträchtigungen beim Verstehen. Bei beiden Aphasie-Formen sind alle sprachlichen Modalitäten in charakteristischer Weise beeinträchtigt.

Mit der Publikation des Aachener Aphasie Tests (Huber et al. 1983) wurden die Begrifflichkeiten in der Syndromeinteilung durch die Bezeichnungen Broca-Aphasie bzw. Wernicke-Aphasie abgelöst.

Zusätzlich zu den vier Standardsyndromen werden vier **Sonderformen** unterschieden:

- Leitungsaphasie,
- transkortikal motorische Aphasie,
- transkortikal sensorische Aphasie,
- transkortikal gemischte Aphasie.

Deren Fehlerverteilungen sind unzureichend und uneinheitlich dokumentiert. Übereinstimmungen bestehen hinsichtlich einzelner Symptome, die den Sonderformen in der ◘ Tabelle 3.3 orientierend zugeordnet werden.

Charakteristisch sind die **herausragenden Nachsprechleistungen**:

- Bei Leitungsaphasien ist das Nachsprechen herausragend schwer gestört,
- bei transkortikalen Aphasien ist das Nachsprechen herausragend gut erhalten.

◘ **Tabelle 3.3.** Aphasische Sonderformen	
Sonderform	**Symptomatik und Störungsmerkmale**
Leitungsaphasie	Herausragend schlechte Nachsprechleistungen
	Flüssige Sprachproduktion
	Viele phonematische Paraphasien mit Conduite d'approche
	Gutes Sprachverständnis
Transkortikal sensorische Aphasie	Herausragend gute Nachsprechleistungen
	Flüssige Sprachproduktion
	Viele semantische Paraphasien
	Echolalien
	Starke Wortfindungsstörungen
	Schlechtes Sprachverständnis
Transkortikal motorische Aphasie	Herausragend gute Nachsprechleistungen
	Geringe Sprachproduktion
	Gutes Sprachverständnis
	Kein Agrammatismus
Transkortikal gemischte Aphasie	Herausragend gute Nachsprechleistungen
	Geringe, nichtflüssige Sprachproduktion
	Echolalien
	Stereotypien und Sprachautomatismen
	Schlechtes Sprachverständnis

3

> **❶ Beachte**
> Gemäß Huber et al. (1997) können 80 % aller Aphasien einem Syndrom zugeordnet werden.

Das gilt vor allem für Patienten mit Schlaganfall oder Schädel-Hirn-Trauma. Bei raumfordernden, entzündlichen oder degenerativen Hirnschädigungen ist eine Syndromklassifikation häufig nicht möglich. Kann eine Aphasie nicht zuverlässig einem der Syndrome zugeordnet werden, gilt sie als **nicht klassifizierbar**. Die Wahrscheinlichkeit für das Vorliegen eines bestimmten Syndroms kann mit dem Aachener Aphasie Test berechnet werden und sollte mindestens 70 % betragen (▶ **Kapitel 6.5,** »Auswertung des Aachener Aphasie Tests«).

Lokalisation. Auch wenn vom Ort der Hirnschädigung nicht ohne weiteres auf ein Aphasiesyndrom oder umgekehrt von einem Aphasiesyndrom auf den Ort der Hirnschädigung zurückgeschlossen werden kann (▶ **Kapitel 3.3,** »Was nützt die Einteilung in Syndrome?«), sind doch häufig Zusammenhänge erkennbar:

- Eine **globale Aphasie** ist mit einer Unterbrechung der A. cerebri media verbunden, die zu einer ausgedehnten Läsion der gesamten perisylvischen Region bis tief in die weiße Substanz führt. Typischerweise sind das gesamte Broca- und Wernicke-Areal sowie die Verbindung zwischen ihnen, der Fasciculus arcuatus, betroffen.
- Bei einer **Broca-Aphasie** geht die Läsion in der Regel über das klassische Broca-Areal hinaus. Betroffen sind auch die unteren Teile des motorischen Rindenfeldes, die vordere Insel sowie die darunter liegende weiße Substanz.
- Eine **Wernicke-Aphasie** geht mit einer Schädigung des Wernicke-Areals einher, wobei häufig auch der Gyrus angularis und der Gyrus supramarginalis in ihren Funktionen beeinträchtigt sind. Es kann auch der Übergang zum Okzipitallappen betroffen sein.
- Die **amnestische Aphasie** lässt sich von den vier Standardsyndromen am schlechtesten

lokalisieren. Läsionen im Gyrus angularis, im unteren Anteil des Parietallappens, im Temporallappen sowie im temporoparietalen Grenzgebiet werden im Zusammenhang mit einer amnestischen Aphasie diskutiert.
- Eine Unterbrechung des Fasciculus arcuatus, der das Broca- und Wernicke-Areal miteinander verbindet, führt zur **Leitungsaphasie**.
- Zu den **transkortikalen Aphasien** kommt es, wenn die Sprachzentren durch Läsionen von den jeweils umgebenden Hirnarealen getrennt werden. So entsteht eine transkortikal gemischte Aphasie, wenn das Broca-Areal, das Wernicke-Areal sowie der Fasciculus arcuatus zwar intakt, ihre Verbindungen zu den umgebenden Hirngebieten jedoch unterbrochen sind. Die transkortikal motorische Aphasie wird auf eine Läsion des supplementär-motorischen Kortex bzw. des Frontallappens anterior zum Broca-Areal zurückgeführt. Das Broca-Areal selbst ist dabei nicht betroffen. Eine transkortikal sensorische Aphasie resultiert aus einer Schädigung des temporoparietalen Bereichs, wobei das Wernicke-Areal ausgespart bleibt.

3.2.4 Restaphasien

Von einer **Restaphasie** wird gesprochen, wenn sprachliche Fehler oder Unsicherheiten so gering ausgeprägt sind, dass sie einem Laien nicht auffallen. Auch Testergebnisse lassen eine eindeutige Einstufung als Aphasie nicht zu. Es kann jedoch in **Gesprächen mit hohen Anforderungen** an die sprachliche Ausdrucksfähigkeit zu Leistungseinschränkungen kommen, die sich typischerweise in **Wortfindungsstörungen** zeigen. Patienten berichten, dass sie **komplexe sprachliche Sachverhalte** nicht umfassend verstehen. Das **Lesetempo** kann reduziert sein, und beim **Schreiben** kommt es vereinzelt zu Fehlern, die Rechtschreibfehlern ähneln können (▶ **Kapitel 1,** »Wie Rüben und Kraut«).

> ❗ **Beachte**
>
> In Abhängigkeit von den individuellen alltäglichen oder beruflichen Anforderungen sowie dem Leidensdruck eines Patienten verlangt auch eine Restaphasie eine gezielte sprachliche Behandlung.

3.2.5 »Kindliche« Aphasie

Mit dem Begriff »kindliche Aphasie« wird auf eine Sprachstörung verwiesen, die im Kindesalter als Folge einer erworbenen Hirnschädigung auftritt. Die bis dahin regelrechte Sprachentwicklung wird durch ein neurologisches Ereignis gestört. Meist ist diese Hirnschädigung durch ein Schädel-Hirn-Trauma verursacht, sie kann aber auch durch eine vaskuläre Hirnschädigung (z. B. Aneurysmablutung), durch Hirntumore, Enzephalitiden oder durch das Landau-Kleffner-Syndrom hervorgerufen werden. Da die Definition der Aphasie einen abgeschlossenen Spracherwerb voraussetzt, ist die Bezeichnung »kindliche Aphasie« widersprüchlich und wird daher in Anführungszeichen gesetzt (▶ Kapitel 2.4, »Definitionen: Aphasie, Alexie, Agraphie und Akalkulie«).

Die Plastizität des kindlichen Gehirns und die noch nicht abgeschlossene Sprachentwicklung sind dafür verantwortlich, dass eine »kindliche Aphasie« nicht mit der allgemeinen Symptomatik, Syndromeinteilung oder Verlaufsbeschreibung von Aphasien gleichgesetzt werden kann. Beispielsweise führen Schädigungen in posterior gelegenen Hirnarealen bis zum achten Lebensjahr im Gegensatz zu Erwachsenen zu einer nichtflüssigen Sprachproduktion (Böhme 1998). Typische sprachliche Symptome bei Aphasien im Kindesalter sind initialer Mutismus, nichtflüssige Sprachproduktion, Wortfindungsstörungen und Verarmungen im Wortschatz, Paraphasien und Neologismen, agrammatische bzw. syntaktisch vereinfachte Äußerungen sowie Störungen im Sprachverständnis und in der Schriftsprache.

Die Therapie setzt sich nicht nur aus Bereichen und Zielen einer Aphasietherapie, sondern auch aus Ansätzen zur Behandlung von Sprachentwicklungsstörungen zusammen. Die Therapieinhalte integrieren die für den Spracherwerb wichtigen sensorischen, motorischen, kognitiven und emotionalen Teilbereiche und gehen in der Regel über eine isolierte Behandlung sprachlicher Defizite weit hinaus.

Fest steht, dass bei noch nicht abgeschlossener Hirnreifung bis ungefähr zum 12. Lebensjahr umschriebene Funktionsstörungen aufgrund der Plastizität des Gehirns leichter kompensiert werden können als bei später eintretender Hirnschädigung (Huber u. Ziegler 2000). Baur (2001) warnt jedoch vor der These, dass Aphasien bei Kindern leicht und gut rückbildbar seien. Dabei scheint weniger das Alter als vielmehr die Ätiologie der Hirnschädigung von prognostischer Bedeutung zu sein. Die beste Prognose ist bei einem Schädel-Hirn-Trauma gegeben.

3.2.6 Aphasie bei Mehrsprachigkeit

Aphasische Symptome treten bei mehrsprachigen (polyglotten) Aphasikern meist in allen erlernten Sprachen auf. Dabei können die verschiedenen Sprachen gleichermaßen betroffen sein und eine ähnliche, wechselseitig beeinflusste Rückbildung (synergistische Restitution) aufweisen. Es kann aber auch zur antagonistischen Restitution kommen, bei der sich die eine Sprache verschlechtert, während sich die andere bessert (Fabbro 1999). Oder eine Sprache zeigt erst dann Besserungen, wenn eine andere schon reaktiviert ist (sukzessive Restitution). Außerdem kann es zu einer Mischsprache (sog. »code-mixing«) kommen, in der die erlernten Sprachen aufgrund mangelnder Hemmungsmechanismen inadäquat verknüpft werden (Paradis 1987). Eine isolierte Störung einer Sprache oder eine Rückbildung in nur einer Sprache (selektive Restitution) finden sich

3

selten. Erklärungen für die unterschiedlichen Störungs- und Restitutionsmuster berücksichtigen

- den Zeitpunkt des Spracherwerbs: Die zuerst erworbene Sprache scheint eine geringere Störanfälligkeit aufzuweisen;
- die Spracherwerbsmethode: Die Vermittlung metalinguistischen Wissens über eine Sprache scheint sich förderlich auf deren sprachliche Rehabilitation auszuwirken;
- die Sprachpraxis bzw. das Sprachmilieu: Die vorrangig benutzte Sprache scheint besser reaktivierbar zu sein;
- die sprachbezogene Motivation: Die für einen Patienten wichtigere Sprache scheint eine schnellere Rückbildung aufzuweisen;
- die linguistische Struktur: Übereinstimmende linguistische Merkmale fördern eine Übertragung von sprachlichen Fähigkeiten auf eine nicht trainierte Sprache, z. B. im Zusammenhang mit semantischen Hilfestellungen;
- die Sprachkenntnisse: Die prämorbiden sprachlichen Fertigkeiten bzw. der Automatisierungsgrad im Gebrauch einer Sprache beeinflussen die sprachliche Rehabilitation;
- die Lokalisation: Elektrostimulationen legen nahe, dass lexikalische Einträge verschiedener Sprachen nur teilweise übereinstimmend lokalisiert sind (Calvin u. Ojemann 2000).

Eine Übertragung sprachlicher Fähigkeiten von einer therapierten in eine untrainierte Sprache ist möglich. Um aber eine Mischsprache zu vermeiden, wird parallel zur Stimulation der einen Sprache die Aktivierung der anderen gehemmt. Eine antagonistische Restitution ist damit nicht ausgeschlossen. Die Sprache, in der eine Aphasietherapie erfolgt, muss also sorgfältig und entsprechend der individuellen Relevanz im Alltag ausgewählt werden. Wie im bilingualen Spracherwerb von Kindern sollte in der Kommunikation ein unkontrollierter Wechsel der Sprachen vermieden werden.

Fazit
- Aphasien können nach ihrer Dauer in **akute, postakute oder chronische Aphasien** sowie nach der Flüssigkeit der Sprachproduktion in **flüssige und nichtflüssige Aphasien** unterteilt werden.
- Üblicherweise werden Aphasien nach Syndromen unterschieden und in **Standardsyndrome** (globale Aphasie, Wernicke-Aphasie, Broca-Aphasie, amnestische Aphasie) bzw. **Sonderformen** (Leitungsaphasie, transkortikal motorische Aphasie, transkortikal sensorische Aphasie, transkortikal gemischte Aphasie) eingeteilt. Kann eine Aphasie keinem der Syndrome zugeordnet werden, spricht man von einer **nicht klassifizierbaren Aphasie**. Bei minimal ausgeprägten sprachlichen Schwierigkeiten liegt eine **Restaphasie** vor.
- Besonderheiten in der Symptomatik können dann auftreten, wenn eine Aphasie bei Mehrsprachigkeit oder eine Aphasie im Kindesalter vorliegt.

3.3   Was nützt die Einteilung in Syndrome?

Die Klassifikation von Symptomen zu Syndromen ist mit Vor- und Nachteilen verbunden. Im Folgenden geht es darum, die verschiedenen Standpunkte darzustellen und kritisch zu würdigen.

❶ Beachte

Ein Syndrom erleichtert die Verständigung, da es eine sich ständig wiederholende Aufzählung von Symptomen überflüssig macht.

Aphasische Syndrome (Krankheitsbilder) werden als gegeben angenommen, wenn unterschiedliche Gruppen von Symptomen (Krank-heitszeichen) existieren, die typischerweise zu-sammen auftreten. Dabei wird als Leit- oder Kar-dinalsymptom das Merkmal bezeichnet, das ein Syndrom definiert, wie z. B. der Agrammatismus die Broca-Aphasie (▶ **Kapitel 3.2.3**, »Standard-syndrome und Sonderformen«).

❗ **Beachte**

Aphasische Syndrome geben Hinweise auf die funktionelle Hirnanatomie.

Hinsichtlich ihrer Ursache (**Ätiologie**) sind die **Symptomenkomplexe** hirnanatomisch bedingt: Läsionen in unterschiedlichen Hirnarealen ru-fen jeweils spezifische Symptomenkomplexe hervor. Aufgrund dieser Beziehung sind Schlüs-se in zwei Richtungen möglich: Aus dem Ort ei-ner Hirnläsion kann mit einer gewissen Wahr-scheinlichkeit ein aphasisches Syndrom und aus einem aphasischen Syndrom in begrenztem Um-fang auf eine zugrunde liegende Hirnläsion ge-schlossen werden.

❗ **Beachte**

Die Existenz von aphasischen Syndromen ist immer wieder bezweifelt worden (Caramazza u. Badecker 1991; Tesak 1997, 2002).

Dafür gibt es mehrere Gründe:

- Die Zweifler argumentieren, dass die **enge Beziehung** zwischen Hirnläsion einerseits und daraus resultierendem Syndrom ande-rerseits eine **Fiktion** sei. Beispielsweise zeigte de Bleser (1988) in einer Untersuchung, dass die Symptome einer Broca-Aphasie eben nicht nur durch eine Läsion des Broca-Are-als, sondern auch des Wernicke-Areals her-vorgerufen wurden.
- Aber auch bei einer gleich bleibenden Hirn-läsion kann es im Krankheitsverlauf zu **sich verändernden Symptomen** kommen: Bei 9 % der Patienten mit einer Broca-Aphasie trat z. B. innerhalb von vier Monaten und bei 16 % innerhalb von sieben Monaten nach

Krankheitsbeginn ein Syndromwandel ein (Huber et al. 1997).

- Ein weiteres Problem entsteht durch die nur **unscharf definierten Symptome**. So ist die Annahme eines (relativ) intakten Sprach-verständnisses bei Broca-Aphasikern leicht zu erschüttern: Werden den Patienten Sätze vorgegeben, bei denen es vor allem auf ein Verständnis der Morphologie und Syntax ankommt, verschlechtert sich das Sprachver-ständnis signifikant (Schwartz et al. 1980). Diese Verschlechterung ist jedoch nicht bei jedem Patienten zu beobachten (Kolk et al. 1985).
- Auch die **Leitsymptome** sind unscharf de-finiert. Unklar ist z. B., wie ausgeprägt der Agrammatismus sein muss, damit eine Bro-ca-Aphasie diagnostiziert werden kann. Liegt bei einer Patientin eine Broca-Aphasie vor, wenn sie in ihrer Spontansprache über die Hälfte der Funktionswörter und Flexi-onsendungen auslässt, aber in einer Satzer-gänzungsaufgabe die meisten Funktionswör-ter und Flexionsendungen korrekt verwen-det (Kolk et al. 1985)?

❗ **Beachte**

Die Bedeutung der Syndrome für den logopä-dischen Alltag ist fragwürdig. Denn ein Syndrom sagt nur wenig darüber aus, wie ein Patient seine Gedanken zum Ausdruck bringen kann.

Dazu trägt auch die **Heterogenität der Symptome** bei, die unter einem Syndrom subsummiert wer-den. Überdies helfen die Syndrome bei einer The-rapieplanung nicht weiter, da immer die Symp-tome und deren Auswirkungen auf den Alltag im Vordergrund der Therapie stehen.

Fazit

- Dem Syndromansatz kommt ein histo-rischer und theoretischer Wert zu.
- ▼

3

- Er hat außerdem die Konzeption von Diagnoseinstrumenten, wie z. B. den Aachener Aphasie-Test (Huber et al. 1983), entscheidend beeinflusst.
- Für die Einschätzung alltagssprachlicher Fähigkeiten und für die Therapieplanung sind die Syndrome jedoch weniger geeignet. Sie sollten daher durch eine symptomatologische Beschreibung ergänzt werden. Liefert diese Beschreibung auch noch die zugrunde liegende Ursache für ein Symptom, wie es mit der lexikalisch modellorientierten Aphasiediagnostik (LeMo, de Bleser et al. 2004) intendiert ist, wird eine störungsspezifische Therapieplanung erleichtert.

3.4   Wie kann man aphasische Fehler erklären?

Dieses Kapitel geht der Frage nach, ob aphasische Fehler auf ein Intelligenzdefizit oder einen Verlust sprachlicher Fähigkeiten zurückgeführt werden können. In weiteren Erklärungsansätzen werden aphasische Fehler durch bewusst oder unbewusst angewendete Kommunikationsstrategien erklärt. Auch wenn keiner der Ansätze (Denkstörung, Verlusthypothese, Zugriffsstörung, adaptive Strategien) eindeutig richtig oder falsch ist, werden hier Argumente angeführt, die eine Erklärung stützen oder entkräften.

Denkstörung. Dieser Erklärungsansatz sieht aphasische Störungen nicht als eigenständige Symptome, sondern »sie sind gewöhnlich mit tieferen Störungen der Intelligenz verbunden, insbesondere einer Schwäche der geistigen Kraft, oder sie sind der Ausdruck wahnsinniger Schrullenhaftigkeit« (Kussmaul 1881, S 195).

Bereits Broca (1861a) hatte jedoch darauf hingewiesen, dass eine Aphasie unabhängig von einer Denkstörung auftreten kann (▶ **Kapitel 2.1**, »Was bedeutet eigentlich Aphasie?«, und ▶ **Kapitel 7.4**, »Welche Fragen werden in der Beratung gestellt?«). Seine Annahme wird durch eine Reihe von Beobachtungen unterstützt: Patienten mit einer Aphasie können beispielsweise oft

- soziale Situationen richtig erkennen;
- Alltagshandlungen wie die Einnahme von Mahlzeiten, das An- und Auskleiden oder die tägliche Körperhygiene korrekt durchführen;
- neue Dinge, wie z. B. das Rollstuhlfahren oder das Sich-Zurechtfinden in einer fremden Umgebung, lernen;
- sich an Vergangenes erinnern;
- vorausschauend denken und handeln, indem z. B. ein Regenschirm bei einem wolkenverhangenen Himmel mitgenommen wird;
- Wünsche und Absichten entwickeln, die mit den verbliebenen sprachlichen Fähigkeiten zum Ausdruck gebracht werden;
- Mimik, Gestik und Prosodie eines Gesprächspartners verstehen und somit dessen Gemütsverfassung erkennen.

> ❗ **Beachte**
>
> Von »tieferen Störungen der Intelligenz« kann bei einer Aphasie nur selten ausgegangen werden.

Verlusthypothese. Ein zweiter Ansatz führt aphasische Symptome auf einen **Verlust sprachlichen Wissens** zurück. Dieser kann entweder das gesamte sprachliche Wissen oder nur Teilbereiche, wie z. B. das syntaktische Wissen, umfassen. Wenn angenommen wird, dass sprachliches Wissen modalitätsunabhängig repräsentiert ist, dann wirkt sich ein Verlust gleichmäßig auf **alle Sprachmodalitäten** aus: Er zeigt sich sowohl in der Sprachproduktion als auch im Sprachverständnis sowie im Lesen und Schreiben. Der Verlust führt außerdem zu einer »alles oder nichts«-

Leistung: Wenn sprachliches Wissen verloren gegangen ist, dann bleiben die daraus resultierenden aphasischen Symptome so lange bestehen, bis ein Wiedererwerb stattgefunden hat. Ein **umfassender Verlust** sprachlichen Wissens kann für einen Teil der globalen Aphasien angenommen werden, die typischerweise durch multimodale, invariante und persistierende aphasische Symptome gekennzeichnet sind (Stachowiak et al. 1977). Auf einen Teilverlust sprachlichen Wissens, der die Syntax umfasst, kann der Agrammatismus zurückgeführt werden (Bonhoeffer 1902; Berndt u. Caramazza 1980, 1981).

Zugriffsstörung. Aphasische Störungen, die **fluktuierend auftreten**, sind mit dem Verlustansatz nur schwer zu vereinbaren. Beispielsweise deutet eine Wortfindungsstörung, bei der Gegenstände inkonstant richtig bzw. falsch benannt werden, viel eher auf eine Zugriffsstörung hin (Weigl u. Bierwisch 1970). Dabei ist das lexikalische Wissen durchaus erhalten, es kann aber **nicht verlässlich abgerufen** werden. Bei sprachgesunden Personen ist dieser Zustand im Sinne von »das Wort liegt auf der Zunge« (»tip-of-the-tongue«-Phänomen) bekannt. Ähnlich wie Sprachgesunde können auch Aphasiker manchmal angeben, mit welchem Laut ein gesuchtes Wort beginnt und wie viele Silben es hat. Es gelingt ihnen außerdem oft, ein gesuchtes Wort durch Umschreibungen oder mit gestischer Hilfe zu verdeutlichen. Werden falsche Alternativen zu einem Zielwort angeboten, dann können diese häufig zurückgewiesen werden. Die Vorgabe eines richtigen Zielwortes wird dagegen in der Regel sofort akzeptiert. All das ist nur möglich, wenn ein Zielwort noch repräsentiert ist. Bei einer Zugriffsstörung profitieren die Aphasiker auch von phonematischen oder semantischen Hilfen (Kotten 1997), die daher in der Therapie von Wortfindungsstörungen eingesetzt werden (▶ **Kapitel 9.3**, »Therapiebausteine: Wortfindung und Wortabruf«). Der Ansatz einer Zugriffsstörung ist nicht nur für die Wortfindung, sondern auch für die Bereiche Morphologie und Syntax entwickelt worden (Friederici 1985).

Störung im automatisierten Abruf von Sprache. In einer Variante der Zugriffsstörung wird angenommen, dass der automatisierte Ablauf von sprachlichen Prozessen beeinträchtigt ist. Aufgrund der hohen zeitlichen Anforderungen an die Sprachproduktion ist ein schneller Zugriff auf sprachliches Wissen erforderlich, der bei einem gesunden Sprecher automatisiert abläuft. Bei einem Aphasiker ist dies jedoch nicht mehr der Fall.

Beispiel

Ein Patient schreibt: »Aber wie viele Schwierigkeiten oft bei dem kleinsten Sätzlein muss der Sprachgeschädigte überwinden, das ein gesunder Kopf nur mechanisch aussprechen kann. Der kranke Kopf muss ganz bewusst tun, was er sprechen will. (…) Da muss man das betreffende Wort und seine Artikulation genau kennen, dann probieren, wie der Artikel lautet, die Stellung einzelner Wörter und das Verbum kennen, ob es haben oder sein verlangt, ob es aktiv oder passiv, persönlich oder unpersönlich angewandt wird, ob es im Singular oder Plural steht usw. Da aber diese Erwägungen sehr schnell hintereinander folgen müssen, so schleichen sich viele Fehler ein (…).« (Isserlin 1922, S 399)

Diese Fehler zeigen sich vor allem in zeitsensitiven Aufgaben (»**on-line-tasks**«), wie z. B. in der Spontansprache, weniger jedoch in zeitinsensitiven Aufgaben (»**off-line-tasks**«), wie z. B. im willkürlichen Schreiben.

❶ Beachte

Experimentelle Untersuchungen haben Hinweise darauf gegeben, dass Aphasiker in »off-line-tasks« weitaus bessere Leistungen erbringen können als in »on-line-tasks« (Kolk 1998).

Anstrengungsökonomie. Dieser und der folgende Ansatz stellt die **Reaktionen der Patienten auf ihr Defizit** in den Vordergrund. Dabei wird davon ausgegangen, dass **bewusste** oder **unbewusste strategische Entscheidungen** der Patienten zu Auffälligkeiten führen.

3

Beispiel

Beispielsweise könnten Broca-Aphasiker auf eine zusätzlich vorliegende Sprechstörung und die damit einhergehende Sprechanstrengung so reagieren, dass sie die »unwichtigen« Wörter in einer Äußerung (die Funktionswörter) auslassen. Dadurch vermindert sich ihre Anstrengung, während der Sinn des Gesagten weitestgehend erhalten bleibt.

❶ Beachte

Die Hypothese einer »Anstrengungsökonomie« mag zwar plausibel erscheinen, sie ist jedoch aufgrund experimenteller Ergebnisse verworfen worden (Goodglass et al. 1972).

Ein Auftreten agrammatischer Symptome in allen Modalitäten (supramodale Störung) spricht gegen eine rein ökonomische Entscheidung in der mündlichen Sprachproduktion (Huber et al. 1997).

Adaptationshypothese. Eine weitere Möglichkeit, auf ein sprachliches Defizit zu reagieren, kann die Adaptation sein (Heeschen 1985; Heeschen u. Kolk 1988; Kolk u. Heeschen 1990, 1992). Diese Hypothese besagt, dass Auslassungen in der Spontansprache auf einer **Vermeidungsstrategie** beruhen können: Die Patienten lassen diejenigen sprachlichen Konstruktionen aus, auf die sie nicht schnell genug zugreifen können oder die sie nicht sicher beherrschen. Vereinfachte sprachliche Strukturen sind damit weder auf einen Verlust sprachlichen Wissens noch auf eine »Anstrengungsökonomie« zurückzuführen, sondern sie basieren auf einer **strategischen Entscheidung**, sprachliche Hürden zu vermeiden. Diese steht zwar potenziell allen Aphasikern zur Verfügung, man geht aber davon aus, dass sie nur von den **Agrammatikern** angewandt wird. Denn im Gegensatz zu anderen Aphasikern, vor allem jedoch zu den Paragrammatikern, erfüllen nach Heeschen nur die Agrammatiker folgende Kriterien, die zur Entwicklung der Vermeidungsstrategie führen (Heeschen 1985, S. 234):

- Sie sind sich ihrer sprachlichen Probleme bewusst.
- Sie können die Ursache ihrer Probleme relativ genau einschätzen.
- Ihre Probleme führen zu erheblichen Konsequenzen.
- Sie verfügen über keine Möglichkeiten, mit denen sie die Ursache der Probleme komplett beseitigen könnten.
- Das Ergebnis der Strategie, mit der sie auf ihre Probleme reagieren, muss ihre sprachliche Situation verbessern.
- Sie besitzen genügend Energie und Motivation, um gegen ihre Probleme anzugehen.

❶ Beachte

Um an das sprachliche Defizit adaptieren zu können, wird Zeit benötigt. Daher ist der Agrammatismus in der Akutphase (bis vier Wochen nach Krankheitsbeginn) noch nicht voll ausgeprägt.

Danach tritt er komplett auf und entwickelt sich entweder innerhalb eines Jahres vollständig zurück oder bleibt als chronischer Agrammatismus mit oder ohne partielle Rückbildung bestehen (Springer et al. 2000).

Der Gedanke, dass aphasische Symptome nicht nur ein zugrunde liegendes Defizit, sondern auch (adaptive) Reaktionen auf das Defizit widerspiegeln, ist nicht neu (s. Exkurs: Aphasische Symptome als Anpassungsleistungen).

Exkurs

Aphasische Symptome als Anpassungsleistungen. Bereits Hughlings Jackson (1925) hat zwischen negativen und positiven (neurologischen) Symptomen unterschieden. Unter negativen Symptomen fasst er diejenigen zusammen, die sich unmittelbar als Folge eines Defizits ergeben. Positive Symptome entstehen, indem nicht geschädigte neuronale Strukturen (über-)aktiv werden. Seine Annahmen verdeutlicht Hughlings Jackson anhand einer Reihe von Beispielen. So führt eine Lähmung der Fußextensoren (negatives Symptom) zu einer abnormalen Anhebung der Oberschenkel (positives Symptom). Die abnormale Anhebung beruht nach Hughlings Jackson auf einer Überaktivierung intakter Strukturen, um die Lähmung der Extensoren zu kompensieren. Für die Aphasien nimmt er an, dass die negativen Symptome aus einem Verlust sprachlichen Wissens bestehen. Dieser Verlust bedinge ein Auftreten von positiven Symptomen, die sich z. B. als aphasischer Jargon zeigten. Der Jargon sei auf eine ungehemmte Aktivität nicht beeinträchtigter sprachlicher Strukturen zurückzuführen. Später geht Goldstein (1948) davon aus, dass Aphasiker zu Beginn ihrer Erkrankung eine Katastrophe erleben, wenn sie mit ihren defizitären sprachlichen Kenntnissen eine Unterhaltung führen. Um dieser Katastrophe zu entgehen, entwickeln sie Strategien, die es ihnen erlauben, ihre Gedanken trotz der Defizite zum Ausdruck zu bringen.

> **Fazit**
> - Es werden mehrere Erklärungsansätze für aphasische Fehler diskutiert. Da es für jeden Ansatz experimentelle Evidenzen gibt, kann zwischen ihnen nicht im Sinne von richtig oder falsch entschieden werden.
> - Ein Ansatz mit nur geringer Plausibilität stellt jedoch die Hypothese einer Denkstörung dar: Eine Reihe von Forschern geht von der Annahme aus, dass Sprache unabhängig von nichtsprachlichen kognitiven Fähigkeiten störbar ist (Friederici 1984; Huber et al. 1997).
> - Möglicherweise schließen sich einige Ansätze auch nicht gegenseitig aus, sondern treten gemeinsam auf. So ist es denkbar, dass es aufgrund einer Zugriffsstörung zu einer Entwicklung von Kompensationsstrategien kommt.

3.5 Verlauf von Aphasien

> Hier werden idealtypische Verläufe von Aphasien in Abhängigkeit von der jeweiligen Ätiologie (Krankheitsursache) und dem Zeitpunkt seit Beginn einer adäquaten Behandlung beschrieben. Die Möglichkeit eines Syndromwandels wird diskutiert.

3.5.1 Inzidenz und Prävalenz

Eine Schätzung der Anzahl von Personen, die jedes Jahr neu an einer Aphasie erkranken (Inzidenzrate), ist in ◘ Tabelle 3.4 wiedergegeben. Da Aphasien über Jahre bestehen bleiben können, ist die Anzahl derjenigen, bei denen zu einem bestimmten Zeitpunkt eine Aphasie vorliegt (Prävalenzrate), sehr viel höher als die Inzidenzrate (◘ Tabelle 3.4). Beide Angaben basieren auf den Häufigkeiten von Schlaganfällen, Schädel-Hirn-Traumen, Tumoren und entzündlichen Erkrankungen des Gehirns. Die Zahlen erhöhen sich noch, wenn auch hirnatrophische Erkrankungen wie Morbus Alzheimer als Ursache für eine Aphasie berücksichtigt werden.

3.5.2 Prognosefaktoren

Eine **komplette Rückbildung** von Aphasien ist durchaus möglich, sie hängt jedoch von mehreren Faktoren ab:
- Ursache der Erkrankung,
- Zeitraum nach Krankheitsbeginn,
- Größe der Hirnläsion.

Ursache der Erkrankung. Sie ist von entscheidender Bedeutung: Eine **umschriebene Läsion**, die typischerweise infolge eines Schlaganfalls auftritt, ist prognostisch günstiger als eine **diffuse Schädigung**, die z. B. durch eine Hypoxie (kurzzeitige Sauerstoffminderversorgung des Gehirns) verursacht wird. Zu den prognostisch ungünsti-

3

■ **Tabelle 3.4.** Inzidenz und Prävalenz von Aphasien (Schätzungen nach BAR 1994; Huber et al. 1997; Lang 1996)

	Pro 100.000 Einwohner	Für 80 Mio. Einwohner
Inzidenz pro Jahr	25–50	20.000–40.000
Prävalenz	50–110	40.000–88.000

■ **Tabelle 3.5.** Häufigkeit spontaner Rückbildungen von aphasischen Syndromen im 4. und 7. Monat »post-onset« (Huber et al. 1997)

Diagnose einen Monat »post-onset«	(n)	Keine Aphasie bzw. Restaphasie vier Monate »post-onset« [%]	Keine Aphasie bzw. Restaphasie sieben Monate »post-onset« [%]
Globale Aphasie	21	0	0
Wernicke-Aphasie	19	10	26
Broca-Aphasie	12	33	42
Amnestische Aphasie	32	59	66

gen Ursachen gehören auch die **hirnatrophischen Erkrankungen,** bei denen eine zunehmende Verschlechterung der sprachlichen Fähigkeiten zu erwarten ist.

Zeitraum nach Krankheitsbeginn (»post-onset«-Zeit). Eine spontane Rückbildung (d. h. ohne therapeutische Intervention) findet vor allem im ersten Monat »post-onset« statt. Vom vierten bis zum siebten Monat »post-onset« verringert sich die Häufigkeit der spontanen Rückbildung zunehmend. Ab dem zwölften Monat »post-onset« treten keine spontanen Rückbildungen mehr auf: Die Aphasien gehen in einen chronischen Zustand über, und auch bei intensiv durchgeführter Sprachtherapie sind oft nur noch begrenzte Fortschritte möglich.

Größe der Hirnläsion. Eine große Hirnläsion ist prognostisch ungünstiger als eine kleine (► Kapitel 2.2, »Wodurch kommt es zu einer Aphasie?«). Dies stimmt mit der Beobachtung überein, dass sich eine globale Aphasie weder nach dem vierten noch nach dem siebten Monat »post-onset« zurückbildet. Im Gegensatz dazu nimmt die Anzahl der Rückbildungen kontinuierlich über die Wernicke-, Broca- und amnestische Aphasie zu (■ Tabelle 3.5).

Weitere Prognosefaktoren wurden bereits in ► Kapitel 2.2 »Wodurch kommt es zu einer Aphasie«, aufgelistet.

3.5.3 Syndromklassifikation und Syndromwandel

Während die aphasischen Symptome in den ersten Wochen »post-onset« noch stark fluktuieren können (Biniek 1993), stabilisieren sie sich nach Ablauf eines Monats. Sie lassen sich dann mit Hilfe des **Aachener Aphasie Tests** (Huber et al. 1983) erfassen und möglicherweise einem der Aphasiesyndrome zuordnen (► Kapitel 6.5, »Auswertung des Aachener Aphasie Tests«).

Im weiteren Krankheitsverlauf kann ein **Syndromwandel** eintreten (■ Tabelle 3.6), der jedoch

Tabelle 3.6. Häufigkeit von Syndromwandeln. (Nach Huber et al. 1997)

Diagnose einen Monat »post-onset«	Nach vier Monaten		Nach sieben Monaten	
	Gleiches Syndrom [%]	Syndrom-wandel [%]	Gleiches Syndrom [%]	Syndrom-wandel [%]
Globale Aphasie	57	43	52	48
Wernicke-Aphasie	32	58	16	58
Broca-Aphasie	58	9	42	16
Amnestische Aphasie	41	0	34	0

nach einem Jahr »post-onset« nur noch selten zu beobachten ist. Über die Häufigkeit aphasischer Syndrome, die im Mittel 16 Monate »post-onset« mit dem Aachener Aphasie Test diagnostiziert wurden, informiert ▫ **Tabelle 3.7**. Die Häufigkeitsangaben basieren auf den Diagnosen von allen Patienten, die innerhalb eines Jahres in der sprachtherapeutischen Abteilung eines neurologischen Rehabilitationszentrums aufgenommen worden sind.

▫ **Tabelle 3.7.** Häufigkeit aphasischer Syndrome nach durchschnittlich 16 Monaten »post-onset« (eigene Daten)

Diagnose	Häufigkeit [%] (n=222)
Wernicke-Aphasie	17
Globale Aphasie	15
Amnestische Aphasie	15
Transkortikale Aphasie	8
Broca-Aphasie	7
Leitungsaphasie	2
Nicht klassifizierbar	36

Fazit

- Der Verlauf einer Aphasie hängt von der **Art und dem Ausmaß einer Hirnschädigung** ab. Während atrophische oder raumfordernde Erkrankungen des Gehirns erwartungsgemäß mit einer fortschreitenden Verschlechterung der Symptomatik einhergehen, kann bei akuten Hirnverletzungen (z. B. Schlaganfall oder Schädel-Hirn-Trauma) mit einer zunehmenden Besserung gerechnet werden.

- Bei akuten Aphasien schwankt die Symptomatik stark. Postakute oder chronische Aphasien können jedoch häufig einem Syndrom zugeordnet werden, wobei es im weiteren zeitlichen Verlauf zu einem **Syndromwandel** kommen kann.

4

Einteilung der Alexien, Agraphien und Akalkulien

4.1   Was passiert beim Lesen oder Schreiben?

> Die Lese- und Schreibstrategien einer Person hängen wesentlich von ihrer Übung ab: Während bei ungeübten Lesern oder Schreibern eine einzelheitliche Lese- und Schreibstrategie im Vordergrund steht, greifen geübte Leser oder Schreiber auf ganzheitliche Fähigkeiten zurück. Im Falle einer Alexie und Agraphie können beide Strategien unabhängig voneinander gestört sein. Die daraus resultierenden Lese- und Schreibfehler werden klassifiziert, und es wird ein Unterschied zwischen peripher und zentral bedingten Lese- und Schreibstörungen getroffen.

Ganzheitliches und einzelheitliches Lesen und Schreiben

Nach modernen Modellvorstellungen (z. B. de Bleser 2000) können Wörter generell **ganzheitlich** (holistisch) oder **einzelheitlich** (sequenziell), d. h. Buchstabe für Buchstabe, gelesen bzw. geschrieben werden. Die ganzheitliche Methode ist bei Wörtern zu beobachten, die einem Leser oder Schreiber vertraut sind: Beispielsweise müssen hochfrequente Wörter wie »Frau« oder »die« nicht erst in ihre Einzelbuchstaben segmentiert werden, bevor sie gelesen oder geschrieben werden können. Die Anzahl der holistisch gelesenen und geschriebenen Wörter nimmt mit der Übung zu: Während sie bei Beginn des Lese- und Schreiberwerbs noch gering ist, steigt sie im Laufe des Schulunterrichts stetig an. Werden Wörter ganzheitlich erfasst, bleiben Schreibfehler manchmal unentdeckt: Sie werden »überlesen«. Mit der sich vergrößernden Menge von ganzheitlich gelesenen und geschriebenen Wörtern beschränkt sich die **einzelheitliche Methode** in der Regel auf

— orthographisch schwierige Wörter, wie z. B. »Ingenieur«,

— unbekannte Wörter, wie z. B. »Lysergsäurediäthylamid«,

— Fremdwörter, wie z. B. »Didgeridoo«,

— lange Wörter, wie z. B. »Eierschalensollbruchstellenverursacher«,

— Nicht-Wörter, wie z. B. »Ultrat«.

Für die orthographisch schwierigen Wörter liegt häufig ein holistisches Wissen vor. An diesem orientieren sich Schreiber, indem sie entscheiden, ob ein Wort »gut aussieht«, wenn sie im Wort Buchstaben hinzufügen, weglassen, austauschen oder umstellen. Unbekannte sowie lange Wörter werden typischerweise Buchstabe für Buchstabe oder silbisch gelesen und geschrieben.

⚠ Vorsicht

Wegen unterschiedlicher Lese- und Schreibgewohnheiten und eines idiosynkratisch (individuell) ausgeprägten Wortschatzes ist es im Einzelfall nicht voraussagbar, welche Wörter ganz- bzw. einzelheitlich verarbeitet werden. Mancher Leser dieses Buches wird das Wort »Silbendiadohokinese« zügig lesen, ohne den Fehler darin zu erkennen.

Klassifizierung von Lese- und Schreibfehlern

Zwischen der **lautlichen Gestalt** eines Wortes und seiner **Schreibweise** besteht häufig ein **regelgeleiteter Zusammenhang**. Dieser liegt dann vor, wenn sich beim Lesen die Buchstaben eines Wortes (**Grapheme**) direkt in die ihnen entsprechenden Laute (**Phoneme**) umwandeln (**konvertieren**) lassen bzw. wenn beim Schreiben eine direkte Konvertierung von Phonemen in Grapheme möglich ist. Beispiele für solche Wörter sind »Oma«, »Kanu« oder »Banane«. Es gibt jedoch auch Wörter, für die **keine direkte Konvertierung** möglich ist. Beispiele dafür sind Wörter wie »Jeep« oder »Chef«.

Aphasisch bedingte Lese- und Schreibfehler lassen sich, parallel zu den Fehlern in der Lautsprache, nach ihrer Relation zum jeweiligen Zielwort klassifizieren. Wird ein Zielwort durch Tilgung (**Elision**), Ersetzung (**Substitution**), Umstellung (**Metathese**) oder Hinzufügung (**Additi-on**) eines Lautes bzw. Buchstabens falsch reali-siert, handelt es sich beim **Lesen** um eine

- phonematische Paralexie (z. B. »Kirne« statt »Birne«)

und beim **Schreiben** um eine

- graphematische (orthographische) Paragra-phie.

Häufen sich Paralexien oder Paragraphien in einem Wort, so entsteht ein **Neologismus**. Das Zielwort kann dann nicht mehr identifiziert wer-den.

Wenn Zielwörter durch andere Wörter er-setzt werden, dann wird der daraus resultieren-de **Lesefehler** als

- semantische Paralexie (z. B. »Schwester« statt »Bruder« oder »Auto« statt »Tonne«)

und der **Schreibfehler** als

- semantische Paragraphie

bezeichnet.

ⓘ Beachte

Sowohl die phonematischen/graphematischen als auch die semantischen Paralexien und Pa-ragraphien können bei allen Alexie- und Agra-phiesyndromen auftreten.

- Eine Häufung der phonematischen Parale-xien bzw. graphematischen Paragraphien ist bei einer **Störung der ganzheitlichen Verarbeitung** zu beobachten.
- Demgegenüber häufen sich die seman-tischen Paralexien und Paragraphien bei ei-ner **gestörten einzelheitlichen Verarbei-tung**.

Weder in der deutschen (vgl. de Bleser 2000; Hu-ber 1997; de Langen 1988; Leischner 1979) noch in der angloamerikanischen Literatur (vgl. Brad-shaw u. Mattingley 1995; Ellis 1984; McCarthy u. Warrington, 1990; Shallice 1988) herrscht völlige Übereinstimmung darüber, wie viele Alexie- und Agraphiesyndrome zu differenzieren sind. Auch in der Bezeichnung der Syndrome existieren Un-terschiede. Einig sind sich die verschiedenen Klassifikationsschemata jedoch darin, dass zwi-

schen **peripher** und **zentral bedingten** Alexien und Agraphien unterschieden wird.

- Bei einer **peripheren Alexie/Agraphie** ist die visuelle Informationsverarbeitung oder die graphomotorische Ausführung gestört, und
- bei einer **zentralen Alexie/Agraphie** sind die sprachlichen Prozesse beeinträchtigt.

ⓘ Vorsicht

Die Bezeichnung »peripher« bei einer Alexie/ Agraphie ist nicht so zu verstehen, dass die Alexie/Agraphie durch eine periphere Läsion des ZNS verursacht worden ist. Das Gegenteil trifft zu: Auch die peripher bedingten Alexien und Agraphien beruhen auf einer **zentralen Störung**. Das Wort »peripher« deutet vielmehr an, dass in einer sehr frühen Phase des Lesens bzw. in einer sehr späten Phase des Schreibens eine Störung vorliegt.

In den heutigen Klassifikationsschemata (de Ble-ser 2000) wird kein Versuch unternommen, die verschiedenen Alexie- und Agraphiesyndrome auf umschriebene Läsionsorte im Gehirn zu-rückzuführen oder sie den Aphasiesyndromen zuzuordnen. Stattdessen werden die Lese- und Schreibstörungen, dem gegenwärtigen Stand der Neuropsychologie folgend, **modelltheoretisch abgeleitet und erklärt**. Dazu dienen häufig das Logogen-Modell (Morton 1980) oder Varianten davon (z. B. Ellis u. Young 1990). Das Diagnose-instrument LeMo (de Bleser et al. 2004) basiert auf der im Folgenden dargestellten Syndromein-teilung (vgl. ▶ **Kapitel 6.7**, »Welche Aphasietests gibt es noch?«)

4

4.2   Einteilung der Alexien

Alexien können nicht nur im Rahmen einer Aphasie, sondern auch als isolierte Störungen oder als Folge von visuellen bzw. neuropsychologischen Beeinträchtigungen auftreten. Die Alexien lassen sich in Syndrome unterteilen. Die für ein Syndrom typischen Symptome werden aufgezählt und anhand von Beispielen verdeutlicht.

Zur Gruppe der **peripher bedingten Alexien**, die auch als »visuelle Wortformalexien« bezeichnet werden, gehören
- die Neglect-Alexie und
- die reine Alexie mit Lesesinnverständnisstörungen.

Die **zentral bedingten Alexien** umfassen
- die reine Alexie mit partiell erhaltenem Lesesinnverständnis,
- die globale Alexie,
- die Tiefenalexie,
- die Oberflächenalexie und
- die phonologische Alexie.

4.2.1   Neglect-Alexie

Aufgrund eines visuellen Neglects nach links oder rechts (wobei der Neglect nach links weitaus häufiger ist als der Neglect nach rechts) werden Wortanfänge bzw. Wortenden nicht mehr korrekt gelesen. Die Fehler bestehen dabei neben **Tilgungen der Anfangs- oder Endbuchstaben** häufig aus **Buchstabenersetzungen und -hinzufügungen**.

Diese führen in der Regel zu tatsächlich existierenden Wörtern (Baxter u. Warrington 1983; Ellis et al. 1987), die in ihrer Länge mit den jeweils vorgegebenen Zielwörtern oft übereinstimmen (**◻ Tabelle 4.1**). Ein Teil der Fehler kann darauf zurückgeführt werden, dass die fehlenden visuellen Informationen durch Rateversuche kompensiert werden.

◻ **Tabelle 4.1.** Beispiele für Fehler bei linksseitiger Neglect-Alexie

Zielwort	Reaktion
BEIN	EIN
WAHL	ZAHL
STRAND	SAND
LAUFEN	KAUFEN
VORTEIL	URTEIL
TROCKEN	SOCKEN
SCHNELLER	HELLER
SCHAUMGUMMI-POLSTER	GUMMIPOLSTER

❶ Tipp

Hinweise auf das Vorliegen eines visuellen Neglects können Screening-Verfahren liefern, die relativ leicht durchführbar sind. Dazu gehören das Teilen einer etwa 20 cm langen Linie in der Mitte, das Zeichnen einer Uhr mit der dazugehörigen Stundeneinteilung sowie das Ausstreichen von Punkten, die willkürlich über ein DIN-A4-Blatt verteilt sind.
Ergänzt werden diese Verfahren durch Beobachtungen im Alltag, wie z. B. ein Übersehen von Gegenständen auf der betroffenen Seite. Eine ausführliche Neglect-Diagnostik erfolgt in der Neuropsychologie bzw. in der Orthoptik.

4.2.2   Reine Alexie mit Lesesinnverständnisstörungen

Eine Störung in der graphematischen Analyse von Buchstaben führt dazu, dass diese nicht mehr identifiziert werden können. Dadurch kommt es zu einer **ausgeprägten Beeinträchtigung** des lauten Lesens und des Lesesinnverständnisses für alle Wörter.

4.2.3 Reine Alexie mit partiell erhaltenem Lesesinnverständnis

Eine Identifikation von Einzelbuchstaben ist möglich. Diese Fähigkeit wird dazu genutzt, Wörter nicht mehr als Ganzes, sondern Buchstabe für Buchstabe zu lesen. Während bei kurzen Wörtern das **buchstabierende Lesen** (»letter by letter reading«) oft erfolgreich ist, können lange Wörter häufig nicht korrekt gelesen werden. Da das buchstabierende Lesen einerseits mühsam ist und andererseits sehr viel Zeit in Anspruch nimmt, wird oft versucht, ein Wort aufgrund einiger identifizierter Buchstaben zu erraten.

Beispiel

Bei der Vorgabe des Zielworts »schlicht« reagiert ein Patient z. B. folgendermaßen: »(…) das ist ein S … ein S … und das ist ein O … nein … (…) H … L … T … nein nein Moment … könnte der doch T … das ist wieder der, den ich vorhin auslieβ (…) … H … T. (…) Sollte das Salat heißen?« (Huber 1997, S. 173)

Das **Schreiben nach Diktat** ist in der Regel erhalten (daher die Bezeichnung »reine Alexie«). Die Patienten können das von ihnen selbst Geschriebene jedoch nicht immer lesen.

4.2.4 Globale Alexie

Das Lesen ist **massiv eingeschränkt** und kann auf das Erkennen des Eigennamens reduziert sein. Möglicherweise können noch die Adresse sowie einige hochfrequente Wörter gelesen werden. Eine Prüfung des Lesesinnverständnisses zeigt, dass eine Zuordnung von Wortkarten zu Bildern oder Gegenständen nur ausnahmsweise gelingt. Beim lauten Lesen kommt es zu **Nullreaktionen** oder zu **Neologismen**.

4.2.5 Tiefenalexie

Das Kardinalsymptom der Tiefenalexie besteht aus einer häufigen **Ersetzung von Zielwörtern durch semantisch assoziierte Wörter** (z. B. »Stuhl« statt »Tisch«), durch Annäherungen (z. B. »Beutel, Tasche« statt »Koffer«) oder durch Umschreibungen (z. B. »kein Fußballspieler« statt »Sportler«). Während die Fehler von einem Teil der Patienten bemerkt und korrigiert werden, bleiben sie bei einem anderen Teil unbemerkt stehen.

Das Lesen von **grammatischen Morphemen** (Artikel, Pronomen, Konjunktionen) bereitet in der Regel mehr Schwierigkeiten als das Lesen von **lexikalischen Morphemen** (Nomen, Verben, Adjektive, Adverbien). Bei den Nomen ergeben sich meist bessere Leseleistungen für Wörter mit einer **konkreten** als für Wörter mit einer **abstrakten Bedeutung**.

Es treten auch häufiger Fehler auf, die die grammatischen Endungen von Wörtern betreffen: So kann z. B. der Plural eines Nomens als Singular (»Auto« statt »Autos«) oder die Flexionsendung eines Verbs als Infinitiv (»gehen« statt »geht«) gelesen werden. Ein Lesen von Nicht-Wörtern gelingt nicht. Das Lesesinnverständnis ist nahezu immer beeinträchtigt.

4.2.6 Oberflächenalexie

Insgesamt liegen deutliche Beeinträchtigungen bei denjenigen Wörtern vor, bei denen keine regelgeleiteten Zusammenhänge zwischen ihrer Schreibweise und deren lautlicher Realisation bestehen. Es kommt zu Fehlern dadurch, dass diese Wörter regelgeleitet gelesen werden: Damit wird z. B. aus »Jeep« [jeːp] statt [t$\int$iːp]. Mit den so entstehenden **Regularisierungsfehlern** ist eine Störung des Lesesinnverständnisses verbunden. Bei Wörtern mit einem regelgeleiteten Zusammenhang sowie bei Nicht-Wörtern treten geringere Schwierigkeiten auf.

Unterscheiden sich zwei Wörter in ihrer Schreibweise, nicht jedoch in ihrer lautlichen

Realisation, wie z. B. »Saite« und »Seite« (homophone Allographen), so kann der orthographisch bedingte Bedeutungsunterschied in der Regel nur schwer erfasst werden (de Bleser 2000).

4.2.7 Phonologische Alexie

Aufgrund einer **Störung des einzelheitlichen Lesens** können vor allem Nicht-Wörter nicht gelesen werden. Bei existierenden Wörtern zeigen sich dann Beeinträchtigungen im lauten Lesen und im Lesesinnverständnis, wenn sie nicht mehr ganzheitlich repräsentiert sind. Die Wahrscheinlichkeit dafür, dass die **ganzheitliche Repräsentation** erhalten bleibt, hängt

- einerseits von der **Wortklasse** (lexikalische Morpheme sind seltener betroffen als grammatische) und
- andererseits von der **Konkretheit** (Wörter mit einer konkreten Bedeutung sind weniger beeinträchtigt als Wörter mit einer abstrakten Bedeutung)

ab. Zusätzlich ist die **Frequenz** für die ganzheitliche Repräsentation entscheidend. Häufig vorkommende Wörter sind eher erhalten als selten vorkommende. Die auftretenden Lesefehler bestehen in der Regel aus Nullreaktionen, seltener treten Ratefehler auf.

Beispiel

Auf die Bitte, das Wort »Glück« zu lesen, reagiert ein Patient z. B. mit »oh das weiß ich nicht … was soll das sein? … ich kenne das Wort nicht … nein … das weiß ich nicht.«

Ist die phonologische Alexie ausgeprägt, können Buchstaben weder alphabetisierend noch lautierend benannt werden.

4.3   Einteilung der Agraphien

Agraphien können nicht nur im Rahmen einer Aphasie, sondern auch als isolierte Störung im Zusammenhang mit einer räumlich-konstruktiven Beeinträchtigung auftreten. Die Agraphien lassen sich in Syndrome unterteilen. Die für ein Syndrom typischen Symptome werden aufgezählt und anhand von Beispielen verdeutlicht.

Zur **peripheren Form der Schreibstörung** zählt
- die reine Agraphie,

und zur Gruppe der **zentralen Schreibstörungen** gehören
- die globale Agraphie,
- die Tiefenagraphie,
- die Oberflächenagraphie und
- die phonologische Agraphie.

4.3.1   Reine Agraphie

Die **graphischen Gestalten von Buchstaben** können nicht immer korrekt realisiert werden. Dies betrifft insbesondere selten vorkommende Buchstaben (z. B. »q«, »x« und »y«), kann aber auch bei häufig vorkommenden auftreten. Oft werden mehrere Versuche benötigt, bis eine Buchstabengestalt korrekt realisiert ist. Die Störungen können sich nicht nur bei einer **Umwandlung von Lauten in Buchstaben** (◻ Abb. 4.1), sondern auch beim **Kopieren von vorgegebenen Wörtern** (◻ Abb. 4.2) zeigen. Sie sind meist auch dann zu beobachten, wenn wechselweise Druck- in Schreibbuchstaben bzw. Groß- in Kleinbuchstaben umzuwandeln sind. Die reine Agraphie ist in der Regel Teil einer umfassenden **räumlich-konstruktiven** Störung, die außer den Buchstaben auch nicht-sprachliches Material betrifft. Figuren können daher häufig nur mit Schwierigkeiten gezeichnet bzw. kopiert werden.

ZIEL	REAKTION
A	
E	
L	
M	
O	
B	
R	
D	
S	

Abb. 4.1. Umwandlung von Lauten in Buchstaben bei reiner Agraphie

VORGABE	KOPIE
Haus	
Tisch	
Resi Inde.	

Abb. 4.2. Kopieren von Wörtern bei reiner Agraphie

4.3.2 Globale Agraphie

Das Schreiben ist umfassend gestört: Es treten bei allen Wörtern unabhängig von Frequenz, Länge und Bedeutung Fehler auf. Diese bestehen entweder aus einer **sinnlosen Aneinander-**

VERSUCH	NAME
1	
2	
3	
4	
5	
6	

Abb. 4.3. Schreiben des Nachnamens bei globaler Agraphie

reihung von Buchstaben, oder ein Schreibversuch wird nach ein bis zwei Buchstaben abgebrochen. Möglich sind auch **Perseverationen**, bei denen Buchstaben oder Silben mehrfach wiederholt werden.

Ist die globale Agraphie ausgeprägt, können weder die Adresse noch der eigene Name geschrieben werden. Ein Beispiel dafür ist in **Abb. 4.3** zu sehen: Die Patientin versucht mehrfach, ihren Nachnamen zu schreiben. Dabei sind bei jedem Versuch die ersten drei Buchstaben korrekt. Wenn das Schreiben des Eigennamens als hochüberlernte Leistung nicht gelingt, können in der Regel auch keine anderen Wörter mehr geschrieben werden.

4.3.3 Tiefenagraphie

Kennzeichnend sind Fehler, die aus **Ersetzungen von Zielwörtern durch semantisch assoziierte Wörter** (z. B. »nehmen« statt »geben«, »Hund« statt »Katze«) bestehen. Die Substitutionen sind orthographisch oft korrekt, sie werden jedoch nicht immer erkannt und können daher auch nicht immer selbstständig korrigiert werden. Tendenziell sind die lexikalischen Morpheme besser erhalten als die grammatischen. Unter

4

den lexikalischen Morphemen sind es die hochfrequenten und konkreten, die weniger Schwierigkeiten verursachen als die niederfrequenten und abstrakten.

4.3.4 Oberflächenagraphie

Betroffen sind vor allem Wörter, bei denen keine Eins-zu-eins-Beziehung zwischen den Phonemen einerseits und den Graphemen andererseits existiert. Die Fehler bestehen oft aus **Regularisierungen**: So wird aus »Axt« »Akst« oder aus »Quark« »Kwark«. Aufgrund einer Störung der wortspezifischen Orthographie orientieren sich die Patienten an den Lauten und »schreiben so, wie man es spricht«. Diese Strategie führt bei den Wörtern, die regelgeleitet geschrieben werden können, häufig zu einem Erfolg.

4.3.5 Phonologische Agraphie

Fehler treten bei Wörtern auf, für die keine ganzheitlichen Repräsentationen mehr vorliegen. Typischerweise kommt es entweder zu Nullreaktionen, oder es werden zwei bis drei Buchstaben geschrieben, bevor der Schreibversuch abgebrochen wird. Da nicht vorhersagbar ist, welche Wörter nach der Hirnschädigung noch holistisch repräsentiert sind, können alle Wortarten von der Schreibstörung betroffen sein. Beeinträchtigt ist jedoch immer das **Schreiben von Nicht-Wörtern**, und grammatische Morpheme sind in der Regel schwieriger als lexikalische. Liegt eine ausgeprägte phonologische Agraphie vor, so ist die **Phonem-Graphem-Konvertierung schwer gestört**.

Beispiele für Fehler aufgrund einer phonologischen Agraphie sind in ▢ **Abb. 4.4** wiedergegeben. Auffällig ist, dass vor allem grammatische, aber auch lexikalische Morpheme nicht nach Diktat geschrieben werden können. Der Patient ist sich seiner Fehler zwar bewusst, er kann diese jedoch trotz wiederholter Versuche

ZIELSATZ	REAKTION
Peter ruft.	*Peter ruft*
Er kommt.	*Es Er kommt*
Sie weint.	*Die Weit Wie m Wie r*
Die Frau schläft.	*Die Fau schlaf*
Ein Ball rollt.	*Ein Ball rollt*
Die Rosen blühen.	*In Oser goße*
Der Junge lacht.	*Der Junge lacht*
Er holt sie ab.	*Es Es Er ... r*

▢ **Abb. 4.4.** Schreiben nach Diktat bei phonologischer Agraphie

nicht korrigieren. Ein Schreiben von Nicht-Wörtern lehnt er ab.

> **Fazit**
> — Die **aphasisch bedingten Lese- und Schreibfehler** hängen vor allem davon ab, ob die **einzelheitliche oder ganzheitliche Verarbeitung gestört** ist. Sie werden außerdem durch die Wortart sowie durch den Zusammenhang zwischen der lautlichen Form eines Wortes und seiner Schreibweise bestimmt.
> — Bei der **Einteilung der Alexien** und **Agraphien** handelt es sich um eine **idealisierte Darstellung**. In der Praxis muss daher damit gerechnet werden, dass sich die Symptome nicht immer eindeutig einem Syndrom zuordnen lassen.

4.4   Welche Probleme können im Umgang mit Zahlen auftreten?

> Akalkulien können einerseits im Rahmen einer Aphasie, andererseits auch isoliert oder als Folge von visuellen bzw. neuropsychologischen Störungen auftreten.
> Die im Bereich der Zahlenverarbeitung und des Rechnens typischen Fehler werden beschrieben und anhand von Beispielen verdeutlicht.

Störungen im Umgang mit Zahlen können isoliert auftreten (**primäre Akalkulie**).

Demgegenüber bezeichnen **sekundäre Akalkulien** Störungen der Zahlenverarbeitung und/oder des Rechnens als Folge

- einer Aphasie,
- einer Störung der Aufmerksamkeit,
- einer Störung des Gedächtnisses (Amnesie),
- einer räumlich-konstruktiven Störung,
- einer Störung der visuellen Wahrnehmung (Hemianopsie) oder
- eines visuellen Neglects.

Eine aphasische Störung impliziert in vielen Fällen auch Schwierigkeiten mit der **Zahlenverarbeitung** (Claros Salinas u. Willmes 2000). Numerische Informationen werden beim Sprechen und lauten Lesen in Zahlwörtern vermittelt (Beispiele: »zwölf«, »neunzehnhunderteinundsiebzig«). Diese **Zahlwörter** können – wie andere Wörter auch – im Rahmen einer Apha-

sie **falsch verstanden** oder **durch Paraphasien entstellt** sein.

❗ Vorsicht

Bei einem Patienten mit einer Sprachstörung können neben aphasisch bedingten Problemen in der Zahlenverarbeitung auch Schwierigkeiten im Umgang mit Zahlen vorliegen, die nicht auf die Aphasie zurückführbar sind.

Die **Zahlenmenge** bildet eine **eigene lexikalische Klasse**, deren (27) Zahlenelemente in drei Stapeln geordnet sind. Zusätzlich ist in diesem Lexikon eine überschaubare Anzahl an Wörtern wie »hundert« oder »tausend« gespeichert (McCloskey et al. 1990). Daraus ergibt sich das in ❑ **Abb. 4.5** dargestellte **Zahlensystem**. Durch eine Verknüpfung von Stapelelementen und Zahlmorphemen lässt sich jede beliebige Zahl abbilden.

Zusammen mit modernen Modellvorstellungen über die Verarbeitung von Zahlen (Claros Salinas u. Willmes 2000) bildet dieses Zahlensystem die Grundlage für die nachfolgende **Einteilung zahlenbezogener Fehler**, die im Rahmen einer Akalkulie auftreten können.

4.4.1   Störungen der Zahlenverarbeitung

Unter der Zahlenverarbeitung im engeren Sinn wird die Fähigkeit verstanden, Zahlen unabhängig von arithmetischen Prozeduren zu verarbeiten.

Einer „Ones"	Zehner „Teens"	Dekaden „Tens"
eins	elf	zehn
zwei	zwölf	zwanzig
drei	dreizehn	dreißig
vier	vierzehn	vierzig
fünf	fünfzehn	fünfzig
sechs	sechzehn	sechzig
sieben	siebzehn	siebzig
acht	achtzehn	achtzig
neun	neunzehn	neunzig
Zahlmorpheme: und, null, Komma, hundert, tausend, ...		
stack error	stack position error	

❑ **Abb. 4.5.** Deutsches Zahlensystem (Aus: Grötzbach u. Schöler 1999, S. 220)

4

Beim Verstehen, Sprechen, Lesen oder Schreiben von Zahlen kann es zu lexikalischen oder syntaktischen Fehlern kommen.

Lexikalische Fehler sind durch Ersetzungen von Ziffern oder Zahlen gekennzeichnet. Häufig zeigen sich systematische Fehler, indem
- der Stapel des Zahlensystems falsch, die Position innerhalb des Stapels jedoch richtig gewählt wurde (»stack errors«),

Beispiel
»5« statt »15«; »130« statt »113«

- der Stapel korrekt, die Stapelposition jedoch falsch verarbeitet wurde (»stack position errors«; McCloskey et al. 1990).

Beispiel
»17« statt »15«

Syntaktische Fehler ergeben sich bei falscher Verknüpfung lexikalischer Elemente. Sie äußern sich durch eine
- falsche Verknüpfung richtig gewählter lexikalischer Einheiten;

Beispiel
»500« statt »105«; »2610« statt »6210«

- falsche Verwendung von Zahlmorphemen;

Beispiel
»604« statt »6004«

- fehlerhafte Auslassung oder Hinzufügung von eingebetteten Nullstellen;

Beispiel
»150004« statt »1504«

- sog. »term-by-term«-Strategie, d. h. ein abschnittsweises Übertragen von Zahlwörtern in arabische Zahlen (Deloche u. Seron 1987);

Beispiel
»800050040« statt »8540«

- fehlende Inversion von Einer- und Zehnerziffer im Deutschen.

Beispiel
»93« statt »39«

Visuell bedingte Fehler entstehen vor allem beim Zahlenlesen
- durch Vernachlässigung von Ziffern am Anfang oder am Ende einer mehrstelligen Zahl;

Beispiel
»34« statt »6934«; »134« statt »13426«

- durch Verwechslungen visuell ähnlicher Ziffern.

Beispiel
»65« statt »95«

Bei **Störungen der Zahlenmerkspanne** kann das Schreiben nach Diktat durch Abbruchphänomene gekennzeichnet sein. So ist es möglich, dass bei einer Additionsaufgabe mit zwei Summanden nur der erste Summand notiert wird oder dass bei der Vorgabe von vier einstelligen Zahlen nur zwei geschrieben werden.

Das **stellenwertbezogene Anordnen von Zahlen** kann – gerade bei visuellen oder räumlich-konstruktiven Störungen – beeinträchtigt sein. Zur Vorbereitung einer schriftlichen Rechnung werden Zahlen stellenwertbezogen untereinander geschrieben, also Einerziffer unter Einerziffer, Zehnerziffer unter Zehnerziffer usw. Wie ◘ **Abb. 4.6** zeigt, müssen falsche Rechenergebnisse nicht zwangsläufig auf falschen arithmetischen Prozessen beruhen, sondern können durch falsches Anordnen der zu verrechnenden Zahlen entstehen.

Bei **semantischen Störungen in der Zahlenverarbeitung** ist die Wertigkeit oder die Bedeutung von Zahlen betroffen:

$$1925$$
$$+\ 3780$$
$$\overline{196280}$$

$$462 \times 12$$
$$\overline{462}$$
$$924$$
$$\overline{1388}$$

Abb. 4.6. Störung im stellenwertbezogenen Anordnen (»spatial acalculia«)

- Selbst wenn Zahlen richtig verstanden werden, kann es zu **Fehlern beim Erfassen des Zahlwertes** (Synonym: Magnitude) kommen. Patienten können dann beispielsweise Zahlen nicht einer entsprechenden Punktmenge zuordnen, sie können Größen nicht abschätzen oder Zahlen in eine Wertigkeitsreihenfolge bringen.
- Es kann auch zu **Fehlern im Abruf aus dem Zahlenweltwissen** kommen. Im Bereich Zahlenweltwissen sind Zahlenangaben gespeichert, die eine Semantik besitzen.

Beispiel.

»31.12.«, »1945«, »112«, »007«, »4711«

Zum Zahlenweltwissen gehören auch individuell bedeutsame Zahlen wie Telefonnummern oder Geburtsdaten.

Semantische Störungen werden erst dann offensichtlich, wenn Fehler nicht auf allgemeine Schwierigkeiten beim Verstehen oder Produzieren von Zahlen (oder des sprachlichen Kontextes) zurückgeführt werden können.

4.4.2 Störungen des Rechnens

Das Rechnen setzt das Verstehen und Produzieren von Zahlen voraus. Zusätzlich müssen Re-

chensymbole richtig verarbeitet, hoch überlernte Rechenleistungen wie das kleine Einmaleins abgerufen und das in der Schule vermittelte Regelwissen zum schriftlichen Rechnen angewandt werden.

Beim **Verarbeiten von Operationssymbolen** geht es nicht nur um das korrekte Lesen oder Schreiben von Rechenzeichen, sondern auch um das Wissen der jeweiligen Bedeutung. Patienten können beispielsweise nicht beurteilen, wie man die Zahlen »3« und »4« verrechnet, damit die Zahl »12« entsteht, oder sie geben als Lösung der Rechnung »3 × 4« die Zahl »7« an.

Das **Zählen** kann als einfachste Additions- bzw. Subtraktionsleistung angesehen werden. Während die (automatisierte) Fähigkeit, von 1 bis 10 zu zählen, oft auch noch bei schweren Störungen erhalten ist, können Patienten im Bereich mehrstelliger Zahlen häufig nicht auf- oder abwärts zählen. Kritisch sind dabei vor allem Zehnerübergänge.

Beispiel

Patient: »76, 75, 74, 73, 72, 71, 70, 71, 72 äh nein, also 72, 71, 70, 79, 78, 77, 67, 66, 65, 64 …«

Durch wiederholte Berechnungen einfacher Grundrechenaufgaben werden bestimmte Rechenergebnisse im Gedächtnis gespeichert und können somit schnell abgerufen werden. Dieses sog. **Zahlenfaktenwissen** umfasst mindestens Additions- und Subtraktionsaufgaben im Zahlenraum bis 20 sowie Multiplikations- und Divisionsaufgaben aus dem kleinen Einmaleins. Störungen des Zahlenfaktenwissens zeigen sich in erhöhtem Zeitaufwand und/oder in falschen Ergebnissen. Beim Multiplizieren sind Fehler oft nicht willkürlich, sondern stammen aus der gleichen oder einer anderen Reihe des Einmaleins.

Beispiel

$7 \times 8 = 63$, $3 \times 8 = 25$

4

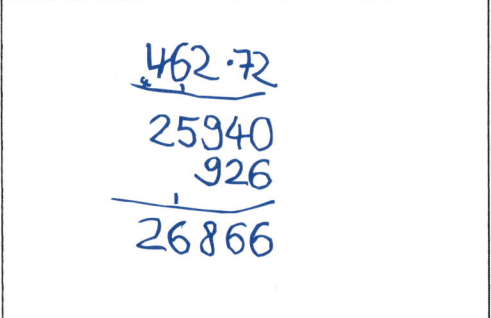

□ **Abb. 4.7.** Störung des Zahlenfaktenwissens

□ **Abb. 4.8.** Störung des operationalen Rechnens

Wie □ **Abb. 4.7** zeigt, kann das Zahlenfaktenwissen unabhängig von der operationalen Rechenfähigkeit betroffen sein.

Berechnungen, die die Kapazität des Zahlenfaktenwissens übersteigen, verlangen ein **operationales Vorgehen**. Zahlen werden dabei im Kopf oder schriftlich mithilfe von Zwischenschritten verrechnet. Fehler entstehen dadurch, dass Patienten nicht, unvollständig oder falsch auf das in der Schule vermittelte Regelwissen, beispielsweise zum »Zehnerborgen« beim Subtrahieren, zurückgreifen. Dabei ist jede Grundrechenart isoliert störbar (Claros Salinas u. Willmes 2000). Störungen des Arbeitsgedächtnisses führen dazu, dass Zwischenergebnisse nicht oder falsch gespeichert werden.

Die □ **Abb. 4.8** zeigt, dass bei erhaltenem Zahlenfaktenwissen ausschließlich das operationale Vorgehen beeinträchtigt sein kann.

Das Ableiten eines adäquaten Rechenweges aus einer zahlenbezogenen Aufgabe, auch **angewandtes Rechnen** genannt, stellt eine besondere Anforderung dar, die im Alltag von großer Bedeutung ist. Fehler aufgrund einer Akalkulie können auch dadurch entstehen, dass nach einer korrekten Erfassung des sprachlichen Kontexts die in der Aufgabe präsentierten Zahlen in falscher Kombination oder Rechenoperation verknüpft werden.

Beispiel

Eine Wohnung mit 9 m Länge und 6 m Breite kostet monatlich 600 € Miete. Wie hoch ist der Quadratmeterpreis?
Patient berechnet: $9 + 6 = 15$; $600 : 15 = 40 €$

Beispiel

Sie kaufen 10 Tulpen zu je 0,80 € und 15 Narzissen zu je 0,50 €. Wie teuer wird der Strauß?
Patient berechnet: $10 + 15 = 25$; $0,80 € + 0,50 € = 1,30 €$; $25 \times 1,30 € = 32,50 €$

Einteilung. Akalkulien werden nicht in Syndrome unterteilt. Auf der Basis der Arbeit von Hécaen et al. 1961 (in McCarthy u. Warrington 1990) wird jedoch zwischen drei Störungsschwerpunkten unterschieden:
- Störungen im Rechnen,
- räumliche Akalkulie,
- Alexie und/oder Agraphie für Zahlen.

Fazit
- Die **Zahlenverarbeitung** umfasst das Verstehen, Sprechen, Lesen und Schreiben von Zahlen, den Abruf des Stellenwertkonzepts, das Verständnis von Zahlwerten sowie den Abruf von Zahlen aus dem Zahlenweltwissen.

▼

- Zu den **Rechenleistungen** zählen das Verarbeiten von Rechenzeichen, der Abruf von Zahlen aus dem Zahlenfaktenwissen, die Anwendung operationalen Regelwissens sowie das Ableiten eines adäquaten Rechenweges (Algorithmus) aus einer zahlenbezogenen Aufgabe.
- Jede Komponente der Zahlenverarbeitung ist selektiv störbar und verlangt einen spezifischen Therapieansatz.

Auf der Suche nach der Sprache im Gehirn

5.1   Ein Ausflug in die Geschichte der Aphasiologie

Für ein Verständnis der gegenwärtigen Klassifikation von Aphasien ist ein Blick in die Geschichte der Aphasiologie nützlich. Denn Forscher wie Broca, Wernicke oder Lichtheim haben vor rund 150 Jahren eine Einteilung der Aphasien entwickelt, die bis heute gültig ist. Der Blick in die Geschichte ist auch von einer erbittert geführten Kontroverse geprägt, die bis heute kein Ende gefunden hat: Während die Lokalisationisten davon überzeugt sind, dass sich Sprache in umschriebenen Regionen des Gehirns lokalisieren lässt, nehmen die Holisten an, dass sie auf einem Zusammenwirken des gesamten Gehirns beruht.

5.1.1   Der Lokalisationsansatz

Der deutsche Arzt **Franz Josef Gall** (1764–1828) geht als Erster davon aus, dass sich Fähigkeiten des Menschen **in umschriebenen Arealen des Gehirns lokalisieren** lassen (Finger 2000; Harrington 1985; Tesak 2001). So nimmt er z. B. als Sitz der Sprache den Raum hinter der Orbita (der Augenhöhle) an (s. Exkurs: »Franz Josef Gall«).

Exkurs

Franz Josef Gall. Gall wählt zwei Lokalisationsmethoden: Zum einen untersucht er Patienten, bei denen in Folge einer erworbenen Hirnschädigung eine selektiv gestörte Fähigkeit auftritt. Gall setzt den Ort der Hirnschädigung, den er durch Autopsien bestimmt, mit dem jeweiligen Ausfall in Beziehung und kann so die Fähigkeit lokalisieren. Zum anderen sucht er nach Menschen, die mit einer besonderen Begabung, wie z. B. einem Redetalent, ausgestattet sind. Bei diesen Menschen nimmt Gall eine Messung des äußeren Schädels vor. Denn er ist davon überzeugt, dass die Entwicklung eines besonderen Talents eine Vergrößerung des Hirnareals bewirkt, in dem das Talent lokalisiert ist. Der Schädel-

knochen passt sich der Vergrößerung an, indem er dem anwachsenden Hirnareal nachgibt und eine »Ausbuchtung« bildet. Die »Ausbuchtung« ist damit ein äußerlich sichtbares Merkmal für eine darunter liegende Fähigkeit, und es gilt, die »Ausbuchtungen« durch eine Vermessung des Schädels zu erfassen. Gall beobachtet z. B., dass sehr gute Redner hervortretende Augen haben. Dies ist seiner Ansicht nach darauf zurückzuführen, dass sich das »Organ« für die Sprache vergrößert und dadurch die Augen nach vorn gedrückt hat (Gall nennt seine Lehre »Organologie«; erst später wird sie gegen seinen Willen »Phrenologie« heißen). Neben der Lokalisation von Sprache bestimmt Gall den Sitz von weiteren 26 Fähigkeiten (◘ Abb. 5.1).

Der Lokalisationsansatz von Gall gewinnt zwar bei Laien eine erhebliche Popularität, in wissenschaftlichen Kreisen wird er jedoch **entschieden abgelehnt**. Dafür gibt es **zwei Gründe**:

- Zum einen ist es die Methode der Schädelmessung, die ironisiert und als unwissenschaftlich disqualifiziert wird. Die klinisch orientierten Untersuchungen geraten darüber in Vergessenheit.
- Zum anderen bestehen grundsätzliche Zweifel daran, dass sich kognitive Fähigkeiten »materialisieren« und in umschriebenen Hirnarealen lokalisieren lassen. Es wird vielmehr angenommen, dass jede Fähigkeit auf einem Zusammenwirken des gesamten Gehirns beruht. Eine Störung der Sprache ist damit nicht auf die Läsion eines umschriebenen Hirnareals, sondern auf eine umfassende Denkstörung zurückzuführen.

Trotz der Ablehnung von Gall, der auch persönlichen Verfolgungen ausgesetzt ist (Düweke 2001), übernehmen die beiden französischen Ärzte **Jean-Baptiste Bouillaud** (1796–1881) und **Simon Alexandre Ernest Auburtin** (1825–1893) seinen Lokalisationsansatz: Auch sie gehen davon aus, dass die Sprache im Frontalhirn lokalisiert ist. Zur Begründung verweisen sie auf Fallbeschreibungen von Patienten, bei denen ei-

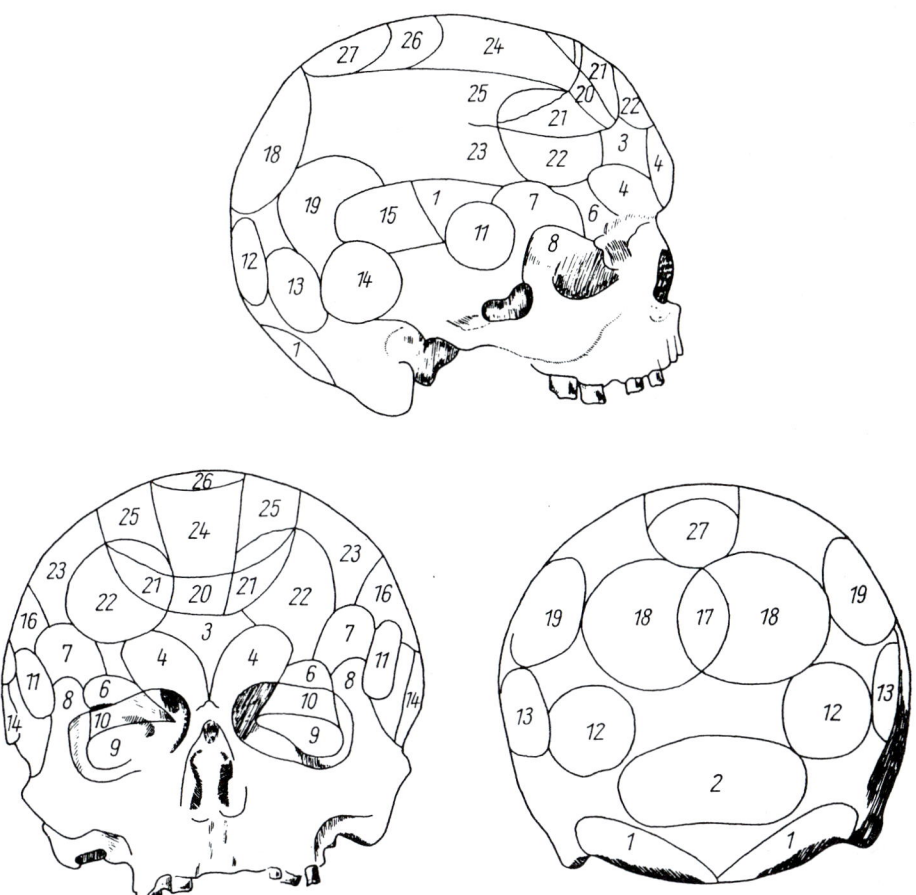

■ **Abb. 5.1.** Phrenologische Karte von Gall. (Aus: Luria 1992, S. 16)
1 das Organ des Geschlechtstriebes, *2* das Organ der Kinder- und Jugendliebe, *3* das Organ der Erziehungsfähigkeit, *4* das Organ des Ortssinns, *5* das Organ des Personensinns (in den Augenhöhlen), *6* das Organ des Farbensinns, *7* das Organ des Tonsinns, *8* das Organ des Zahlensinns, *9* das Organ des Wortsinns (in der Augenhöhle), *10* das Organ des Sprachsinns (ebd.), *11* das Organ des Kunstsinns, *12* das Organ der freundschaftlichen Anhänglichkeit, *13* das Organ des Raufsinns, *14* das Organ des Mordsinns, *15* das Organ der Schlauheit, *16* das Organ des Diebssinns, *17* das Organ des Höhensinns, *18* das Organ der Ruhmsucht und Eitelkeit, *19* das Organ der Bedächtlichkeit, *20* das Organ des vergleichenden Scharfsinns, *21* das Organ des Tiefsinns, *22* das Organ des Witzes, *23* das Organ des Induktionsvermögens, *24* das Organ der Gutmütigkeit, *25* das Organ des Darstellungsvermögens, *26* das Organ der Theosophie, *27* das Organ der Festigkeit

ne Läsion im Frontalhirn zu einer Störung der Sprache führte. Beiden Ärzten gelingt es jedoch nicht, kritische Zeitgenossen von ihrer Lokalisation zu überzeugen. Der Grund dafür liegt in Beschreibungen von sprachgestörten Patienten, die keine Läsion im Frontalhirn, sondern an anderen Stellen des Gehirns hatten. Dies unterstützt den Gedanken, dass Läsionen an irgendeiner Stelle des Gehirns zu Denkstörungen führen, die als Sprachstörungen auftreten.

Es bleibt dem französischen Anatomen **Pierre Paul Broca** (1824–1880) vorbehalten, eine Meinungsänderung bei den Kritikern herbeizuführen. Broca berichtet 1861 in mehreren Vor-

5

trägen und Arbeiten (Broca 1861a, b, c) über zwei sprachgestörte Patienten, deren Gehirne er post mortem untersuchen kann (s. Exkurs: »Wer war Paul Broca?«). In beiden Gehirnen findet Broca eine nahezu identische Läsion in der zweiten und dritten Stirnwindung (links). Die Ursache für die Läsion ist jedoch unterschiedlich: Der erste Patient (Patient Leborgne) leidet zunächst an einer Epilepsie, entwickelt dann einen Verlust der Sprache und anschließend eine Lähmung der rechten Seite. Bei dem zweiten Patienten (Patient Lelong) kommt es aufgrund eines Schlaganfalls zu der Sprachstörung. Broca schließt aus seinen **Autopsieergebnissen**, dass

— sich kognitive Fähigkeiten des Menschen, wie z. B. die Sprache, **in umschriebenen Arealen des Gehirns lokalisieren lassen**;

— die **Sprache in der zweiten und dritten Stirnwindung** lokalisiert ist;

— eine **Läsion der beiden Stirnwindungen** zu einer Sprachstörung führt;

— nicht die Ursache für eine Läsion, sondern der **Läsionsort** entscheidend für das Auftreten einer Sprachstörung ist;

— eine **Sprachstörung** von einer **Sprechstörung**, die durch eine Lähmung der Sprechwerkzeuge hervorgerufen wird, zu trennen ist;

— Sprachstörungen **nicht als Folge einer allgemeinen Denkstörung** auftreten.

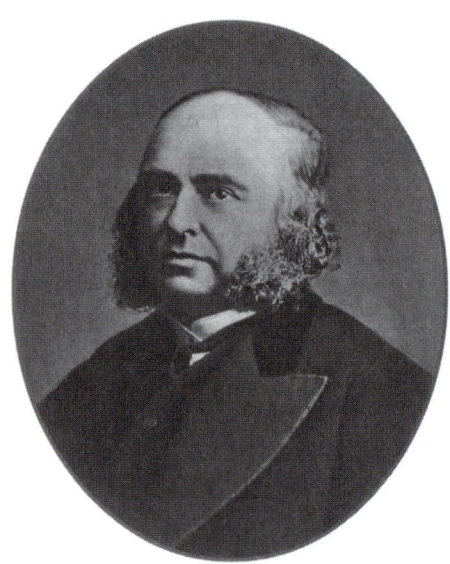

☐ **Abb. 5.2.** Porträt P. Broca. (Aus: Tesak 2001, S. 61)

Exkurs

Wer war Paul Broca? Pierre Paul Broca (☐ **Abb. 5.2**) wird am 28.06.1824 in dem kleinen Ort Sainte-Foy-la-Grande in der Nähe von Bordeaux geboren. Dem Beispiel seines Vaters folgend, der als Chirurg in der Armee dient, studiert Broca Medizin in Paris. Noch bevor er sein Studium im Alter von 24 Jahren beendet, tritt er 1847 in die anatomische Gesellschaft und einige Jahre später in die chirurgische Gesellschaft von Paris ein. Erste wissenschaftliche Verdienste erwirbt sich Broca durch Arbeiten über Krebs, Rachitis und Muskeldystrophie (Finger 2000).
Seine wissenschaftlichen Verdienste führen zu einer raschen Karriere im Pariser Krankenhaussystem. Zunehmend an anthropologischen Fragen interessiert,

gründet er als Erster eine anthropologische Gesellschaft. Unter seinem Vorsitz werden Unterschiede zwischen den Geschlechtern, sozialen Schichten und Rassen in Abhängigkeit von der variierenden Größe, Form und Organisation des Gehirns diskutiert (Düweke 2001).
Am 11.04.1861 wird ein Patient namens Leborgne im Krankenhaus Bicetre aufgenommen, in dem Broca als Chirurg arbeitet. Leborgne leidet seit Kindheit an einer Epilepsie, verliert mit 31 Jahren bei erhaltenem Sprachverständnis die Fähigkeit zu sprechen und entwickelt zehn Jahre später eine rechtsseitige Hemiparese mit Sensibilitätsstörungen. Zusätzlich tritt eine Zellulitis (Entzündung des Zellgewebes) mit einem Gangrän (Gewebstod) des gelähmten Fußes auf. Zur chirurgischen Versorgung des Fußes wird Leborgne an Broca überwiesen. Bei der Aufforderung zu sprechen, bildet Leborgne hauptsächlich die Lautfolge »tan« (vermutlich leidet er, modern gesprochen, an einer Sprechapraxie). Leborgne (der auch als Fall »tan-tan« in die Literatur eingeht) stirbt am 17.04.1861. Broca findet bei der sofort durchgeführten Autopsie eine Schädigung im mittleren Teil des Stirnhirns links. Am darauf folgenden Tag hält Broca einen Vortrag vor der anthropologischen Ge-

sellschaft in Paris, in dem er behauptet, dass die Fähigkeit zu sprechen im Stirnhirn lokalisiert sei. Weitere Autopsieergebnisse überzeugen ihn davon, dass die linke Großhirnhemisphäre dominant für Sprache ist. Diese Überzeugung vertritt er in einem Vortrag, den er am 02.04.1863 in Paris hält.

In einer Arbeit über zerebrale Dominanz, die Broca 1865 veröffentlicht, diskutiert er die Möglichkeit, dass eine gesunde rechte Hirnhälfte gestörte (sprachliche) Funktionen der linken übernehmen könne. Diese Kompensationsfähigkeit sei für eine Sprachtherapie zu nutzen, die den Prinzipien des Erstspracherwerbs folgen solle. Broca stellt außerdem die Hypothese auf, dass ein kleiner Anteil von gesunden Personen mit einer rechtshemisphärischen Dominanz für Sprache geboren wird.

Im Sommer 1868 reist Broca nach England, wo er sich mit dem Dekan der britischen Neurologen, John Hughlings Jackson, trifft. Broca debattiert mit ihm über verschiedene Formen von Sprachstörungen. Ab 1877 gilt das Interesse von Broca jedoch nicht mehr der Sprache und ihrer Lokalisation im Gehirn, sondern er beschäftigt sich mit der Funktion des limbischen Systems sowie mit Ausgrabungsfunden von Steinzeitmenschen. Kurz nachdem Broca in den französischen Senat für Wissenschaft und Medizin gewählt wird, stirbt er am 09.07.1880 im Alter von 56 Jahren in Paris an den Folgen einer Herzerkrankung.

Broca geht als der Mann in die Geschichte ein, der die sprachlichen Fähigkeiten im Gehirn lokalisiert und zudem die linkshemisphärische Dominanz für Sprache erkennt. Ob Broca tatsächlich der Entdecker der Hemisphärendominanz ist, muss jedoch offen bleiben. Denn schon 1836 bereitet ein französischer Landarzt namens Marc Dax eine Veröffentlichung vor, die er für einen Kongress in Montpellier anmeldet. Basierend auf etwa 40 Falldarstellungen kommt Dax in der Veröffentlichung zu dem Schluss, dass allein eine Läsion der linken Hemisphäre eine Sprachstörung verursachen kann (Finger 2000; Harrington 1985). Unklar ist heute, ob Marc Dax seine Gedanken tatsächlich auf dem Kongress präsentiert hat. Unstrittig ist jedoch, dass der Sohn von Marc Dax, Gustave Dax, wenige Tage bevor Broca 1863 seinen Vortrag über die Hemisphärendomi-

nanz hält, eine Arbeit an die medizinische Akademie in Paris schickt, die durch weitere Falldarstellungen die Gedanken seines Vaters unterstützt. Ob Broca die Arbeiten von Vater und Sohn Dax gekannt und für seine Zwecke genutzt hat, ist heute nicht mehr zu klären. Gustave Dax wird aber Zeit seines Lebens behaupten, dass sein Vater und er als Erste die Hemisphärendominanz entdeckt hätten. Dieser Anspruch hat ein tief gehendes Zerwürfnis mit den medizinischen Kollegen zur Folge, die nicht Dax, sondern Broca ihre Anerkennung zollen.

Was auch immer die Gründe dafür sind, dass ausgerechnet die Schlussfolgerungen von Broca allgemeine Anerkennung finden, mit dem Jahr 1861 gewinnt der Lokalisationsgedanke eine Reihe von Anhängern. Vier Jahre später ergänzt Broca (1865) seine Schlussfolgerungen durch die Beobachtung, dass die Sprache bei **Rechtshändern** im linken und nur ausnahmsweise im rechten Frontallappen lokalisiert ist.

▬ Die **linkshemisphärische Dominanz für Sprache** führt Broca darauf zurück, dass sich das linke Frontalhirn (evtl. wegen einer ungleichen Blutversorgung) etwas früher als das rechte entwickelt (Harrington 1985).

▬ Die **rechte Hemisphäre** erweist sich in späteren Untersuchungen als **dominant für die Verarbeitung von Intonation, Prosodie und Musik** sowie für die **Produktion von emotionaler und hochüberlernter Sprache**. Dazu gehören Schimpfwörter und Flüche, das Zitieren von gut bekannten Gebeten oder Gedichten, das Mitsingen von vertrauten Liedern bzw. Melodien oder das Aufsagen von (automatisierten) Reihen, wie z. B. die Monate des Jahres oder die Zahlenreihe von eins bis zehn.

❗ Beachte

Die Dominanzverhältnisse erklären, warum Patienten mit einer Aphasie, deren Spontansprache stark reduziert ist, dennoch vertraute Lieder mitsingen oder gut bekannte Gedichte aufsagen können. Auch eine aus Flüchen beste-

hende Spontansprache lässt sich eher durch eine Aktivität der rechten Hemisphäre bzw. des
Frontalhirns als durch Beleidigungsabsichten
erklären.

Einige Therapieansätze, wie z. B. die Melodische
Intonationstherapie (Albert et al. 1973) nutzen
die Fähigkeiten der rechten Hemisphäre, um
sprachliche Prozesse in der linken zu stimulieren.
 Die Lokalisation von Sprache wird durch den
deutschen Arzt **Carl Wernicke** (1848–1905) fort-
gesetzt (s. Exkurs: »Wer war Carl Wernicke?«).

Exkurs

Wer war Carl Wernicke? Carl Wernicke (■ Abb. 5.3)
wird am 15.05.1848 in Tarnowitz (Oberschlesien)
geboren. Noch bevor er mit 17 Jahren das Abitur
besteht, verstirbt sein Vater. Die Absicht seines Vor-
mundes, ihn wegen Geldmangels in eine Schlosser-
lehre zu schicken, scheitert am Widerstand der Mutter. Entgegen ihrer Wünsche studiert Wernicke jedoch nicht Theologie, sondern Medizin an der Universität Breslau. Dort schließt er im Alter von 22 Jahren sein Studium mit einer Promotion ab. Anschlie-

ßend arbeitet er für ein halbes Jahr als Assistenzarzt
an der Augenklinik Breslau. An dem Krieg 1870/71
nimmt Wernicke als Chirurg teil, heimgekehrt wen-
det er sich jedoch der Psychiatrie zu: Er wird Assistent an der »Irrenanstalt des Allerheiligen-Hospi-
tals« in Breslau (Kleist 1970).
Wernicke unterbricht seine Arbeit in Breslau für
ein halbes Jahr, um seine Ausbildung bei Professor Meynert in Wien zu vollenden. Von dessen Forschung entscheidend beeinflusst, verfasst Wernicke
1874 ein Buch, das zum Klassiker in der Aphasielite-
ratur wird: »Der aphasische Symptomencomplex«.
Das nur 70 Seiten umfassende Werk gliedert sich
in zwei Teile: Im ersten Teil leitet Wernicke aus den
Vorüberlegungen von Meynert den Gedanken ab,
dass dem motorischen Sprachzentrum von Broca
ein sensorisches gegenübersteht. Damit ist der Sitz
der Sprache nicht mehr länger an nur ein Sprachzentrum, sondern an zwei gebunden. Seine theoretischen Überlegungen untermauert Wernicke im
zweiten Teil des Buches mithilfe von insgesamt zehn
klinischen Falldarstellungen. Sie bestätigen in ihrer
Symptomatik, dass die Annahme von zwei Sprachzentren gerechtfertigt ist. Mit seiner Konzeption
der Aphasien begründet der erst 26-jährige Wernicke, der Broca vermutlich niemals getroffen hat, eine sich bis heute auswirkende Theorie.
Im Jahr 1875 wird Wernicke am »Allerheiligen-Hos-
pital« in Breslau habilitiert. Es folgt eine zweijäh-
rige Assistenzarzttätigkeit an der psychiatrischen
und Nervenklinik der Charité in Berlin. Mit der dor-
tigen Direktion kommt es jedoch zu einem Streit, in
dessen Folge Wernicke seine Stelle aufgeben muss.
Die nachhaltige Verärgerung, die Wernicke in Berlin
ausgelöst hat, sorgt dafür, dass Berufungen an mehreren Universitäten scheitern. Er ist gezwungen,
sein schmales Einkommen als Privatdozent durch
eine Tätigkeit als Nervenarzt aufzubessern. Trotzdem gerät er in Schulden. Erst nach der Vollendung
seines »Lehrbuches der Gehirnkrankheiten« (1881–
1883) gelingt es ihm 1885, eine außerordentliche
Professur für Psychiatrie und Nervenkrankheiten in
Breslau zu erhalten. Im Jahr 1890 erfolgt dort die Er-
nennung zum ordentlichen Professor.

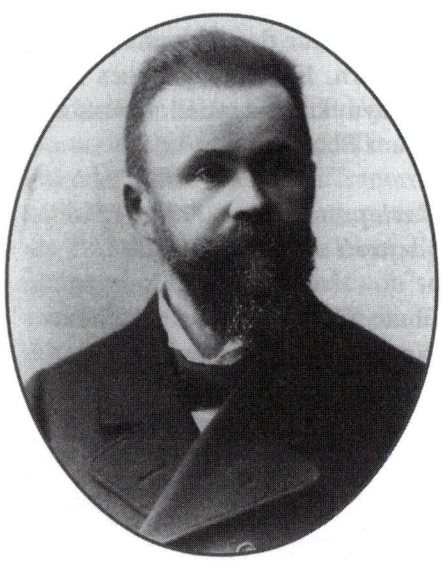

■ **Abb. 5.3.** Porträt C. Wernicke. (Aus: Tesak 2001, S. 90)

Wie schon zuvor in Berlin wird auch seine Stellung in Breslau bald schwierig. Als Mann mit einer »krankhaften Hartnäckigkeit« verfolgt er seine Ideen und Ziele kompromisslos. Er schafft sich damit Feinde in der Verwaltung, die ihm 1898 zunächst seinen Vertrag als städtischer Primararzt kündigt und ihm dann 1900 das Recht entzieht, Vorlesungen unter Hinzuziehung von Kranken aus städtischen Kliniken zu halten. Seine Einkünfte bezieht Wernicke fortan aus einer Nervenpoliklinik sowie aus einer ihm gehörenden Privatklinik. Trotz der Querelen findet Wernicke jedoch Zeit für die Mitherausgabe des »Atlas des Gehirns« (1897–1903) sowie für die Veröffentlichung seines »Grundriß der Psychiatrie in klinischen Vorlesungen« (1900).

Aufgrund der schwierigen Situation in Breslau akzeptiert Wernicke 1904 einen Ruf als ordentlicher Professor an die psychiatrische und Nervenklinik in Halle. Dort möchte er sich einzig und allein der Psychiatrie, der »Königin der Wissenschaften«, widmen. Dass es kaum dazu kommt, liegt an einer Radtour, die Wernicke zusammen mit seinen Assistenzärzten durch den Thüringer Wald unternimmt. Am 13.06.1905 kommt ihm auf einem schmalen Waldweg ein Pferdefuhrwerk entgegen. Wernicke, der das Radfahren nicht sicher beherrscht, kann dem Fuhrwerk nicht ausweichen und wird von ihm überrollt. Er erleidet mehrere Rippenbrüche sowie einen Bruch des Brustbeins. Die Verletzungen führen zu einem Pneumothorax, an dem Wernicke am 15.06.1905 in Dörrberg (Geratal) verstirbt. Um den Lenker des Pferdefuhrwerks von jeder Schuld freizusprechen, soll Wernicke in einem seiner letzten Momente gesagt haben: »Ich gehe an autopsychischer Desorientierung zugrunde«, womit er auf die verhängnisvolle Selbstüberschätzung seiner Fähigkeiten, Rad zu fahren, anspielt. Sein Leichnam wird in Gotha verbrannt.

In dem Buch »Der aphasische Symptomencomplex« legt Wernicke (1874) dar, dass **Sprache nicht nur im Frontalhirn, sondern auch im Schläfenlappen lokalisiert** ist. Während die »erste Stirnwindung, weil motorisch, das Centrum der Bewegungsvorstellung« umfasst, ist »die erste Schläfewindung, weil sensorisch, das Centrum für die Klangbilder« (Wernicke 1874, S. 18–19). Verbunden sind die beiden Zentren durch »die in der Inselrinde confluirenden Fibrae propriae« (Wernicke 1874, S. 19), modern ausgedrückt durch das Bogenbündel (Fasciculus arcuatus). Das sensorische Zentrum erhält Informationen über den N. acusticus, und vom motorischen Zentrum aus ziehen Nervenbahnen, die artikulatorische Informationen an die Sprechwerkzeuge weiterleiten. Mit dieser Konzeption ergibt sich ein Sprachmodell, das Wernicke aus nicht nachvollziehbaren Gründen in die rechte Hemisphäre einzeichnet (**Abb. 5.4**).

Zu einer Störung der Sprache kommt es nach Wernicke immer dann, wenn eines der Sprachzentren, die Verbindungsbahn zwischen ihnen, die zu- und ableitenden Nervenbahnen oder das gesamte Sprachgebiet durch eine Läsion betroffen sind. Je nach Ort der Läsion resultieren unterschiedliche, jeweils charakteristische klinische Symptome. Insgesamt beschreibt Wernicke sechs Störungen mit charakteristischen Symptomen (**Tabelle 5.1**).

Durch Wernicke werden die **Annahmen** der Lokalisationisten wie folgt **erweitert**:

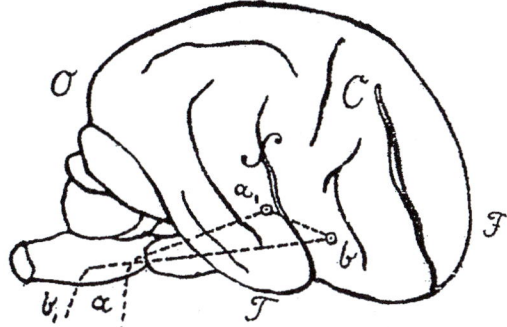

Abb. 5.4. Sprachmodell von Wernicke (*F* Frontallappen; *O* Okzipitallappen; *T* Temporallappen; *C* Zentralfurche; *S* Sylvische Fissur; *a* Eintrittsstelle des N. acusticus in die M. oblongata; Strecke *a–a₁* N. acusticus; *a₁* Klangbildzentrum; *a₁–b* Fibrae propriae (Fasciculus arcuatus); *b* Zentrum der zur Lautproduktion gehörigen Bewegungsvorstellungen; *b₁* Bahn der lautbildenden Bewegungsnerven). (Aus: Wernicke 1874, S. 19)

5

Tabelle 5.1. Läsionen, Syndrome und ihre Symptome nach Wernicke (1874)		
Läsion	**Aphasisches Syndrom**	**Klinische Symptome**
1. Störung der Bahn a–a$_1$ (N. acusticus)		Taubheit
2. Störung im Zentrum a$_1$ (Klangbildzentrum)	Sensorische Aphasie (modern: Wernicke-Aphasie)	Gestörtes Wortverständnis Verwechseln von Wörtern Nachsprechen nicht möglich Vorlesen nicht möglich Bei ungeübten Lesern: gestörtes Lesesinnverständnis; Agraphie »Keine Spur von Hemiplegie«
3. Störung der Bahn a1–b (Fibrae propriae = Fasciculus arcuatus)	Leitungsaphasie (Leitung zwischen Wernicke-und Broca-Areal)	Intaktes Sprachverständnis Erhaltenes Fehlerbewusstsein bei Verwechselungen von Wörtern
4. Störung des Zentrums b (Zentrum der zur Lautproduktion gehörigen Bewegungsvorstellungen)	Motorische Aphasie (modern: Broca-Aphasie)	Intaktes Sprachverständnis Intaktes Lesesinnverständnis In der Sprachproduktion »plötzliche Stummheit« oder Reduktion auf »wenige einfache Wörter«
5. Störung der Bahn b–b$_1$ (lautbildende Bewegungsnerven)	Aphasie kombiniert mit (modern) Dysarthrie	»Partielle Aphasie« mit »lähmungsbedingten« Störungen der Sprechmuskulatur
6. Störung aller Bahnen und Zentren	(modern: globale Aphasie)	»Absolute Sprachlosigkeit« »Erloschenes« Sprachverständnis Agraphie Alexie

- Die Sprache ist in **zwei begrenzten Hirnregionen lokalisiert**: zum einen im Frontalhirn links und zum anderen im Schläfenlappen links.
- Zwischen den beiden Hirnregionen gibt es eine **Aufgabenteilung**: Während die Region im Stirnhirn für die motorischen Anteile der Sprache zuständig ist, verarbeitet die Region im Schläfenlappen die sensorischen Informationen.
- Betrifft eine Läsion das gesamte Sprachsystem, ein Zentrum oder eine Bahn, dann resultiert ein **aphasisches Syndrom** mit jeweils mehreren charakteristischen Symptomen.
- Als Syndrome identifiziert Wernicke die **globale Aphasie**, die **motorische Aphasie**, die **sensorische Aphasie** und die **Leitungsaphasie**.

Ludwig Lichtheim (1845–1928) greift elf Jahre später das Modell von Wernicke auf und erweitert es zu dem später sog. **Wernicke-Lichtheim-Schema** (Lichtheim 1885). Das Schema enthält zwei **Neuerungen** (◻ Abb. 5.5):

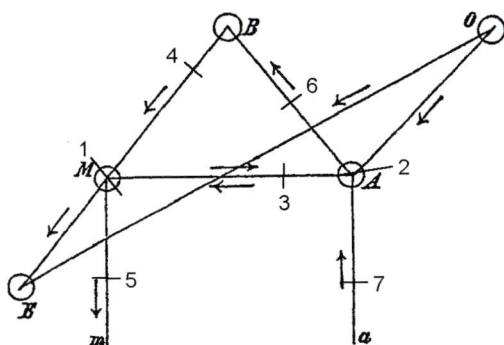

◘ Abb. 5.5. Wernicke-Lichtheim-Schema. (*A* Klangbild-zentrum; *M* Bewegungsbildzentrum; *B* Begriffe; *a* Bahn, die »Gehörseindrücke nach A übermittelt«; *m* Bahn, die »die Sprachbewegungen innervirt« (Lichtheim 1885, S. 207); *1–7* von Lichtheim angenommene Läsionsorte. (Nach: Lichtheim 1885, S. 208)

— Eingeführt wird das Zentrum B, das für die Bildungsstätte der Begriffe steht. Darunter ist nach Lichtheim das gesamte konzeptuelle Wissen einer Person zu verstehen. Dieses Wissen kann nicht in einer umschriebenen Stelle des Gehirns lokalisiert werden. Vielmehr verteilt es sich **über den gesamten Kortex**, so dass ein Zugriff auf das Wissen **transkortikal** erfolgt.

— Die beiden Zentren O für optische Erinnerungsbilder sowie E für Engramme sind neu und stellen das Lese- und Schreibzentrum dar. Nach Lichtheim ist ein Lesesinnverständnis nur über den Weg von O nach A (dem Klangbildzentrum) und dann von A nach B möglich: In O werden die Buchstaben eines Wortes identifiziert, um danach in A in die ihnen entsprechenden »Klänge« umgewandelt zu werden. Darauf folgt eine Weiterleitung an das Begriffszentrum B, wo das jeweilige Wort verstanden wird.

Ein Kopieren von unbekannten oder Nicht-Wörtern ist über die direkte Verbindung von O nach E möglich. Das willkürliche Schreiben hat seinen Ursprung in B: Hier wird unter den Konzepten das ausgesucht, über das geschrieben werden soll. Nachdem es im Zentrum M (Zentrum für Wortbewegungsbilder) in lautliche Informationen überführt worden ist, werden die jeweiligen Laute in E in die ihnen entsprechenden Buchstaben umgewandelt. Dem Schreiben unterliegt somit ein inneres Mitsprechen. Merkwürdigerweise fehlt eine abgehende Bahn aus E, die für eine Steuerung der Schreibmotorik zuständig wäre.

Lichtheim leitet aus seinem Schema insgesamt sieben Läsionsorte ab, die zu unterschiedlichen Syndromen führen (**◘ Tabelle 5.2**). Er übernimmt von Wernicke nicht nur die Lokalisation von Sprache, sondern auch dessen Annahme, dass Kombinationen von Läsionsorten möglich sind.

Zu den von Wernicke identifizierten Aphasien treten also bei Lichtheim die **transkortikal motorische Aphasie** und die **transkortikal sensorische Aphasie** als neue Syndrome hinzu. Beiden Syndromen ist gemeinsam, dass das Nachsprechen aufgrund der intakten Verbindung zwischen A und M erhalten ist.

Aus dem Lokalisationsansatz von Broca, Wernicke und Lichtheim entwickelt sich zwar die klassische Lehrmeinung über die Aphasien, in einer übertriebenen Anwendung führt er jedoch zu absurden Ergebnissen. So steht **Karl Kleist** (1878–1960) als ein extremer Lokalisationist vor dem Problem, dass er Fähigkeiten bei einer bereits vollen Gehirnkarte zu lokalisieren hat (s. Exkurs: »Karl Kleist«).

Exkurs

Karl Kleist. Karl Kleist, ein Schüler von Carl Wernicke, veröffentlicht 1934 sein Lebenswerk »Gehirnpathologie« (Kleist 1934). In dem Buch berichtet er über Hunderte von Untersuchungen, die er als Militärarzt bei Soldaten mit einer Schussverletzung des Gehirns während des Ersten Weltkriegs durchgeführt hat. Die Logik seiner Untersuchungen ist stets gleich: Er notiert (schon beinahe zwanghaft anmutend) jede Fähigkeitsstörung seiner Patienten und korreliert sie mit der Läsion, die durch die jeweilige Schussverletzung verursacht worden ist. Daraus

5

Tabelle 5.2.	Läsionen/Syndrome und daraus folgende sprachliche Symptome nach Lichtheim (1885)	
Läsion/Syndrom	**Erhalten**	**Gestört**
1. Zentrum M (Wortbewegungsbilder), (modern: Broca-Aphasie)	Sprachverständnis Lesesinnverständnis Kopierendes Schreiben	Willkürliche Sprache Nachsprechen Lautes Lesen Schreiben nach Diktat Willkürliches Schreiben
2. Zentrum A (Klangbildzentrum), (modern: Wernicke-Aphasie)	Willkürliche Sprache Willkürliches Schreiben Kopierendes Schreiben	Sprachverständnis Lesesinnverständnis Nachsprechen Schreiben nach Diktat Lautes Lesen
3. Bahn M–A (modern: Leitungsaphasie)	Sprachverständnis Lesesinnverständnis Kopierendes Schreiben	Willkürliche Sprache durch Paraphasien Schreiben nach Diktat Willkürliches Schreiben durch Paragraphien Nachsprechen Lautes Lesen
4. Bahn B–M (modern: transkortikale motorische Aphasie)	Sprachverständnis Lesesinnverständnis Kopierendes Schreiben Nachsprechen Schreiben nach Diktat Lautes Lesen	Willkürliche Sprache Willkürliches Schreiben
5. Bahn M–m (modern: Dysarthrie)	Sprachverständnis Lesesinnverständnis Willkürliches Schreiben Kopierende Schreiben Schreiben nach Diktat	Willkürliche Sprache Nachsprechen Lautes Lesen
6. Bahn A–B (modern: transkortikale sensorische Aphasie)	Kopierendes Schreiben Nachsprechen Schreiben nach Diktat Lautes Lesen	Willkürliche Sprache durch Paraphasien Willkürliches Schreiben durch Paragraphien Sprachverständnis Lesesinnverständnis
7. Bahn a–A (Taubheit)	Willkürliche Sprache Willkürliches Schreiben Lesesinnverständnis Lautes Lesen Kopierendes Schreiben	Sprachverständnis Nachsprechen Schreiben nach Diktat

entsteht eine Hirnkarte, in der auf der Kortexoberfläche sowie auf der -innenseite viele Fähigkeiten lokalisiert sind. Nach Ende des Zweiten Weltkriegs bemerkt Kleist jedoch, dass einige Fähigkeiten (die sog. enterozeptiven Empfindungen) noch keinen Lokalisationsort gefunden haben (Kleist 1959). Nun steht er vor dem Problem, diese Fähigkeiten bei einer bereits vollen Hirnkarte auch noch zu lokalisieren. Er fragt sich: »Wo sind in der Großhirnrinde Einrichtungen und Orte, die diesen seelischen Erscheinungen und Leistungen dienen könnten? Als ich mir diese Frage vorlegte, dachte ich auch: Wo ist denn noch Platz, wo sind noch stumme Regionen, weiße Felder auf der Hirnkarte?« (Kleist 1959, S. 303) Glücklicherweise ist die Suche nach den weißen Feldern erfolgreich. Überzeugen kann der Erfolg jedoch nicht: Eine Lokalisation, die auf einer Suche nach noch weißen Feldern und nicht mehr auf klinischen Untersuchungen beruht, ist absurd geworden.

5.1.2 Alternative Erklärungsansätze

Es ist jedoch nicht nur der extreme Lokalisationsansatz, der den Gegnern der Lokalisation Argumente verschafft. Auch das **Wernicke-Lichtheim-Schema** wird von Kritikern als zu **reduktionistisch** und **mechanistisch** verworfen. Es entsteht eine Reihe von alternativen Erklärungsansätzen (z. B. Freud 1891; Goldstein 1948; Hughlings Jackson 1925; Marie 1906). Gemeinsam ist ihnen, dass sie

- der Lokalisation von Sprache in zwei Zentren kritisch gegenüberstehen;
- aphasische Symptome auf andere Ursachen als auf eine Unterbrechung von Zentren und Bahnen zurückführen;
- die aphasischen Syndrome als willkürlich definierte Einheiten infrage stellen.

Einer der alternativen Erklärungsansätze ist die **Diaschisislehre**, die der in Russland geborene und in der Schweiz arbeitende Arzt **Constantin von Monakow** (1853–1930) entwickelt hat. Die Grundannahme der Diaschisislehre ist, dass aphasische Symptome nicht nur auf eine umschriebene Hirnläsion, sondern auch auf weitere funktionell beeinträchtigte Hirnareale zurückzuführen sind (vgl. Exkurs: »Die Diaschisislehre«).

Exkurs

Die Diaschisislehre. Von Monakow entwickelt in seinem Buch »Gehirnpathologie« (von Monakow

1905) das Konzept der Diaschisis. Seine Annahme ist, dass (sprachliche) Symptome durch zwei Wirkmechanismen hervorgerufen werden: Zum einen durch die Schädigung, die zu einem lokal begrenzten Läsionsort führt, und zum anderen durch eine Art von Schock, der auf die Schädigung folgt. Der Schock bewirkt, dass Hirnareale, die von dem lokal begrenzten Läsionsort (weit) entfernt liegen, funktionell in Mitleidenschaft gezogen werden. Um seine Annahme zu verdeutlichen, wählt von Monakow das Bild eines Steins, der in die Mitte eines Teichs geworfen wird: Dort, wo der Stein auftrifft, verursacht er ein Loch in der Wasseroberfläche, vergleichbar mit dem lokal begrenzten Läsionsort. Von dem Loch gehen Wellen aus, die in immer größer werdenden Kreisen das Ufer erreichen. Damit sind auch am Rande des Teichs Auswirkungen des Steinwurfs feststellbar. Ebenso verhält es sich mit Hirnarealen, die mit dem lokalen Läsionsort durch Nervenbahnen verbunden sind, von ihm jedoch weiter entfernt liegen.

Auch der Verlauf von Aphasien wird von der Diaschisis bestimmt. Von Monakow nimmt an, dass sich die funktionell beeinträchtigten Hirnareale in Abhängigkeit von der Entfernung zum Läsionsort erholen: Die Areale, die am weitesten entfernt sind, zeigen eine schnellere Erholung als die, die näher zum Läsionsort liegen. Der Läsionsort selbst erholt sich von der Schädigung kaum. Dadurch kommt es zu einer anfänglich raschen, später langsamer verlaufenden Rückbildung von aphasischen Symptomen. Da die Rückbildung sowohl auf einer Wiederherstellung als auch auf einer Aktivierung von normalerweise nicht genutzten (redundanten) Nervenverbindungen beruht, findet eine Reorganisation der neuronalen Strukturen statt.

Das Konzept der Diaschisis ist im Laufe der Zeit wesentlich erweitert und durch eine Reihe von Beobachtungen bestätigt worden (Henningsen u. Ende-Henningsen 1999).

Nach dem Konzept der Diaschisis entstehen **Aphasien** durch

- **örtlich begrenzte Hirnläsionen** und
- **vorübergehende funktionelle Beeinträchtigungen** anderer Hirnareale.

Die Kontroverse zwischen den Lokalisationisten und deren Gegnern dauert bis auf den heutigen Tag an (s. auch ▶ **Kapitel 3.3**, »Was nützt die Einteilung in Syndrome?«). Im Hinblick auf Sprachmodelle ist die Diskussion jedoch entschieden: Die Modelle werden heute typischerweise **ohne jeden lokalisatorischen Bezug** konzipiert (Garrett 1984; Levelt 1989; McClelland u. Rummelhart 1981; Morton 1980).

5

> **Fazit**
> - **Broca** legt mit seiner Entdeckung der linkshemisphärischen Dominanz für Sprache den Grundstein für ein Verständnis der Aphasien. Die linkshemisphärische Dominanz ist nicht absolut: In der rechten Hemisphäre werden Intonation, Prosodie, Musik sowie emotionale und hochüberlernte Sprache verarbeitet.
> - Die **Einteilung der Aphasien nach dem Wernicke-Lichtheim-Schema** ist bis heute unverändert gültig. Im **Aachener-Aphasie-Test** (Huber et al. 1983) werden ergänzend die transkortikal gemischte Aphasie (als Folge einer Unterbrechung der beiden Bahnen M–B und A–B) sowie die amnestische Aphasie diagnostiziert.
> - Da bei der **Lokalisation kognitiver Fähigkeiten** individuelle Variabilitäten bestehen, wird in modernen Modellen der Sprachverarbeitung auf eine Lokalisation verzichtet.

5.2 Wie lässt sich ein Gehirn mit seinen Funktionen heute darstellen?

> Bis vor ca. 30 Jahren gab es nur eine sichere Methode, um die Beziehung zwischen aphasischen Störungen und zugrunde liegenden Hirnläsionen zu studieren: die Autopsie. Mit der Entwicklung moderner bildgebender Verfahren hat sich das Methodenspektrum jedoch erweitert: Zum einen erlauben es strukturelle Verfahren, die Hirnstrukturen sowie den Ort und das Ausmaß einer Hirnläsion im lebenden Gehirn sichtbar zu machen. Zum anderen gewähren funktionelle Verfahren Einblicke in diejenigen neuronalen Aktivitäten, die bei der Durchführung einer bestimmten Aufgabe (wie z. B. dem Aufsagen von automatisierten Reihen) auftreten. Sie geben damit Hinweise auf die funktionelle Organisation des Gehirns.

5.2.1 Strukturelle Verfahren

Computertomographie. Die (kranielle) Computertomographie [(C)CT] wird inzwischen routinemäßig eingesetzt. Sie beruht auf einer Emission von Röntgenstrahlen, die das Hirngewebe durchdringen und so dessen Dichte messen. Gewebe mit einer verminderten Dichte (hypodense Strukturen), wie z. B. die Ventrikel, erscheinen in einem Standard-CT schwarz, und Gewebe mit einer erhöhten Dichte (hyperdense Strukturen), wie z. B. die Kalotte, bilden sich weiß ab. Das Nervengewebe nimmt zwischen diesen beiden Extremen unterschiedliche Grade von Grautönen an. Die Gewebedichte wird von einem Computer berechnet und gewöhnlicherweise in **horizontalen Schichtbildern** dargestellt. Das erste Bild beginnt auf einer Höhe, die durch eine Augen-Ohr-Linie gegeben ist. Die weiteren Bilder erfassen die Hirnstrukturen in aufeinander folgenden Schichten von kaudal nach kranial, wobei die einzelnen Schichtaufnahmen nur wenige Millimeter voneinander getrennt sind. Dadurch wird das gesamte Gehirn von der Schädelbasis bis zum Schädeldach dargestellt. **Pathologische Veränderungen** sind im CT zu sehen

- als hypodense Abweichungen von der normalen Gewebedichte (z. B. infolge eines alten ischämischen Infarkts),
- als hyperdense Abweichungen (z. B. infolge eines akuten Hämatoms) und
- als lokale oder diffuse Abnormalitäten in der Größe und Form einer speziellen Hirnstruktur (z. B. bei Morbus Alzheimer).

Ischämisch bedingte Infarkte, die am häufigsten zu einer Aphasie führen (▶ **Kapitel 2.2,** »Wodurch kommt es zu einer Aphasie?«), können nur selten wenige Stunden nach einem Ereignis erkannt werden. Die Regel ist, dass sie sich erst im Laufe einiger Tage in ihrem ganzen Ausmaß demarkieren.

🛈 **Beachte**

Etwa 5 % der ischämischen Infarkte lassen sich während des gesamten Krankheitsverlaufs im CT entweder gar nicht oder nur durch Kontrastmittelanreicherung nachweisen (Radü et al. 1987).

Magnetresonanztomographie. Ein zweites strukturelles Verfahren ist die Magnetresonanztomographie [MRT oder MRI (»magnetic resonance imaging«), synonym Kernspintomographie]. Sie nutzt den Umstand, dass sich viele atomare Kerne (insbesondere die Protonen des Wasserstoffatoms) in einem starken magnetischen Feld zu einer Seite hin ausrichten. Im MRI werden diese Kerne kurz mit einem elektromagnetischen Impuls beschallt, um ihre Ausrichtung zu stören. Während die Kerne nach dem Impuls in ihren Ausgangszustand zurückkehren, senden sie Radiowellen aus, die von einem Computer registriert und in **horizontale oder vertikale Schichtbilder** umgewandelt werden. In konventionellen MRI-Aufnahmen resultieren die Schichtbilder

aus den Resonanzen von Wasserstoffprotonen, die in unterschiedlicher Dichte in den verschiedenen Hirnstrukturen vorkommen.

🛈 **Beachte**

Das MRI hat im Vergleich zum CT zwei Vorteile: Erstens ist das lokale **Auflösungsvermögen höher** (es liegt bei ca. 1–2 mm im Durchmesser), und zweitens zeigt sich ein ischämisch bedingtes Infarktareal innerhalb von **45 min nach dem Ereignis**.

Im klinischen Alltag sind die CT-Bilder am häufigsten, da ein Computertomograph aufgrund der günstigen Kosten-Nutzen-Relation in vielen Krankenhäusern zu finden ist. Es gibt jedoch zunehmend mehr Befunde, die sich auf eine MRI-Diagnostik stützen.

Fazit

- CT- und MRI-Untersuchungen dienen dazu, **Hirnstrukturen des lebenden Gehirns** sichtbar zu machen.
- Das MRI bietet gegenüber dem CT die Vorteile einer höheren Auflösung und einer schnelleren Darstellung ischämisch bedingter Infarkte.
- Sowohl die CT- als auch die MRI-Untersuchung gehören inzwischen zu den **Standardverfahren** in der Neuroradiologie.

5.2.2 Funktionelle Verfahren

Die funktionellen Verfahren beruhen auf der Annahme, dass eine erhöhte neuronale Aktivität in einer bestimmten Hirnregion mit gesteigerten physiologischen Merkmalen verbunden ist. Dazu gehören u. a.

- der lokale zerebrale Blutfluss (»regional cerebral blood flow«, rCBF),
- der lokale Zuckeraustausch (Glukosemetabolismus) und
- der lokale Sauerstoffverbrauch.

5

Positronen-Emissions-Tomographie. Um eine Zunahme dieser Merkmale sichtbar zu machen, nutzt die Positronen-Emissions-Tomographie (PET) **radioaktive Isotopen**, die dem Körper (in einer Wasserlösung) intravenös zugeführt werden. Das Blut transportiert die Isotopen, die während ihres Zerfalls Positronen aussenden, vor allem in die Hirnregionen, in denen eine erhöhte neuronale Aktivität stattfindet. Diese erhöht sich dadurch, dass kognitive oder motorische Aufgaben durchgeführt werden, wie z. B. Wörter nachsprechen oder einen Finger bewegen.

Eine Konzentration von Isotopen in einer Hirnregion wird durch Gammastrahlen angezeigt. Diese entstehen, indem die durch Zerfall emittierten Positronen mit Elektronen kollidieren. Nach einer Aufzeichnung der Strahlen bestimmt ein Computer den Ursprung der Strahlung und konstruiert in Abhängigkeit von der Strahlungsintensität farbige Bilder. Dabei spiegeln die Farben weiß, rot und gelb eine hohe Intensität und damit einen starken lokalen Blutfluss wider. Im Gegensatz dazu bedeuten die Farben blau und violett eine niedrige Intensität und damit einen schwachen lokalen Blutfluss (◘ **Abb. 5.6**). Mit dem PET können bis zu 31 horizontale Schichtbilder aufgenommen werden, die üblicherweise von kranial nach kaudal fortschreiten (Posner u. Raichle 1996).

❶ **Beachte**

PET-Aufnahmen gehören aufgrund des hohen Kostenaufwands nicht zur Standarddiagnostik. Sie werden häufig zu Forschungszwecken eingesetzt.

So berichten Weiller u. Herrmann (1999) über eine PET-Studie, die sie bei sechs Patienten mit einer Wernicke-Aphasie durchgeführt haben. Alle Patienten hatten sich von der Aphasie vollständig erholt. Bei der Aufgabe, Verben zu generieren, zeigte sich keine Aktivität im Wernicke-Areal (das durch den Infarkt geschädigt war). Es ließen sich aber Aktivitäten im Frontalhirn links und rechts sowie in den rechtshemisphä-

rischen Regionen nachweisen, die homolog zu den Spracharealen links sind. Die Forscher ziehen aus ihren Ergebnissen den Schluss, dass sich das Sprachsystem nach einer Schädigung reorganisieren kann und dass beide Hemisphären an der Wiederherstellung der Sprachfunktionen beteiligt sind. Die starke rechtshemisphärische Aktivität spricht dafür, dass gestörte Sprachfunktionen durch die rechte Hemisphäre übernommen werden können.

SPECT. Einer der Nachteile der PET-Technik besteht darin, dass die verwendeten Isotopen eine Halbwertszeit von nur ca. 2 min haben. Die Zeit für eine Untersuchung ist daher sehr kurz. Um diesen Nachteil auszugleichen, steht SPECT (»single photon emission computed tomography«) zur Verfügung. Bei dieser Methode werden Isotopen verwendet, die Photonen emittieren. Da ihre **Halbwertszeit sehr viel länger** ist, können metabolische Prozesse über Stunden aufgezeichnet werden.

❶ **Beachte**

Im Vergleich zum PET ist das Auflösungsvermögen des SPECT geringer. Da die Kosten für eine SPECT-Untersuchung ebenfalls beträchtlich sind, wird sie nicht als Standarddiagnostik eingesetzt.

fMRI. Während sowohl in der PET als auch in der SPECT radioaktive Substanzen injiziert werden müssen, kommt die funktionelle Kernspintomographie (»functional MRI«, fMRI) ohne radioaktive Injektionen aus. Im fMRI dient das **körpereigene Blut als Signalgeber**: Eine gesteigerte neuronale Aktivität in einer bestimmten Hirnregion bedingt, dass sich der Sauerstoffbedarf der Zellen erhöht. Die Zellen werden daher mit mehr Blut versorgt (der rCBF nimmt zu). Da die Zellen das erhöhte Sauerstoffangebot jedoch nicht gänzlich verbrauchen können, steigt der Sauerstoffgehalt in der Hirnregion an. Im fMRI wird dieses Zuviel an Sauerstoff gemessen und in **Schichtbildern** dargestellt. Dabei erscheinen

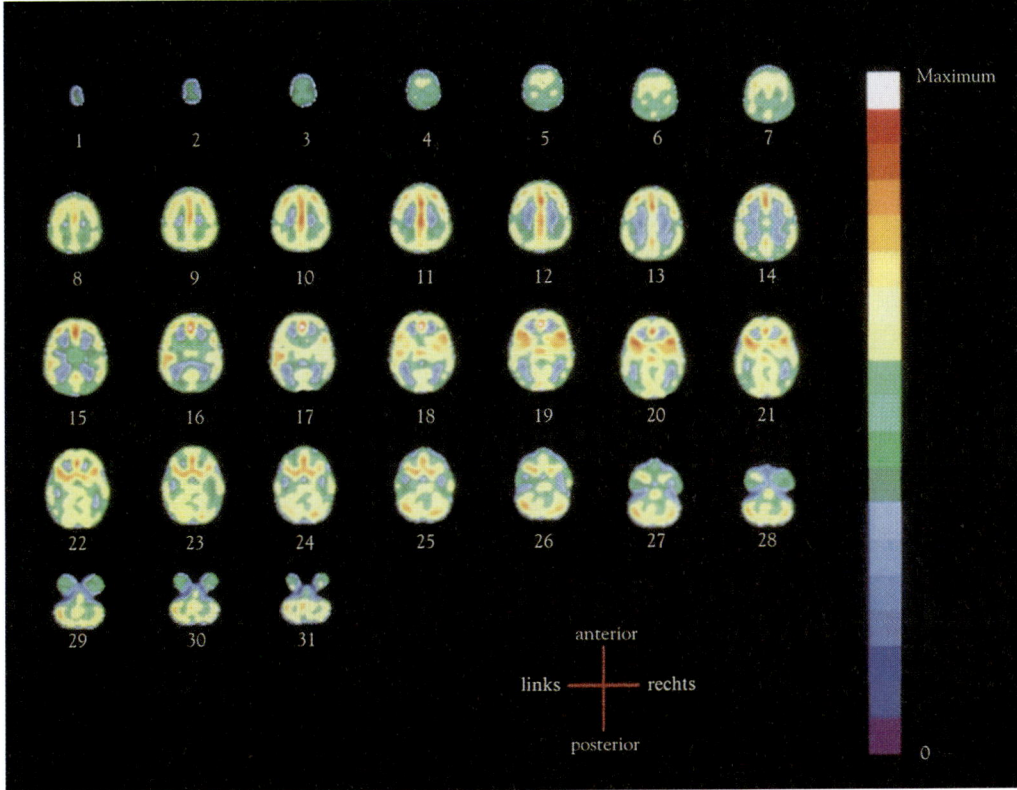

● **Abb. 5.6.** PET-Bilder (Aus: Posner u. Raichle 1996, S. 64)

Hirnregionen mit erhöhter neuronaler Aktivität weiß und Regionen mit verminderter bzw. fehlender Aktivität grau bzw. schwarz.

❶ Beachte

Neben dem Vorteil, dass keine radioaktive Isotopen benötigt werden, bringt das fMRI gegenüber PET und SPECT zwei weitere Vorteile mit:
- fMRI-Bilder können mit Aufnahmen des strukturellen MRI kombiniert werden. Daraus ergibt sich eine sehr genaue Lokalisation von neuronalen Aktivitäten.
- Das fMRI hat ein höheres Auflösungsvermögen.

Mit der zunehmenden Verwendung von PET, SPECT und fMRI ist zu erwarten, dass immer mehr über die funktionelle Organisation des Gehirns bekannt wird. Die bisher durchgeführten Untersuchungen deuten darauf hin, dass die

Sprachverarbeitung auf einem komplexen **Zusammenspiel mehrerer Hirnareale** beruht.

ⓘ Vorsicht

Zwischen dem Ausmaß einer im CT oder MRI erkennbaren strukturellen Schädigung und dem Ausmaß der funktionellen Beeinträchtigungen können erhebliche Unterschiede bestehen (Huber u. Ziegler 2000).

5

Fazit

- PET-, SPECT- und fMRI-Untersuchungen gewähren **Einblicke in die funktionelle Architektur des Gehirns**. Sie bilden neuronale Aktivitäten ab, die während der Durchführung einer kognitiven oder motorischen Aufgabe entstehen.
- PET- und SPECT-Untersuchungen gehören nicht zur Standarddiagnostik, da sie einerseits **kostenintensiv** sind und andererseits eine erhöhte **Strahlenbelastung** zur Folge haben.
- Das fMRI ist nicht nur kostengünstiger, sondern hat auch die Vorteile einer geringeren Strahlenbelastung und eines höheren **Auflösungsvermögens**. Zusätzlich sind die fMRI-Bilder mit den MRI-Bildern kombinierbar.

Anamnese und Diagnostik

6.1   Was soll in der Anamnese und Diagnostik erreicht werden?

> Im Folgenden werden die Ziele von Anamnese und Diagnostik dargestellt, die zu einem störungs- und patientenspezifischen Therapieaufbau führen.

In der Anamnese und Diagnose von Sprachstörungen geht es zunächst darum,

- Patienten **mit einer Aphasie** von hirngeschädigten Patienten **ohne Aphasie** zu unterscheiden.

Dazu steht der Token Test (Orgass 1976a, b; de Renzi u. Vignolo 1962) als normierter und standardisierter Auslesetest zur Verfügung (▶ **Kapitel 6.2.2**, »Token Test«).

Weitere **Ziele** liegen darin,

- zwischen aphasisch und nicht aphasisch bedingten Störungen der Sprache zu unterscheiden;
- den Schweregrad einer Aphasie festzustellen;
- die Symptome der Spontansprache zu erfassen und aufgrund dieser eine Syndrombestimmung vorzunehmen;
- die Leistungen in den verschiedenen Sprachmodalitäten zu bestimmen und bei einer Störung den jeweiligen Schweregrad zu beschreiben;
- die modalitätsspezifischen Leistungen auf überzufällige (signifikante) Unterschiede hin zu überprüfen und sie mit den Leistungen anderer Personen mit einer Aphasie zu vergleichen;
- das phonologische, semantische und syntaktische Wissen zu prüfen und evtl. vorliegende Störungen im jeweiligen Ausmaß zu beschreiben;
- die Auswirkungen einer Aphasie auf den Alltag eines Patienten (Familie, Hobbys, Beruf) einzuschätzen;
- für die erfassten Störungen einen Therapieplan mit der Definition von Nah- und Fernzielen zu erstellen.

Diese Ziele lassen sich erreichen, indem

- eine Eigen- und/oder Fremdanamnese sowie
- (idealerweise psychometrisch abgesicherte) sprachliche Aufgaben

durchgeführt werden.

> **Fazit**
> - Das Ziel der Anamnese und Diagnostik ist es, einerseits **aphasische Störungen von nichtaphasischen Störungen zu trennen** und andererseits die **Störungsschwerpunkte** einer Aphasie zu erfassen.
> - Daneben geht es darum herauszufinden, welche **sprachlichen Schwierigkeiten** einen Patienten im Alltag am meisten einschränken.

6.2   Erstgespräch und Erstuntersuchung

> Im Erstkontakt geht es darum, die medizinische, sprachliche und soziale Situation eines Patienten kennen zu lernen und seine Therapieziele zu erfragen. Dazu dienen die Vorbefunde und ein Gespräch mit dem Betroffenen und evtl. mit seinen Angehörigen.

6.2.1   Anamnese

Zur Vorbereitung auf die Anamnese ist es ratsam, sich mit den Informationen aus evtl. vorliegenden **Vorbefunden** vertraut zu machen. Je mehr über die soziale und medizinische Situation eines Patienten bekannt ist, desto leichter fällt es,

- sich im Gespräch auf den Patienten einzustellen,
- ihm bei Schwierigkeiten Hilfen anzubieten und
- Angaben auf ihre Richtigkeit zu prüfen.

Liegt eine gute Dokumentation vor, können den Unterlagen **Informationen** über

- die medizinische(n) Diagnose(n) und die aktuelle Medikation,
- die Lokalisation der Hirnläsion,
- evtl. bestehende Paresen und Sensibilitätsstörungen,
- bekannte Risikofaktoren,
- die soziale Situation (Familie, Beruf, Hobbys) und
- den bisherigen Krankheitsverlauf einschließlich bereits durchgeführter Therapien

entnommen werden. Vor allem der **CT-Befund** ergibt erste Hinweise auf das Vorliegen einer Aphasie: Wenn eine Läsion in den klassischen Spracharealen beschrieben ist (▶ Kapitel 2.2, »Wodurch kommt es zu einer Aphasie?«), dann liegt der Verdacht auf eine aphasische Störung nahe.

❶ Beachte
Die ärztliche Diagnose »Aphasie« ist nicht immer ein verlässlicher Indikator für das Vorliegen einer Aphasie, da sie manchmal sowohl für Sprach- als auch für Sprechstörungen verwendet wird. Vor allem hinter der Diagnose »**motorische Aphasie**« kann sich eine Aphasie, aber auch eine Dysarthrophonie oder Sprechapraxie verbergen.

Eigenanamnese. Beim Erstgespräch mit einem Patienten stehen neben Ergänzungen zur Vorgeschichte sprachtherapeutisch relevante Fragen im Vordergrund. Zu fragen ist nach Problemen in den Bereichen

- Sprachproduktion,
- Sprachverständnis,
- Lesen, Schreiben und Rechnen,
- Gesichts- und Zungenmotorik bzw. -sensibilität,
- Schlucken.

Das Erstgespräch sollte auch Fragen nach einer Seh- und Hörstörung sowie ggf. nach der Muttersprache enthalten. Da Aphasien häufig von **neuropsychologischen Störungen** begleitet werden (▶ Kapitel 2.3, »Welche Störungen können mit einer Aphasie einhergehen?«), ist nach Beeinträchtigungen der Merkfähigkeit sowie der Aufmerksamkeit bzw. Konzentration zu fragen. Schließlich ist auf Funktionseinschränkungen von Arm/Hand und Bein zu achten.

❶ Tipp
Kann ein Patient aufgrund der Schwere seiner Sprachstörung keine subjektiven Angaben machen, können alternativ gestellte Fragen (die mit »ja« bzw. »nein« zu beantworten sind) weiterhelfen.

Das Gespräch schließt mit der Frage danach, was in der Sprachtherapie erreicht bzw. verbessert werden soll. ▶ Kapitel 8.2 (»Was soll in einer Aphasie-Therapie erreicht werden?«) verweist auf die Bedeutung derjenigen Ziele, die für den Betroffenen relevant sind.

❶ Beachte
Je genauer die **Ziele des Patienten** erfasst werden, desto leichter fällt die anschließende Therapieplanung.

Fremdanamnese. Wird ein Patient von seinen Angehörigen begleitet, ist es sinnvoll, zusätzlich eine Fremdanamnese durchzuführen. Mit ihrer Hilfe lassen sich Störungen erfragen, die Angehörigen aufgefallen sind. Gleichzeitig gibt die Fremdanamnese Aufschluss über die Erwartungen, die Angehörige mit einer Aphasietherapie verbinden. Bei einem stationären Aufenthalt können insbesondere Pflegedienstmitarbeiterinnen Auskunft über sprachliche Probleme im Alltag geben.

Die Themen einer Anamneseerhebung sind in ▢ **Übersicht 6.1** zusammengefasst.

Wenn ein Patient in der Anamnese über sprachliche Schwierigkeiten berichtet, die sich vom Untersucher nicht objektivieren lassen, dann dienen die Ergebnisse des Token Tests oder des AAT-Screenings (▶ Kapitel 6.5.4, »AAT-Screening«) als Entscheidungskriterium für oder gegen das Vorliegen einer Aphasie. Gleichzeitig zeigen sie den Schweregrad einer Aphasie an.

6

⊡ Übersicht 6.1.
Themen für die Anamnese

1. Ärztliche Diagnose(n)
2. CT-/MRI-Befund
3. Krankheitsverlauf und bisherige Therapien
4. Soziale Situation:
   - Familie
   - Berufsausbildung und -erfahrung
   - Hobby(s), Freizeitgestaltung
5. Motorik/Neuropsychologie:
   - Funktion von Arm/Hand und Bein
   - Sehvermögen
   - Aufmerksamkeit/Konzentration/ Gedächtnis/Orientierung
6. Probleme aus Sicht des Patienten:
   - Sprachproduktion
   - Sprachverständnis
   - Lesen/Schreiben/Rechnen
   - Mund- und Gesichtsbereich
   - Schlucken
7. Ziele des Patienten
8. Probleme und Ziele aus Sicht der Angehörigen
9. Sonstiges:
   - Hörstörung/Hörgeräte
   - (Lese-)Brille
   - Zahnprothese
   - Muttersprache

Fazit
- Im **Anamnesegepräch** werden die Vorgeschichte der Erkrankung, subjektive Angaben über sprachliche Schwierigkeiten sowie Zielvorstellungen für die Aphasietherapie erhoben.
▼

- Liegen ausgeprägte aphasische Störungen vor, kann im Anamnesegespräch auf alternativ gestellte Fragen zurückgegriffen werden. **Fremdanamnestische Angaben** ergänzen Informationen, die nicht erfragt werden können.
- Berichtet ein Patient von sprachlichen Schwierigkeiten, die sich im Anamnesegespräch nicht objektivieren lassen, werden der **Token Test** oder das **AAT-Screening** als Auslesetests durchgeführt.

6.2.2 Token Test

Der Token Test wurde ursprünglich von den beiden italienischen Ärzten de Renzi und Vignolo (1962) mit der Absicht entwickelt, auch **minimal ausgeprägte Sprachverständnisstörungen** zu erfassen. Er ist rund 20 Jahre später als **Untertest** in den AAT aufgenommen worden. Das Testmaterial besteht im Original aus 20 Plättchen (englisch: token), die in zwei Größen (groß und klein), zwei Formen (Rechteck und Kreis) sowie fünf Farben (weiß, rot, gelb, blau und grün) dargeboten werden.

Durchführung. Der Token Test wird in fünf Teilen mit je zehn Aufgaben durchgeführt. Dabei nimmt die Schwierigkeit der Aufgaben von Teil 1 bis Teil 5 kontinuierlich zu. Die Reihenfolge und der Wortlaut der einzelnen Aufgaben sind festgelegt und können dem Protokollheft des Aachener Aphasie Tests entnommen werden.

Zunächst ist in der **Instruktion** zu verdeutlichen, dass
- farbige Plättchen zu sehen sind, auf die nach Anweisung zu zeigen ist;
- erst die gesamte Anweisung abzuwarten ist, bevor reagiert wird.

Die Instruktionen werden anhand von **Übungsbeispielen**, die aus den fünf großen Rechtecken bestehen, demonstriert. Können die Übungsbeispiele auch nach dreimaliger Wiederholung nicht korrekt gezeigt werden, ist ein Abbruchkriterium erreicht: Der Token Test ist dann nicht durchführbar.

In **Teil 1**, in dem nur die großen Plättchen vor einem Patienten liegen, ist nach verbaler Anweisung jeweils eines der Plättchen zu zeigen.

Beispiel

»Zeigen Sie das grüne Viereck.«

In **Teil 2** werden alle 20 Plättchen vorgelegt, und es ist wiederum auf eines der Plättchen zu zeigen.

Beispiel

»Zeigen Sie den großen roten Kreis.«

In den Testteilen 3 und 4 sind jeweils zwei Plättchen zu zeigen, wobei in **Teil 3** nur die großen und in **Teil 4** alle Plättchen vorgelegt werden.

Beispiel

»Zeigen Sie den weißen Kreis und das rote Viereck.«

Teil 5, der nur die großen Plättchen umfasst, unterscheidet sich von den vorangegangenen dadurch, dass nicht mehr auf die Plättchen zu zeigen ist, sondern dass mit ihnen Handlungen durchzuführen sind.

Beispiel

»Legen Sie das weiße Viereck auf den grünen Kreis.«

❗ Vorsicht

Die Anweisungen für die einzelnen Aufgaben sind mit einer **natürlichen Betonung** zu geben. Die Farbadjektive oder die Nomen dürfen damit nicht besonders betont werden, um die Identifikation der Plättchen zu erleichtern.

Bei allen Aufgaben ist darauf zu achten, dass erst dann reagiert wird, wenn die gesamte An-

weisung gegeben wurde. Eine **Wiederholung** von Anweisungen ist grundsätzlich zulässig. Dabei ist darauf zu achten, dass die Aufgabenstellung vollständig wiederholt wird. Pro Testteil sollten möglichst nicht mehr als zwei Wiederholungen gegeben werden. Der Test ist **abzubrechen**, wenn in einem Testteil alle zehn Aufgaben falsch gelöst wurden.

Während der Testdurchführung erfolgt keine Rückmeldung über richtige oder falsche Reaktionen.

❗ Beachte

Der Token Test ist in einer Sitzung komplett und ohne zeitliche Begrenzung durchzuführen. Er dauert ca. 15–20 min.

Auswertung. In der Ursprungsversion des Token Tests wurden mehrere Fehlerpunkte für eine Aufgabe vergeben. Diese Auswertung vereinfachte sich in einer Überarbeitung (Boller u. Vignolo 1966) durch eine simple »richtig–falsch«-Beurteilung.

Eine Reaktion ist dann **falsch**, wenn auf ein falsches Plättchen gezeigt bzw. eine falsche Handlung ausgeführt wird. In den Testteilen, in denen auf zwei Plättchen zu zeigen ist, spielt die Reihenfolge, in der gezeigt wird, für die Beurteilung keine Rolle.

Treten in einem Testteil mehr als zwei **Wiederholungen** auf, werden die dritte und alle weiteren Wiederholungen unabhängig vom Ergebnis mit »falsch« bewertet. Die Spanne der Fehlersumme reicht von 50 Fehlern (d. h. alle Aufgaben sind falsch gelöst worden) bis 0 Fehler.

Korrigiert wird die Fehlersumme durch das **Alter des Patienten**: Ab dem 45. Lebensjahr wird in 5-Jahres-Intervallen bis zum 70. Lebensjahr und älter jeweils ein Fehler von der Fehlersumme subtrahiert. Führt die Subtraktion zu einem negativen Wert, wird die alterskorrigierte Fehlersumme mit 0 angenommen.

Können die Übungsbeispiele auch nach dreimaliger Wiederholung nicht korrekt gezeigt werden, wird der Token Test abgebrochen. Dies

◻ Tabelle 6.1. Mittlere Fehlersummen im Token Test bei unterschiedlichen Aphasiesyndromen. (Nach: Orgass 1976b)

	Amnestisch (n=52)	Broca (n=22)	Global (n=7)	Wernicke (n=19)
Mittlere Fehlersumme	17,96	19,18	29,29	33,79
Standardabweichung	11,53	14,34	9,28	10,38

6

führt zu einer Summe von 50 Fehlern, die durch das Alter eines Patienten zu korrigieren ist.

Auslesetest. In der Anwendung des Token Tests zeigte sich sehr schnell, dass die Fehlersummen von Personen mit Aphasie mit einem **beliebigen Syndrom** signifikant höher sind als die Summen von hirngeschädigten Patienten ohne Aphasie und von gesunden Personen. Der Token Test wurde daher kurz nach seiner Einführung nicht mehr als Sprachverständnis-, sondern als Auslesetest eingesetzt (Orgass u. Poeck 1966). In der Normierung der deutschen Version (Orgass 1976a, b) beträgt der **Cut-off-Wert des Token Tests vier alterskorrigierte Fehlerpunkte.** Dieser Wert besagt, dass bei Patienten, deren alterskorrigierte Ergebnisse im Token Test aus drei oder weniger Fehlern bestehen, keine Aphasie (mehr) vorliegt. Demgegenüber ist bei Patienten mit vier oder mehr alterskorrigierten Fehlern eine Aphasie zu diagnostizieren. Mit diesem Cut-off-Wert werden 90 % aller getesteter Personen korrekt klassifiziert, 10 % jedoch falsch.

Leistungstest. Der Token Test kann nicht nur als Auslese-, sondern auch als Leistungstest eingesetzt werden, da ein enger Zusammenhang zwischen der Fehlersumme und dem allgemeinen Schweregrad einer Aphasie besteht. Die mittlere Fehlersumme steigt von der Gruppe der Patienten mit einer amnestischen Aphasie bis zur Gruppe der Patienten mit einer Wernicke-Apha-

sie an (◻ **Tabelle 6.1**). Dabei ergeben sich signifikante Leistungsunterschiede zwischen den Patienten mit einer amnestischen und Broca-Aphasie einerseits und den Patienten mit einer globalen und Wernicke-Aphasie andererseits. Die Ergebnisse des Token Tests können daher zur Einschätzung des Schweregrads einer Aphasie herangezogen werden (◻ **Tabelle 6.2**).

ⓘ Tipp

Patienten mit einer Sprachstörung erleben den Token Test in der Regel als stressig und können im Extremfall sogar Aversionen gegen ihn entwickeln. Um ihre **Belastung gering zu halten,**

◻ Tabelle 6.2. Einschätzung des Schweregrads einer Aphasie aufgrund der Ergebnisse im Token Test. (Nach: Huber et al. 1983)

Alterskorrigierte Fehlersumme	Schweregrad der Aphasie
0–6	Keine/minimal
7–21	Leicht
22–40	Mittel
41–49	Schwer
50	Schwerst

6.3 Worin unterscheidet sich eine Aphasie von anderen Beeinträchtigungen?

77 **6**

muss der Token Test nicht in jedem Fall komplett durchgeführt werden:

- Wird er als **Auslesetest** eingesetzt, kann vor der Durchführung bestimmt werden, wie hoch die Fehlersumme eines Patienten sein muss, damit der alterskorrigierte Summenwert den kritischen Cut-off-Wert überschreitet. Sobald die Fehlersumme erreicht ist, kann der Token Test abgebrochen werden (Orgass 1976b).
- Bei der Verwendung als **Leistungstest** sind dagegen möglichst alle fünf Testteile durchzuführen. Der Test ist jedoch dann zu beenden, wenn in einem Testteil alle zehn Aufgaben falsch gelöst wurden (Huber et al. 1983).

Welche Leistung misst der Token Test? Es ist bis heute unklar, warum der Token Test so zuverlässig Personen mit einer Aphasie von Personen ohne Aphasie trennt. Zu den **spezifischen Schwierigkeiten** der Betroffenen mit dem Token Test führen möglicherweise

- die Abstraktheit der Aufgaben,
- fehlende kontextuelle Hilfen,
- sprachlich nicht-redundante Instruktionen,
- die erhöhten Anforderungen an das (sprachliche) Kurzzeitgedächtnis sowie
- die zunehmende Komplexität der Aufgaben.

In seiner **Normierungsstudie** kommt Orgass (1976b) zu dem Schluss, dass die Leistungen im Token Test durch einen **generellen Sprachfaktor** erklärt werden. Dieser besteht aus mehr als einer bloßen Prüfung des Sprachverständnisses. Aufgrund des generellen Sprachfaktors eignet sich der Token Test auch zur **Verlaufs- bzw. Therapiekontrolle**: Eine signifikante Änderung in der Fehlersumme deutet auf eine Verbesserung bzw. Verschlechterung einer Aphasie hin.

❶ Beachte

Es ist nicht möglich, mithilfe des Token Tests ein Aphasiesyndrom zu bestimmen. Dazu ist ein Testverfahren notwendig, das nicht nur den generellen Sprachfaktor, sondern auch

die spezifischen Charakteristika einer Aphasie erfasst.

Fazit

- Der Token Test trennt als **Auslesetest** zuverlässig aphasische Störungen von nicht aphasischen Störungen.
- Als **Leistungstest** gibt er Auskunft über den Schweregrad einer Aphasie.
- Er kann nicht zur Bestimmung eines Aphasiesyndroms verwendet werden.
- Die Ergebnisse des Token Tests führen statistisch gesehen bei 10 von 100 Patienten zu einer **Fehlentscheidung**. Das Resultat des Token Tests sollte daher anhand der klinischen Symptomatik kontrolliert werden. Im Zweifelsfall hat die klinische Beurteilung Vorrang vor den Testwerten.

6.3 Worin unterscheidet sich eine Aphasie von anderen kommunikativen Beeinträchtigungen?

Eine Aphasie ist abzugrenzen von einer Dysarthrophonie, Sprechapraxie und von nicht aphasisch bedingten Sprachstörungen. Die differenzierenden Symptome werden beschrieben, und es werden Hinweise auf die Differenzialdiagnose gegeben.

In der **Differenzialdiagnostik** geht es darum, eine Aphasie von einer

- Dysarthrie bzw. Dysarthrophonie,
- Sprechapraxie,
- nichtaphasischen Sprachstörung

zu trennen.

6.3.1 Dysarthrophonie

Symptomatik

Bei einer Dysarthrophonie werden Bewegungen der Atem-, Stimm- und Artikulationsorgane durch **sensomotorische Einschränkungen** ungenau ausgeführt. Im Gegensatz zu einer Aphasie

- ist in der Regel die **Stimmgebung** betroffen,
- kann eine **Hypernasalität** vorliegen,
- herrschen **Lautentstellungen** (Distorsionen) vor,
- häufen sich **Fehler am Wort- oder Äußerungsende** und in **Konsonantenverbindungen**,
- sind **lautliche Metathesen** oder **Additionen** nicht zu erwarten,
- geht eine **Sprechanstrengung** oft mit einem reduzierten Sprechtempo sowie mit einem silbischen oder skandierenden bzw. monotonen Sprechen einher.

Lokalisation

Eine Dysarthrophonie kann durch **links- oder rechtshirnige Läsionen** verursacht werden. Es können die kortikalen Gesichtsareale, das extrapyramidale System sowie die Verbindungen zwischen dem Gesichtsareal und den entsprechenden Hirnnervenkernen im Hirnstamm betroffen sein. Im Gegensatz zu Aphasien kann eine Dysarthrophonie auch aufgrund einer **Kleinhirn- oder Hirnstammläsion** entstehen. Häufig treten Dysarthrophonien in Zusammenhang mit **degenerativen Erkrankungen** wie Morbus Parkinson, multipler Sklerose oder amyotropher Lateralsklerose auf. Dysarthrophonien sind häufig mit **Schluckstörungen** (Dysphagien) assoziiert.

Diagnose

Zur Diagnose einer Dysarthrophonie wird eine **neurophonetische Untersuchung** durchgeführt (Ziegler et al. 1998). Dabei werden die **Parameter** überprüft, die in Zusammenhang mit den Funktionskreisen **Atmung**, **Stimmgebung/Prosodie** und **Artikulation** stehen:

- Atemmuster, Atemfrequenz, Luftabgabedauer/Tonhaltedauer, Vitalkapazität;
- Stimmqualität, Stimmstabilität, Stimmeinsatz, Sprechlautstärke, Lautstärke- und Tonhöhenmodulation;
- Wort- und Satzakzent, Intonation, Sprechrhythmus, Sprechtempo;
- Silbendiadochokinese, Artikulation unterschiedlich komplexer Silbenstrukturen auf Wort-, Satz- und Textebene;
- Motorik und Sensibilität im orofazialen Bereich: Kiefer, Lippen, Wange, Zunge, Gaumensegel, Kehlkopf.

6.3.2 Sprechapraxie

Symptomatik

Bei einer Sprechapraxie ist die Programmierung von Sprechbewegungen gestört. Kennzeichen sind **phonologische Fehler** in Form von

- Umstellungen,
- Auslassungen,
- Hinzufügungen oder
- Vertauschungen

von Lauten. Im Unterschied zu phonematischen Paraphasien im Rahmen einer Aphasie sind sprechapraktische Lautfehler meist durch geringfügige **Veränderungen der artikulatorischen Parameter** gekennzeichnet.

- Häufig stimmen Artikulationsort oder Artikulationsmodus von Konsonanten mit einem Ziellaut überein.
- Lautliche Fehler entstehen vorrangig an Wortanfängen oder in Konsonantenverbindungen.
- Die Störung in der räumlichen und zeitlichen Programmierung geht mit Suchbewegungen der Artikulationsorgane einher und kann sich neben phonologischen Fehlern auch in Lautentstellungen (Distorsionen) äußern.
- Bei manchen Patienten kommt es zu Laut-, Silben- oder Wortwiederholungen (Iterationen).

Suchbewegungen, **Distorsionen** oder **Iterationen** sind bei einer aphasischen Störung ebenso wenig zu erwarten wie die **Sprechanstrengung**, die sich durch silbisches oder skandierendes Sprechen mit ausgeprägtem Selbstkorrekturverhalten zeigt.

Lokalisation

Eine Sprechapraxie ist unabhängig von der Händigkeit Folge einer **linksseitigen Läsion im Versorgungsgebiet der A. cerebri media**. Dabei sind die dem Broca-Zentrum benachbarten Hirngebiete betroffen, vor allem der prämotorische Kortex, die angrenzenden Regionen des frontalen Operculums, die Inselrinde sowie das darunter liegende Marklager. Sprechapraxien gehen eher mit aphasischen als mit dysarthrischen Beeinträchtigungen einher. Erwartungsgemäß können vor allem Patienten mit einer **Broca-Aphasie** zusätzlich eine Sprechapraxie aufweisen.

Diagnose

Eine genaue Untersuchung von sprechapraktischen Störungen umfasst
- die Artikulation unterschiedlich komplexer Silbenstrukturen auf Wort-, Satz- und ggf. Textebene. Bei schweren Störungen sollte zumindest die willkürliche Produktion von Lauten geprüft werden;
- die Ausführung orofazialer Bewegungen zur Diagnose einer begleitenden buccofazialen Apraxie.

❗ Beachte

Aufgrund der charakteristischen Fehlerkonfigurationen stellen Dysarthrophonien und Sprechapraxien **eigenständige Syndrome** dar, die sich in der Diagnose und Therapie deutlich von einer Aphasiebehandlung unterscheiden.

ℹ Tipp

Liegt **zusätzlich zu einer Aphasie** auch eine Dysarthrophonie oder eine Sprechapraxie vor, werden diejenigen Störungsbereiche vorran-

gig behandelt, deren Verbesserungen mit der **größten funktionellen Relevanz** einhergehen.
- Bei ausgeprägten Sprachverständnis- oder Wortfindungsstörungen wird die Arbeit an der Laut- oder Stimmbildung zurückgestellt.
- Ein **Artikulationstraining** steht dann im Vordergrund der Therapie, wenn die Aktivierung des semantischen und phonologischen Lexikons für Unterhaltungen ausreicht. Da viele Patienten bevorzugt am »Sprechen« arbeiten wollen, können bei kombinierten aphasischen und dysarthrischen bzw. sprechpraktischen Beeinträchtigungen Übungen aus der Sprechapraxie- oder Dysarthrophonie-Therapie begleitend in die Aphasietherapie einbezogen werden.

Fazit

- Sprechapraxien und Dysarthrophonien stellen **eigenständige Syndrome** dar.
- Sprechpraktische oder dysarthrische Symptome zeigen sich als **phonologische** oder **phonetische Fehler beim Sprechen**, wobei es im Rahmen einer Sprechapraxie eher zu phonologischen und im Kontext einer Dysarthrophonie eher zu phonetischen Fehlern kommt.
- Eine **Sprechapraxie** grenzt sich von einer Aphasie vor allem durch ein ausgeprägtes Selbstkorrekturverhalten, Suchbewegungen, Distorsionen, Iterationen sowie eine Sprechanstrengung ab.
- Eine **Dysarthrophonie** unterscheidet sich von einer Aphasie insbesondere durch Störungen der Atmung, Phonation und Artikulation. Im Gegensatz zur Aphasie treten überwiegend Distorsionen auf, die sich in Konsonantenverbindungen sowie an Wort- oder Äußerungsenden häufen.
- Bislang existieren im deutschen Sprachraum **keine normierten Testverfahren** für die Diagnose einer Sprech-apraxie oder Dysarthrophonie.

6.3.3 Nichtaphasische Sprachstörung

Lokalisation

Nicht aphasisch bedingte Sprachstörungen können vor allem als Folge einer **rechtshemisphärischen Läsion** auftreten.

Symptomatik

Im Gegensatz zu einer linkshemisphärischen Läsion führen **rechtshemisphärische Läsionen** nicht zu einer systematischen Beeinträchtigung des phonologischen, semantischen oder syntaktischen Wissens, sondern zu **Auffälligkeiten in der Produktion und im Verständnis von Gesprächen** (Diskursen) **und Texten** (Grötzbach u. Schöler 1999; Myers 1997; Weniger 1997).

Die Auffälligkeiten lassen sich hauptsächlich als **pragmatische Sprachstörungen** beschreiben. Dazu gehören Beeinträchtigungen

- in der Verarbeitung eines Themas (Makrostruktur),
- im Erkennen von Mehrdeutigkeiten,
- im Beachten von kommunikativen Regeln und
- im Umgang mit prosodischen Merkmalen (**◘ Tabelle 6.3**).

Diese Beeinträchtigungen haben häufig erhebliche **Auswirkungen**: Können z. B. keine Inferenzen (schlussfolgerndes Denken) mehr gebildet werden, ist ein Verständnis von gesprochenen oder geschriebenen Texten nur noch eingeschränkt möglich. Das **schlussfolgernde Denken** ist vor allem bei Patienten beeinträchtigt, bei denen es infolge eines Schädel-Hirn-Traumas zu einer **Störung der Exekutivfunktionen** kommt (Matthes-von Cramon 1999). Diese Störung stellt einen der bedeutsamsten negativen Prädiktoren für die berufliche Wiedereingliederung dar (Frommelt u. Kühne 1999).

Diagnose

Bislang existieren zur Diagnose von pragmatischen Sprachstörungen nur **orientierende Untersuchungsverfahren** (Screening-Verfahren; EKN 2000). Hinweise auf pragmatisch bedingte Beeinträchtigungen ergeben sich durch die Ätiologie (rechts- vs. linkshemisphärische Läsion) sowie durch die Anamnese. Zur Diagnose können folgende **Aufgaben** herangezogen werden:

- Bildbeschreibungen, wobei sich insbesondere Bilder eignen, die Handlungen darstellen (z. B. das »cookie theft picture« in Friederici 1984);
- Produktion und Verständnis von biografischen, narrativen und prozeduralen Texten (z. B. Gebrauchsanleitungen);
- Verständnis von Redewendungen und Metaphern;
- Verständnis von mehrdeutigen Wörtern und Sätzen.

> **Fazit**
> - Nichtaphasische Sprachstörungen grenzen sich von einer Aphasie dadurch ab, dass **keine systematische Störungen der phonologischen, semantischen und syntaktischen Fähigkeiten** auftreten.
> - Bei einer nicht aphasisch bedingten Störung kommt es vielmehr zu **pragmatischen Auffälligkeiten** in der Produktion und im Verständnis von Gesprächen und Texten.

6.4 Aachener Aphasie Test – Grundlagen und Durchführung

> Der Aachener Aphasie Test wird deutschlandweit zur Diagnose von Aphasien eingesetzt. Der Test besteht aus mehreren Untertests, deren Aufbau und Durchführung im Folgenden beschrieben wird.

◨ Tabelle 6.3. Pragmatisch bedingte Störungen der Sprache. (Nach: Grötzbach u. Schöler 1999)

Pragmatischer Teilbereich	Beispiel für eine Störung
Bildung von Inferenzen	Aus dem Satz »Ober, zahlen bitte« wird nicht darauf geschlossen, dass es sich um eine Situation in einem Lokal handelt.
Auswahl und Integration relevanter Informationen	Statt wichtiger Informationen werden nebensächliche Details aufgegriffen.
Formulierung und Verständnis von Kernaussagen	Aufzählung von Informationen, ohne dass ein Thema entwickelt worden ist.
Gebrauch und Verständnis von Metaphern und Redewendungen	Der Satz »Der hat ja nicht mehr alle Tassen im Schrank« wird wörtlich, nicht jedoch bildlich verstanden.
Erfassen von Sarkasmus, Humor, Ironie, indirekt formulierten Bitten	Der ironisch gemeinte Satz »Das hast du ja fein hingekriegt« wird als Lob verstanden.
Verarbeitung neuer Informationen	Neue Informationen führen nicht zu einer flexiblen Auseinandersetzung mit bereits bekannten Informationen.
Einschätzung des gemeinsamen Wissens von Sprecher und Hörer (Präsuppositionen)	Der Satz »Dem Klaus hat es gut gefallen« wird geäußert, ohne dass bekannt ist, wer Klaus ist und was ihm gefallen hat.
Verständnis kommunikativer Intentionen	Die Aufforderung einer Sprachtherapeutin zur Bildbeschreibung wird missverstanden, indem die grafische Umsetzung des Bildes diskutiert wird.
Produktion und Verständnis von Prosodie und Intonation	Ein gleichförmiger Wort- und Satzakzent vermittelt den Eindruck eines unbeteiligten bzw. gelangweilten Sprechers.
Erfassen von Emotionen	Zwei sich böse anblickende Menschen mit geballten Fäusten werden nicht als Streitende erkannt.
Aufnahme und Halten von Blickkontakt	Zum Gesprächspartner wird kein oder ein zu kurzer Blickkontakt aufgenommen.

6.4.1 Grundlagen

Ziele. Mit dem Aachener Aphasie Test (AAT; Huber et al. 1983) lassen sich folgende diagnostische Ziele erreichen:

- Unterscheidung zwischen Patienten mit Aphasie und Patienten ohne Aphasie;
- Diagnose eines Aphasiesyndroms;
- Diagnose aphasischer Störungen in den Modalitäten Spontansprache, Nachsprechen, Schriftsprache, Benennen und Sprachverständnis;
- Bestimmung des Schweregrades der Störungen in den einzelnen Bereichen;
- Beurteilung der Spontansprache auf den Ebenen Kommunikationsverhalten, Artikulation und Prosodie, automatisierte Sprache, Semantik, Phonematik und Syntax;
- durch die Aufnahme des Token Tests (► **Kapitel 6.2.2** »Token Test«) kann auch der allgemeine Schweregrad einer Aphasie bestimmt werden.

❗ Vorsicht

Dem Sinn eines Diagnoseinstruments widerspricht es, wenn einzelne Aufgaben des AATs als Therapiematerial verwendet werden.

Indikation. Der AAT ist geeignet, wenn bei einem Patienten infolge eines Schlaganfalls oder eines Schädel-Hirn-Traumas der Verdacht auf eine Aphasie besteht. Da für andere Ätiologien keine Normierung vorliegt, eignet sich der AAT nur bedingt für Patienten, deren Sprachstörung z. B. auf einem hirnchirurgischen Eingriff oder auf einer degenerativen neurologischen Erkrankung (z. B. Morbus Alzheimer) beruht.

Die **Durchführung** des AATs wird erst **nach Ende der Akutphase**, d. h. nach Ablauf von vier bis sechs Wochen nach Krankheitsbeginn empfohlen. Der Grund dafür ist, dass mit dem Ende der Akutphase die aphasischen Symptome stabil genug ausgeprägt sind, um eine Syndrombestimmung vornehmen zu können. Als **Testverfahren für die Akutphase** steht der **Aachener Aphasie Bedside Test** (AABT) zur Verfügung (Biniek 1997).

Gütekriterien. Der AAT erfüllt die üblichen psychometrischen Gütekriterien. Zu ihnen gehören:
- **Objektivität:** Das Ergebnis des AATs ist unabhängig vom Anwender, d. h., mehrere Anwender kommen bei der Durchführung des AATs unabhängig voneinander zum gleichen Ergebnis.
- **Reliabilität:** Das Ergebnis wird mit großer Zuverlässigkeit gemessen, d. h., bei der Durchführung des AATs zu zwei unterschiedlichen Messzeitpunkten weichen die Ergebnisse nur geringfügig voneinander ab.
- **Validität:** Der AAT ist in einem hohen Maß »gültig«, d. h., es werden tatsächlich die aphasisch bedingten Sprachstörungen und nichts anderes gemessen.
- **Normierung:** Die im AAT erzielten Testleistungen werden auf Normwerte bezogen,

die durch eine Eichstichprobe von 365 Patienten gewonnen worden sind.
- **Standardisierung:** Es existiert nicht nur eine Durchführungsvorschrift (Instruktion) für die einzelnen Untertests des AATs, sondern auch für die Reihenfolge, in der die Untertests durchzuführen sind, sowie für die Auswertung der sprachlichen Leistungen.

Über den Testaufbau informiert ▫ **Tabelle 6.4**.

Fazit
- Der AAT ist zur Diagnose von Aphasien geeignet, die durch einen **Schlaganfall** oder ein **Schädel-Hirn-Trauma** verursacht worden sind.
- Neben einer **Beurteilung der Spontansprache** umfasst der AAT den **Token Test** sowie Aufgaben zum **Nachsprechen**, zur **Schriftsprache**, zum **Benennen** und zum **Sprachverständnis**.
- Der AAT erfüllt die üblichen **psychometrischen Gütekriterien**.

6.4.2 Durchführung

Dauer. Der AAT ist komplett und nach Möglichkeit **in einer Sitzung durchzuführen**. Der Zeitbedarf für die Durchführung (ohne Auswertung) beträgt in der Regel eine Stunde.

Wenn die Testung auf zwei Sitzungen verteilt werden muss, ist darauf zu achten, dass die erste Sitzung nicht mitten in einem Untertest beendet wird.

Reihenfolge. Um zwischen Testteilen, die als schwer, und Testteilen, die als weniger schwer empfunden werden, abzuwechseln, ist der AAT in folgender Reihenfolge durchzuführen:
- Spontansprache,
- Token Test,
- Nachsprechen,

Tabelle 6.4.	Testaufbau des AATs	
Untertest	**Aufgabengruppe (mit je 10 Items)**	**Protokoll durch**
Spontansprache		Aufnahme
Token Test	5 Testteile mit je 10 Aufgaben	Protokollheft
Nachsprechen	Laute Einsilbige Wörter Lehn- und Fremdwörter Zusammengesetzte Wörter Sätze	Protokollheft/Aufnahme
Schriftsprache	Lautes Lesen Schreiben nach Diktat Zusammensetzen nach Diktat	Protokollheft/Aufnahme
Benennen	Objekte (einfache Nomen) Farben Objekte (zusammengesetzte Nomen) Beschreibungen von Situationen und Handlungen durch Sätze	Protokollheft/Aufnahme
Sprachverständnis	Auditives Verständnis für Wörter Auditives Verständnis für Sätze Lesesinnverständnis für Wörter Lesesinnverständnis für Sätze	Protokollheft

— Schriftsprache: lautes Lesen und Zusammensetzen nach Diktat,
— Benennen,
— Schriftsprache: Schreiben nach Diktat,
— Sprachverständnis.

ⓘ Tipp

Bei der Reihenfolge ist zu beachten, dass zwar das Schreiben nach Diktat **im Protokollheft** auf das Zusammensetzen nach Diktat folgt, **im Test** wird es jedoch erst nach dem Benennen durchgeführt.

Zur Durchführung des AATs werden die **Testmappe**, das **Protokollheft** und ein **Aufnahmegerät** benötigt (◘ Tabelle 6.4).

Verlaufsuntersuchung. Empfohlen wird, den AAT in folgenden **zeitlichen Abständen** durchzuführen (Huber et al. 1983):

1. Untersuchung: vier bis sechs Wochen nach Krankheitsbeginn,
2. Untersuchung: sechs Monate nach Krankheitsbeginn,
3. Untersuchung: zwölf Monate nach Krankheitsbeginn,
4. weitere Untersuchungen: im Abstand von jeweils 12 Monaten.

Die Spontansprachuntersuchung

Ziel der Spontansprachuntersuchung ist es, in einem ca. 10 min dauernden Gespräch **Äußerungen** zu erhalten, die **nach linguistischen Kriterien analysiert** werden können.

Zur Dokumentation des Gesprächs ist eine **Aufnahme der Äußerungen** erforderlich. Der Patient sollte über den Sinn der Aufnahme aufgeklärt und um seine Zustimmung gebeten werden.

Die Inhalte des Gesprächs sind durch ein **semistandardisiertes Interview** festgelegt. Dies be-

6

deutet, dass die Themen und die Reihenfolge, in der sie angesprochen werden, vorgegeben sind. Der Wortlaut der Interviewfragen kann jedoch variiert werden. Es ist außerdem möglich, weiterführende Fragen zu einem Thema zu stellen. Die Themen umfassen in folgender Reihenfolge

- den Krankheitsbeginn und -verlauf,
- die berufliche Situation,
- die familiäre Situation sowie
- die Hobbys und Freizeitgewohnheiten.

Um möglichst lange Äußerungen des Patienten zu erhalten, sollte die Mehrzahl der Interviewfragen offen sein. (Offene Fragen verlangen im Gegensatz zu geschlossenen Fragen Antworten, die über ein »ja« oder »nein« hinausgehen.) Beispiele für offene Fragen sind in ◘ Tabelle 6.5 zu finden.

ℹ️ Tipp

Es ist ratsam, sich vor Interviewbeginn eine **Liste mit offenen Fragen** zusammenzustellen, um im Gespräch darauf zurückgreifen zu können.

Zulässige Hilfen. Während des Gesprächs sollte sich die Untersucherin sprachlich zurückhalten, da nicht ihre sprachlichen Fähigkeiten, sondern die des Patienten beurteilt werden. Das Interes-

se an dem Gespräch wird mimisch, gestisch und durch gelegentliche sprachliche Interjektionen, wie z. B. »ja genau« oder »tatsächlich?«, signalisiert. Kommt es aufgrund von aphasischen Störungen zu einer Unterbrechung des Gesprächs, muss nicht sofort helfend eingegriffen werden. Möglicherweise kann der Patient seine Schwierigkeiten selbstständig lösen. Diese Information ginge verloren, würde dem Patienten keine Gelegenheit zur Fehlerkorrektur gegeben werden. Hilfestellungen sind jedoch dann zu geben, wenn das Gespräch zu scheitern droht.

Die übrigen AAT-Untertests

Der Token Test wird, wie in ▶ Kapitel 6.2.2, »Token Test« beschrieben, durchgeführt. Über die Durchführung der Untertests informiert ◘ Tabelle 6.6.

Zulässige Hilfen. Beim Token Test, Nachsprechen, Schreiben nach Diktat, Benennen von Situationen und Handlungen sowie beim Sprachverständnis werden die Instruktionen anhand von **Übungsbeispielen erläutert.**

Auf Wunsch eines Patienten darf jedes Item eines Untertests **wiederholt** werden. Wiederholungen sind im Protokollheft zu kennzeichnen,

◘ Tabelle 6.5.	Beispiele für offene Fragen in der Untersuchung der Spontansprache
Thema	**Offene Fragen**
Krankheitsbeginn und -verlauf	Wie hat das angefangen mit Ihrer Erkrankung? Was ist im Krankenhaus passiert? Wie ging's dann weiter im Krankenhaus, in der Reha-Klinik, zu Hause? Wie ist Ihre Sprache zu Anfang gewesen? Was haben Sie jetzt noch für Schwierigkeiten?
Beruf und Familie	Was haben Sie für einen Beruf gelernt? Was haben Sie zuletzt gearbeitet? Was gehörte alles zu Ihren Aufgaben? Erzählen Sie mir bitte von Ihrer Familie. Was machen Ihre Angehörigen? Wo sind Sie aufgewachsen? Wie sieht ein typischer Tag bei Ihnen aus?
Hobbys und Freizeit	Was machen Sie am liebsten in Ihrer Freizeit? Wie haben Sie Ihren letzten Urlaub verbracht?

Tabelle 6.6. Durchführung der AAT-Untertests

Untertest/ Aufgabengruppe	Inhalt	Beachte	Abbruch
Token Test	Die vorgegebenen Sätze sind laut vorzulesen.	Die Stimuli sind mit neutraler Betonung und normaler Sprechgeschwindigkeit vorzusprechen. Es darf erst dann reagiert werden, wenn die gesamte Anweisung gegeben wurde. Pro Testteil können zwei Wiederholungen ohne Punktabzug gegeben werden.	Können die Übungsbeispiele auch nach dreimaliger Wiederholung nicht korrekt gezeigt werden, wird der Token Test abgebrochen. Der Test ist abzubrechen, wenn in einem Testteil alle 10 Aufgaben falsch gelöst wurden.
Nachsprechen	Die jeweils vorgesprochenen Laute, Wörter und Sätze sind nachzusprechen.	Die Instruktion kann anhand des Lautes »au« sowie des Eigennamens geübt werden. Die Laute werden lautierend, nicht alphabetisierend vorgesprochen. Die Stimuli sind deutlich mit normaler Sprechgeschwindigkeit vorzusprechen.	Werden bei den ersten fünf Items einer Aufgabengruppe nur Automatismen oder Nullreaktionen produziert, wird zu nächsten Aufgabengruppe übergegangen.
Lautes Lesen	Die vorgegebenen Wörter und Sätze sind laut vorzulesen.	Der Patient sollte durch selbstständiges Umblättern signalisieren, wann er mit einer Aufgabe fertig ist.	Werden bei den ersten fünf Items nur Automatismen, Nullreaktionen oder Perseverationen gebildet, ist diese Aufgabengruppe abzubrechen.
Zusammensetzen nach Diktat	Aus den vorgegebenen Buchstaben und Wörtern bzw. Wortteilen sind Wörter bzw. Sätze zusammenzusetzen.	Die Instruktion wird anhand des Beispiels »alt« verdeutlicht. Vor jedem neuen Item sind die Plättchen auf die Vorlage zurückzulegen. Legt ein Patient selbstständig die Plättchen zurück, signalisiert er damit eindeutig, wann er mit einer Aufgabe fertig ist. Zur Lösung steht pro Item 1 min Zeit zur Verfügung. Die Stimuli sind deutlich mit normaler Sprechgeschwindigkeit und natürlicher Betonung vorzusprechen.	Kann zu Beginn die Hälfte der Buchstaben der Vorlage nicht zugeordnet werden, ist die Aufgabengruppe abzubrechen. Kann das Beispiel »alt« selbst nach dreimaligem Üben nicht korrekt gelegt werden, ist die Aufgabengruppe nicht durchzuführen. Erfolgt innerhalb einer halben Minute keine Reaktion, wird zum nächsten Item übergegangen.
Benennen von Objekten und Farben	Die abgebildeten Gegenstände und Farben sind zu benennen.		Erfolgt innerhalb einer halben Minute keine Reaktion, wird zum nächsten Item übergegangen. Auch bei wiederholtem Versagen werden alle Items durchgeführt.

6

□ **Tabelle 6.6.** (Fortsetzung)

Untertest/ Aufgabengruppe	Inhalt	Beachte	Abbruch
Benennen von Situationen und Handlungen	Das jeweilige Bild ist mit einem ganzen Satz zu beschreiben.	Die Instruktion wird anhand des ersten Bildes verdeutlicht, ggf. macht die Untersucherin einen Satzvorschlag.	Erfolgt innerhalb einer halben Minute keine Reaktion, wird zum nächsten Item übergegangen. Auch bei wiederholtem Versagen werden alle Items durchgeführt.
Schreiben nach Diktat	Die diktierten Wörter und Sätze sind aufzuschreiben.	Die Instruktion kann am Schreiben des Eigennamens verdeutlicht werden. Für ein Item steht 1 min Zeit zur Verfügung. Die Stimuli sind deutlich mit normaler Sprechgeschwindigkeit und natürlicher Betonung vorzusprechen. Wiederholungen vor Schreibbeginn sind ohne Punktabzug zulässig.	Werden bei den ersten fünf Items nur Automatismen, Nullreaktionen oder Perseverationen gebildet, ist die Aufgabengruppe abzubrechen. Erfolgt innerhalb einer halben Minute keine Reaktion, wird zum nächsten Item übergegangen.
Auditives Sprachverständnis	Es ist auf dasjenige Bild zu zeigen, das zum vorgesprochenen Wort bzw. Satz passt.	Die Instruktion wird anhand der ersten beiden Bilder vor jeder Aufgabengruppe verdeutlicht. Die Stimuli sind deutlich mit normaler Sprechgeschwindigkeit und natürlicher Betonung vorzusprechen.	Erfolgt bei den ersten fünf Items keine Reaktion, wird die Aufgabengruppe abgebrochen.
Lesesinnverständnis	Es ist auf dasjenige Bild zu zeigen, das zum gelesenen Wort bzw. Satz passt. Die Wörter und Sätze können laut oder leise gelesen werden.	Die Instruktion wird anhand der ersten beiden Bilder vor jeder Aufgabengruppe verdeutlicht. Die Wörter bzw. Sätze bleiben nach Aufdecken der Bilder verdeckt.	Erfolgt bei den ersten fünf Items keine Reaktion, wird die Aufgabengruppe abgebrochen.

da sie in die Auswertung einfließen. Wird aufgrund äußerer Umstände, wie z. B. wegen plötzlichen Lärms oder einer kurzzeitigen Unterbrechung, ein Item wiederholt, so wird dies in der Auswertung nicht berücksichtigt.

❗ Beachte

Wiederholungen führen in der Testauswertung zu einem **Punktabzug**. Sie sollten daher nicht schon in der Instruktion angeboten werden, um zu vermeiden, dass ein Patient aus »Sicherheitsdenken« regelmäßig nach ihnen verlangt. Im Untertest Schreiben nach Diktat können die diktierten Wörter vor dem Schreiben wiederholt werden, ohne dass sich dies auf die Auswertung auswirkt. In die Auswertung gehen jedoch die Wiederholungen ein, die während des Schreibens gegeben werden.

ℹ Tipp

Während der Durchführung erfolgt **keine Rückmeldung über erzielte Leistungen**. Möchte ein Patient während der Testung Informationen über seine Ergebnisse erhalten, empfiehlt es sich, ihn auf das Ende der Testung zu verweisen.

❗ Vorsicht

Es ist im AAT nicht zulässig, außer an den dafür vorgesehenen Stellen Hilfen anzubieten oder zu leisten.

Fazit

- Der AAT sollte **frühestens vier bis sechs Wochen nach Krankheitsbeginn** durchgeführt werden.
- Die Spontansprache wird in Form eines **semistandardisierten Interviews** durchgeführt, wobei die Untersucherin möglichst offene Fragen formulieren sollte.

▼

- Die Durchführung der **AAT-Untertests** ist **standardisiert**. Damit sind die Instruktionen für die einzelnen Aufgabengruppen sowie zulässige Hilfen und Abbruchkriterien vorgegeben.

6.5 Auswertung des Aachener Aphasie Tests

Die Auswertung des AATs umfasst zunächst eine Beurteilung der Spontansprache, dann eine Auswertung der Untertests und schließlich eine Syndrombestimmung. Während für die Bestimmung der aphasischen Sonderformen die Leistungen im Nachsprechen entscheidend sind, basiert die Diagnose der Aphasie-Standardformen vor allem auf der Beurteilung der Spontansprache.

Dauer. Die Auswertung des AATs dauert – bei erfahrenen Therapeutinnen – zwischen 30 und 60 min. Den größten Teil der Zeit beansprucht die Übertragung der aufgenommenen Reaktionen in das Protokollheft.

6.5.1 Auswertung der Spontansprache

Für eine Auswertung der Spontansprache ist die Aufnahme in der Länge einer DIN-A4-Seite ins Protokollheft zu transkribieren, wobei in der Regel eine orthografische Transkription ausreicht. Die Spontansprache wird auf den sechs **Beschreibungsebenen**

- Kommunikationsverhalten,
- Artikulation und Prosodie,
- automatisierte Sprache,
- semantische Struktur,
- phonematische Struktur und
- syntaktische Struktur

beurteilt. Für jede Ebene steht eine **sechsstufige Ratingskala** (Beurteilungsskala) zur Verfügung, bei der eine schwerst ausgeprägte Störung den Wert 0 und keine Störung den Wert 5 annimmt (◘ Tabelle 6.7). Die sprachlichen Symptome, die auf den verschiedenen Ebenen zu beurteilen sind, können ebenfalls der ◘ Tabelle 6.7 entnommen werden.

Auf der Ebene des **Kommunikationsverhaltens** werden die kommunikativen Fähigkeiten eines Patienten eingeschätzt. Im Vordergrund steht dabei die Frage, wie viel Hilfe benötigt wird, um Gedanken sprachlich ausdrücken zu können. Je mehr ein Patient von der Hilfe eines Gesprächspartners abhängig ist, desto niedriger fällt der Punktwert aus.

Die Ebene **Artikulation** und **Prosodie** umfasst eine Beurteilung der Verständlichkeit des Gesagten. Kommt es aufgrund einer Dysarthrie zu einer Störung der Sprachverständlichkeit, dann bedeutet

- Punktwert 1: Auch bei sehr genauem Hinhören ist das Gesagte nicht zu verstehen;
- Punktwert 2: Bei genauem Hinhören ist das Gesagte teilweise zu verstehen;
- Punktwert 3: Es liegen dysarthrische Auffälligkeiten vor, das Gesagte ist jedoch verständlich;
- Punktwert 4: Nur bei sehr genauem Hinhören sind dysarthrische Symptome feststellbar.

❶ Beachte

Da bei der Entwicklung des AATs sprechapraktisch bedingte Fehler noch nicht berücksichtigt wurden, fehlen diese in der Liste der sprachlichen Symptome. Eine **Sprechapraxie** ist jedoch hinsichtlich ihres Schweregrads analog zu den Punktwerten für die Dysarthrie auf der Ebene der Artikulation und Prosodie zu beurteilen.

Auf den Ebenen **automatisierte Sprache, semantische, phonematische und syntaktische Struktur** ist bei einer Reihe von sprachlichen Symptomen die Häufigkeit ihres Auftretens (»sehr viele«,

»viele«, »einige«) zu ermitteln (◘ Tabelle 6.8). Die Häufigkeit wird in Relation zur Gesamtzahl der produzierten Inhaltswörter oder Phrasen gesetzt.

❶ Beachte

Dialektal oder umgangssprachlich bedingte Abweichungen bei der Realisierung von Wortformen (z. B. »nix« statt »nichts«, »ick« statt »ich« oder »ham'wa« statt »haben wir«) werden nicht als phonematische Paraphasien bewertet. Auch bedeutungslose Äußerungen, wie z. B. »gell«, »mei« oder »ne«, gehen nicht als sprachliche Stereotypien in die Auswertung ein.

Inhalts- und Funktionswörter. Um die Anzahl der Inhaltswörter feststellen zu können, müssen diese von den Funktionswörtern unterschieden werden. Dazu hilft ◘ Tabelle 6.9, in der Beispiele für Inhalts- und Funktionswörter aufgeführt sind.

Bei der Differenzierung zwischen den beiden Wortklassen bereitet der Status der **Adverbien** ein Problem: Einerseits tragen Adverbien eine inhaltliche Bedeutung, wie z. B. »schnell«, andererseits werden sie zu den Funktionswörtern gezählt. Als sicherlich nicht ganz zufrieden stellender Ausweg aus diesem Dilemma wird dem Vorschlag von Bayer (1986) gefolgt, der diejenigen Adverbien als Inhaltswörter definiert, die auch als Adjektive auftreten können (z. B. »schnell« in »ein schnelles Auto«).

Ebenso wie die Adverbien bereitet auch die Klassifikation der **Präpositionen** ein Problem: Präpositionen können eine inhaltliche Bedeutung, wie z. B. »Er steht auf der Brücke«, aber auch eine grammatische Bedeutung tragen, wie z. B. »Er hofft auf den Frühling«. Da Präpositionen traditionell den Funktionswörtern zugerechnet werden, sind sie in der ◘ Tabelle 6.9 als solche erfasst worden.

Zur Klasse der Inhaltswörter gehören auch Wörter, die aufgrund aphasischer Störungen zwar **fehlerhaft gebildet**, aber dennoch **identifizierbar** sind, z. B. Paraphasien.

● Tabelle 6.7. Kriterien für die Bewertung der Spontansprache (aus: Huber et al. 1983, S. 26)

	0	1	2	3	4	5
1. KOMMUNIKATIONS-VERHALTEN	– keine verständliche Sprachäußerung UND – deutliche Beeinträchtigung im Sprachverständnis	– Kommunikation erfolgt nur durch unvollständige bzw. meist unverständliche Äußerungen UND – der Hörer muß den Sinn des Gesagten erschließen, erfragen und erraten	– eine Unterhaltung über vertraute Themen ist nur mit Hilfe des Gesprächspartners möglich UND – häufig gelingt es nicht, den jeweiligen Gedanken zu übermitteln	– der Patient kann sich über fast alle Alltagsprobleme mit nur geringer Unterstützung unterhalten UND – das Gespräch ist erschwert wegen deutlicher sprachlicher Beeinträchtigungen	– die Flüssigkeit der Sprachproduktion ist vermindert UND/ODER – es liegen einige sprachliche Beeinträchtigungen vor	– keine Störung der sprachlichen Kommunikation UND/ODER – minimale Schwierigkeiten beim Sprechen UND/ODER – der Patient berichtet von sprachlichen Schwierigkeiten, die der Gesprächspartner nicht bemerkt
2. ARTIKULATION UND PROSODIE	– keine Äußerung	– sehr starke Dysarthrie UND/ODER – sehr starke Dysprosodie	– starke Dysarthrie UND/ODER – starke Dysprosodie	– leichte Dysarthrie UND/ODER – leichte Dysprosodie UND/ODER – langsame Sprechgeschwindigkeit	– minimale Zeichen einer Dysarthrie UND/ODER – einer Dysprosodie UND/ODER – leicht verlangsamte Sprechgeschwindigkeit	– keine Störung der Artikulation UND – der Prosodie
3. AUTOMATISIERTE SPRACHE	– keine Äußerung ODER – nur recurring utterances ODER – nicht beurteilbar wegen sehr starker Dysarthrie	– nahezu nur Sprachautomatismen	– viele Sprachautomatismen UND/ODER – sehr viele sprachliche Stereotypien UND/ODER – sehr starke Echolalie	– viele sprachliche Stereotypien UND/ODER – starke Echolalie UND/ODER – einige Sprachautomatismen	– einige sprachliche Stereotypien UND/ODER – leichte Echolalie	– keine Sprachautomatismen UND – keine sprachlichen Stereotypien UND – keine Echolalie
4. SEMANTISCHE STRUKTUR	– keine Äußerung ODER – nicht beurteilbar wegen recurring utterances, Sprachautomatismen, sehr starker Dysarthrie, phonematischer Neologismen	– nahezu nur sinnlose flüssige bzw. nichtflüssige Aneinanderreihung von Wörtern, Redefloskeln und sprachlichen Stereotypien	– sehr viele semantische Paraphasien UND/ODER – semantische Neologismen UND/ODER – sehr viele inhaltsleere, oft kommunikativ nicht adäquate Redefloskeln	– viele semantische Paraphasien UND/ODER – viele inhaltsleere Redefloskeln UND/ODER – sehr starke Wortfindungsstörungen	– wenige semantische Paraphasien UND/ODER – starke Wortfindungsstörungen UND/ODER – einige inhaltsleere Redefloskeln	– keine Störungen in der Wortwahl UND – in der Kombination von Wörtern UND – in der Wortfindung
5. PHONEMATISCHE STRUKTUR	– keine Äußerung ODER – nicht beurteilbar wegen recurring utterances, Sprachautomatismen, sehr starker Dysarthrie	– nahezu nur sinnlose flüssige bzw. nichtflüssige Aneinanderreihung von phonematischen Paraphasien bzw. Neologismen	– sehr viele phonematische Paraphasien UND/ODER – phonematische Neologismen	– viele phonematische Paraphasien UND – kaum phonematische Neologismen	– einige phonematische Paraphasien UND/ODER – phonematische Unsicherheiten	– keine phonematischen Störungen
6. SYNTAKTISCHE STRUKTUR	– keine Äußerung ODER – nicht beurteilbar wegen recurring utterances, Sprachautomatismen, sehr starker Dysarthrie, phonematischer Neologismen	– meist Ein- und Zwei-Wort-Sätze UND – nahezu keine Flexionsformen bzw. Funktionswörter	– kurze, einfache Sätze mit häufigem Fehlen von Satzteilen UND – häufiges Fehlen von Flexionsformen bzw. Funktionswörtern	– lange, komplexe Sätze mit vielen Satzverschränkungen bzw. Verdopplungen von Satzteilen UND/ODER – mit sehr vielen Satzabbrüchen UND/ODER – mit vielen falschen Flexionsformen bzw. Funktionswörtern	– einige falsche Flexionsformen bzw. Funktionswörter UND/ODER – einige Satzverschränkungen UND/ODER – viele Satzabbrüche bzw. fragmentarische Sätze	– keine syntaktischen Störungen

□ Tabelle 6.8. Beurteilung der Häufigkeit von aphasischen Symptomen in der Spontansprache. (Aus: Huber et al. 1983, S. 27)

Symptom	Vorkommenshäufigkeit			Beobachtungseinheit
	sehr viele 1x pro	viele 1x pro	einige 1x pro	
— Automatismen — Semantische Paraphasien — Phonematische Paraphasien — Falsche Flexionsformen/ Funktionswörter	2–10	11–20	21–30	Inhaltswörter
— Stereotypien — Redefloskeln — Wortfindungsstörungen — Satzverschränkungen/ verdoppelungen — Satzabbrüche/Fehlen von Satzteilen	2–5	6–10	11–15	Phrasen

□ Tabelle 6.9. Beispiele für Inhalts- und Funktionswörter

	Wortart	Beispiel
Inhaltswörter	Nomen Vollverben Adjektive Adverbien (die aus Adjektiven ableitbar sind)	Mann; Kaffee; Tasse nehmen; aufstehen trockene; leises; bunter fertig; schnell; komisch; nicht
Funktionswörter	Artikel Pronomen Präpositionen Konjunktionen Modale Auxiliare Lokale Adverbien Temporale Adverbien Modale Adverbien Kausale Adverbien Numerale	die; eine ich; mein; mir auf; neben; hinter weil; denn; indem wollen; mögen; sollen haben; sein hier; dorthin; daheim abends; zunächst; immer vielleicht; gern; sehr daher; darum; trotzdem hundert; drei

Die □ Tabelle 6.8 stimmt mit der □ Tabelle 6.7 nicht überein. Die **Wortfindungsstörungen** werden in □ Tabelle 6.8 dreifach in »sehr viele«, »viele« und »einige« klassifiziert. In der Spontansprache finden sich unter der semantischen Struktur jedoch nur »sehr starke Wortfindungsstörungen« (Punktwert 3) und »starke Wortfindungsstörungen« (Punktwert 2). Ebenso wird das Auftreten von **Satzverschränkungen** in der □ Tabelle 6.8 dreifach gestuft, unter der Ebene der Syntax jedoch nur zweifach. Diese Inkongruenz lässt sich dadurch lösen, dass die Häufigkeiten »sehr viele« und »viele« dem niedrigeren Punktwert 3 und die Häufigkeit »einige« dem höheren Punktwert 4 zugeordnet werden.

Phrasen. Unter einer Phrase wird die **kleinste Redeeinheit einer Sprache** verstanden. Im Deutschen umfasst die Phrase mindestens ein Verb mit einem dazugehörigen Subjekt (z. B. »Jana lacht«). Eine Phrase kann sich z. B. durch ein Verb mit mehreren Ergänzungen (z. B. »Manuela schickt ihrer Freundin eine Karte«) oder durch eine Verwendung von Adverbien und Adjektiven (z. B. »Florian spielt gern mit seinem großen Bruder«) verlängern. Bei einer Kombination von Haupt- und Nebensätzen (z. B. »Christian fährt nach München, um das Deutsche Museum zu besuchen«) ergeben sich, abhängig von der Anzahl der Haupt- bzw. Nebensätze, mindestens zwei Phrasen.

Eine Bestimmung von Inhaltswörtern und Phrasen findet sich in ◨ **Tabelle 6.10**, in der die Spontansprache einer 53-jährigen Patientin wiedergegeben ist.

Beispiel

Exemplarische Auswertung. Aus der Analyse der Spontansprache ergeben sich 75 Inhaltswörter und 35 Phrasen. Im Verhältnis zu den 75 Inhaltswörtern treten sechs phonematische Paraphasien auf (»genammen«, »Kaffich«, »fesagt«, »eingelauft«, »tinken« und »stülen«). Der daraus entstehende Quotient (75:6 = 12,5) führt nach ◨ **Tabelle 6.8** zur Bestimmung von vielen phonematischen Paraphasien. Auf der Ebene der phonematischen Struktur erhält die Patientin damit den Punktwert 3. Auf der Ebene der automatisierten Sprache tritt dreimal die sprachliche Stereotypie »ich hab (...) gemerkt« auf. Bei 35 Phrasen zu drei Stereotypien ergibt sich 11,6. Dies führt nach ◨ **Tabelle 6.8** zur Vergabe des Punktwerts 4 (einige sprachliche Stereotypien). Analog zu den Beispielen für die phonematischen Paraphasien und die sprachlichen Stereotypien ist die Auftretenshäufigkeit der übrigen sprachlichen Symptome zu ermitteln.

❗ Beachte

Die Auswertung der Spontansprache bedarf einer besonderen Sorgfalt. Wie eine Analyse des AATs zeigt (Huber et al. 1997), trägt allein die Bewertung der Spontansprache zum größten Teil zur **Differenzierung** zwischen den Syndromen bei: Ihre **Diskriminanzfähigkeit** liegt bei **82 %.**

Die verschiedenen Beschreibungsebenen für die **Syndrombestimmung** sind nicht gleichwertig: Insbesondere die Ebenen der **automatisierten Sprache** und der **syntaktischen Struktur** differenzieren am besten zwischen den Syndromen (Huber et al. 1983). Der Beurteilung dieser Ebenen ist daher besondere Aufmerksamkeit zu schenken.

Werden die gesamten Testergebnisse des AATs berücksichtigt, erhöht sich die Diskriminanzfähigkeit auf 86 %. Entscheidend für die Syndrombestimmung sind die Ergebnisse des **Untertests Sprachverständnis** in Kombination mit der **Beurteilung der Syntax.**

Fazit

- Für die Beurteilung der Spontansprache stehen **sechs Beurteilungsebenen** zur Verfügung. Diese sind für die Bestimmung eines Aphasiesyndroms nicht gleichwertig: Vor allem die Ebenen der automatisierten Sprache und der syntaktischen Struktur differenzieren am besten zwischen den Syndromen.
- Jede Beurteilungsebene umfasst eine **sechsstufige Ratingskala.**
- Die Anwendung der Ratingskala erfordert nicht nur **Kenntnisse (neuro)linguistischer Begriffe**, sondern auch eine **Häufigkeitszählung aphasischer Symptome**.
- Aus den Quotienten der Häufigkeiten von aphasischen Symptomen zur Häufigkeit von Inhaltswörtern oder Phrasen resultieren **Punktwerte** für die Ratingskalen.

◻ **Tabelle 6.10.**   Bestimmung von Inhaltswörtern und Phrasen in der Spontansprache

Phrase Nr.	Phrase	Inhaltswörter
	ich möchte Sie bitten, mir zu erzählen, wie das angefangen hat mit Ihrem Schlaganfall	
1	an dem Mann an dem Mann hat mein an dem … früh … hat mein Mann Kaffee genammen wollen …	Mann; Mann; früh; Mann; Kaffee; genammen (6)
2	der war schon fertig	fertig (7)
3	wir waren aufgestanden …	aufgestanden (8)
4	ich sag noch:	sag (9)
5	»willst du Kaffee?«	Kaffee (10)
6	sagt er:	sagt (11)
7	»nee ich hab schon alles« und …	hab; alles (13)
8	es ist eigentlich ziemlich schnell gegangen äh	eigentlich; ziemlich; schnell; gegangen (17)
9	sonst sind wir immer dran da äh in der Früh Kaffich machen früh	sonst; Früh; Kaffich; machen; früh (22)
10	und da hat er fesagt:	fesagt (23)
11	»komm bleib liegen« …	komm; bleib; liegen (26)
12	und wie ich aufwach	aufwach (27)
13	und wie ich fortgeh	fortgeh (28)
14	sagt mein Mann noch:	sagt; Mann (30)
15	»also servus bis dann« ..	
16	und in dem Moment hab ich eigentlich gar noch nichts gemerkt	Moment; eigentlich; gemerkt (33)
17	ich hab irgendwie mir ist komisch … irgendwie komisch …	komisch; komisch (35)
18	und dann hab ich eingelauft äh hab abgespült …	eingelauft; abgespült (37)
19	so wie es halt in der Früh so ich war grad krank gemeld ich hab gesagt:	Früh; krank; gemeld (40)
20	»horch einmal äh … na für mich äh jetzt das Kaffee …	gesagt (41)
21	trinken und wenn dann weg dann ist frühstücken«	horch; einmal; jetzt; Kaffee; trinken; frühstücken (47)
22	und beim Frühstücken hab ich's schon gemerkt beim Kaffee trinken komischerweise noch nicht und beim Frühstücken denk ich	Frühstücken; gemerkt; Kaffee; trinken; nicht (52)
23	da stimmt doch irgendwas nicht	Frühstücken, denk (54)
24	wir haben äh Leut dagehabt ne	stimmt; nicht (56)
25	und ich denk	Leut; dagehabt (58)
26	du hast die Tassen da	denk (59)
27	und und ich will stülen spülen	Tassen (60)
28	abspülen in die Maschine … denk ich	stülen; spülen; abspülen; Maschine (64)
29		denk (65)
30	was hat mit mit mir was is'n da los	
31	hab ich mir denkt … mach auf …	denkt; mach (67)
32	ich hab dann zwei Tassen kaputt gemacht …	Tassen; kaputt; gemacht (70)
33	horch was ist denn mit mir los	horch (71)
34	ich hab wirklich gemerkt	wirklich; gemerkt (73)
35	es stimmt irgendwas nicht	stimmt; nicht (75)

6.5.2 Auswertung der übrigen AAT-Untertests

Ermittlung von Punktwerten

Die Auswertung des Token Tests wurde bereits unter ▶ 6.2.2. »Token Test« beschrieben.

Mit Ausnahme des Token Tests steht für jede Reaktion in den übrigen Untertests eine Ratingskala mit den Werten 0–3 zur Verfügung.

Der **Punktwert 0** wird vergeben, wenn eine Reaktion aus
- einem Automatismus,
- einer Perseveration,
- einer Nullreaktion oder
- einer Antwort besteht, die keinerlei Ähnlichkeit zur jeweiligen Zielform aufweist.

Der **Punktwert 1** wird bei einer geringen Ähnlichkeit mit der Zielform vergeben. Eine geringe Ähnlichkeit liegt vor, wenn zwischen Reaktion und Zielform eine Abweichung besteht, die größer als 1/3 ist.

Der **Punktwert 2** beinhaltet
- eine Ähnlichkeit mit der Zielform (d. h., zwischen Reaktion und Zielform besteht eine Abweichung, die kleiner als 1/3 ist),
- eine Selbstkorrektur,
- eine Wiederholung oder
- eine Unsicherheit.

Der **Punktwert 3** trifft zu, wenn eine Reaktion fehlerfrei ist.

Die Kriterien für die Vergabe der Punktwerte in den Untertests Nachsprechen und Schriftsprache sind in Tabelle 3 der Handanweisung (Huber et al. 1983, S. 28/29) zu finden. Beispiele für die Bewertung des Nachsprechens und der Schriftsprache enthalten die Tabellen 5 und 6 (Huber et al. 1983, S. 31ff).

Tabelle 7 in der Handanweisung (Huber et al. 1983, S. 38), Tabelle 8 (Huber et al. 1983, S. 39) und Tabelle 9 (Huber et al. 1983, S. 40) geben die Kriterien für das Benennen bzw. das Beschreiben von Situationen und Handlungen wieder. Beispielsauswertungen sind in den Tabellen 10, 11, 12 und 13 (Huber et al. 1983, S. 41ff) aufgeführt.

Die Punktwerte für das **auditive Sprachverständnis** und das **Lesesinnverständnis** ergeben sich durch folgende Bewertungen:
- Punktwert 0: Nullreaktion oder Wahl eines Bildes ohne sprachliche Ähnlichkeit;
- Punktwert 1: Bild mit sprachlicher Ähnlichkeit zum Zielbild (Ablenker);
- Punktwert 2: Wiederholung oder Selbstkorrektur;
- Punktwert 3: richtige Reaktion.

Die ermittelten Punktwerte werden pro Untertest summiert und in die entsprechenden Zeilen im Protokollheft auf der Seite 3 eingetragen.

6.5.3 Interpretation der AAT-Ergebnisse

AAT als Auslesetest

Anhand der Testergebnisse aus Token Test und Schriftsprache (Handanweisung Tabelle III; Huber et al. 1983, S. 132) wird zunächst geprüft, ob mit mindestens 80%iger Wahrscheinlichkeit eine Aphasie vorliegt.

Bestimmung des Schweregrads

Liegt eine Aphasie vor, erfolgt eine Einschätzung des Schweregrads in den einzelnen Untertests. Die Einschätzung beruht dabei auf einem Vergleich der Leistungen der getesteten Person mit den Leistungen aller Patienten, die in die Normstichprobe des AATs aufgenommen worden sind. Ausgedrückt wird die Einschätzung einerseits durch die Prozentränge (Tabelle IV in der Handanweisung, Huber et al. 1983, S. 133ff), die angeben, wie viele Patienten aus der Normstichprobe eine gleich gute oder schlechtere Leistung als die getestete Person erbracht haben. Andererseits klassifizieren die Stanine-Normen (Tabelle V in der Handanweisung, Huber et al. 1983,

S. 137) den Grad einer Störung als »schwer«, »mittel«, »leicht« oder »minimal/keine«.

Die Ergebnisse im Token Test verweisen auf den allgemeinen Schweregrad der Aphasie. Eine alterskorrigierte Fehlersumme von 23 Fehlern verweist z. B. auf eine Aphasie mittelschweren Grades. (vgl. ◘ Tabelle 6.2)

❗ **Beachte**

Die in den Untertests Nachsprechen, Schriftsprache, Benennen und Sprachverständnis ermittelten Summen sind nicht mit einer Gesamtsumme von Fehlern zu verwechseln. Vielmehr stellen die Summen Punktwerte dar. Lediglich der Token Test spiegelt in seiner Summe die Anzahl der Fehler wider.

AAT als Verlaufsuntersuchung

Auf der Basis der Verlaufsuntersuchungen können bedeutsame (signifikante) Veränderungen in den einzelnen Untertests erfasst werden. Tabelle IX in der Handanweisung (Huber et al. 1983, S. 147) informiert über die minimalen Punktwertdifferenzen, die für eine signifikante Veränderung zu erreichen sind. Die minimale Differenz beträgt für den Token Test z. B. acht Punkte. Damit verbessert sich ein Patient im Token Test dann signifikant, wenn in der zweiten Untersuchung mindestens acht Fehler weniger auftreten als in der ersten.

Fazit

— Die Auswertung der AAT-Untertests basiert auf **Punktwerten**, die zur Ermittlung von **Prozenträngen** und **Stanines** führen. Damit wird der Schweregrad einer Störung in den verschiedenen Untertests ausgedrückt.

Syndrom-Bestimmung

Liegen die Ergebnisse für die Spontansprache und die übrigen Untertests vor, kann ein Syndrom ermittelt werden.

Aphasische Sonderformen. Zunächst werden die Prozenträge des Nachsprechens mit denen der anderen Untertests verglichen, da sie für die Diagnose der aphasischen Sonderformen entscheidend sind:

— Eine **Leitungsaphasie** liegt vor, wenn im Nachsprechen ein Prozentrang von unter 50 erreicht wird und alle anderen sprachlichen Leistungen um mindestens 20 Prozenträge besser sind.

— Eine **transkortikal gemischte Aphasie** besteht, wenn der Prozentrang im Nachsprechen über 60 liegt und alle anderen sprachlichen Leistungen um mindestens 20 Prozenträge schlechter sind. Die Ebene der Syntax wird mit dem Punktwert 0–2 bewertet.

— Eine **transkortikal sensorische Aphasie** liegt vor, wenn der Prozentrang im Nachsprechen über 60 liegt und der Abstand zu allen anderen sprachlichen Leistungen mehr als 20 Prozenträge beträgt. Die Syntax wird mit den Punktwert 3–4 eingestuft.

— Bei einer **transkortikal motorischen Aphasie** liegt der Prozentrang im Nachsprechen ebenfalls über 60, und der Abstand zu allen anderen sprachlichen Leistungen – außer zum Sprachverständnis – beträgt mehr als 20 Prozenträge.

Aphasische Standardsyndrome. Bei der Bestimmung eines der Standardsyndrome wird ermittelt, welches Syndrom am besten mit den Testergebnissen übereinstimmt. Dazu werden Tabelle VII (Handanweisung, Huber et al. 1983, S. 141 ff) und Tabelle 34 (Handanweisung, Huber et al. 1983, S. 77) herangezogen.

— Ergibt sich zwischen den Testergebnissen und den Resultaten in der Normstichprobe eine Übereinstimmung von mindestens 70 %, wird eines der Standardsyndrome diagnostiziert. Diese Übereinstimmung wird als **a-posteriori- Wahrscheinlichkeit** mithilfe der Tabelle 35 (Handanweisung, Huber et al. 1983, S. 78) ermittelt.

- Ist die a-posteriori-Wahrscheinlichkeit kleiner als 70 %, resultiert eine **nichtklassifizierbare Aphasie**.
- Im Anschluss an die Syndrombestimmung kann mithilfe der **Terzile-Normen** (Tabelle VIII; Handanweisung, Huber et al. 1983, S. 146) der Schweregrad einer Störung im Vergleich zu den Patienten eines bestimmten Syndroms (aus der Normstichprobe) ermittelt werden.

ℹ Tipp

Nach der Auswertung des AATs sind die Ergebnisse sowohl numerisch (auf S. 3 im AAT-Protokollheft) als auch grafisch (mittels T-Werten auf S. 16 im AAT-Protokollheft)darstellbar.
Für die Berechnung steht das **PC-Programm AATP** (Guillot u. Willmes 1993) zur Verfügung, durch das sich die Auswertungszeit deutlich verkürzt.

Fazit

- Im AAT werden die aphasischen Sonderformen auf der Grundlage der **Prozentränge im Nachsprechen** ermittelt.
- Ein Standardsyndrom liegt dann vor, wenn zwischen Testergebnissen und Normstichprobe eine **Übereinstimmung von mindestens 70 %** vorliegt.
- Die **Terzile** geben Auskunft darüber, wie die Leistungen eines Aphasikers im Vergleich zu Aphasikern desselben Syndroms einzustufen sind.

6.5.4 AAT-Screening

In einer orientierenden sprachlichen Untersuchung (Screening) können Patienten ohne Aphasie von Patienten mit einer Aphasie getrennt werden. Das AAT-Screening besteht aus den beiden **Untertests Token Test** und **Schriftsprache**. Die Tabelle III (Handanweisung, Huber et al. 1983,

S. 132) gibt an, bei welcher Kombination von Ergebnissen im Token Test (x-Achse) und in der Schriftsprache (y-Achse) keine Aphasie oder eine Aphasie vorliegt (ausgefüllte Kreise).

Der Bereich von Ergebniskombinationen, der keine Entscheidung über das Vorliegen einer Aphasie zulässt, ist mit unausgefüllten Kreisen wiedergegeben. Dieser Bereich rechtfertigt die Diagnose einer **Restaphasie**.

Mithilfe des Token Tests und der Schriftsprache konnten in der Normstichprobe 92 % aller getesteten Patienten korrekt als Patienten mit Aphasie bzw. ohne Aphasie klassifiziert werden (Huber et al. 1983).

Die Ergänzung des Token Tests durch den Untertest Schriftsprache erhöht die Anzahl der korrekt klassifizierten Patienten von 90 % auf 92 %. Da für das Screening verhältnismäßig wenig Zeit aufgewendet werden muss, rechtfertigt der prozentuale Zuwachs an Genauigkeit die Durchführung des Screenings.

Fazit

- Mit dem AAT-Screening kann das Vorliegen einer Aphasie **zuverlässig diagnostiziert** bzw. ausgeschlossen werden.
- Eine **Indikation** für das Screening besteht, wenn im Anamnesegespräch von sprachlichen Schwierigkeiten berichtet wird, die sich nicht objektivieren lassen.

6.6 Wie sinnvoll ist der Aachener Aphasie Test?

Im Folgenden wird auf die Vor- und Nachteile des Aachener Aphasie Tests eingegangen. Dabei wird deutlich, dass es zum AAT derzeit kaum Alternativen gibt, die psychometrisch abgesichert ist.

Vorteile. Der AAT ist ein Untersuchungsverfahren, das alle **psychometrischen Gütekriterien** erfüllt (▶ **Kapitel 6.4**, »Aachener Aphasie Test – Grundlagen und Durchführung«).

- Der AAT ermöglicht nicht nur eine verlässliche **Syndromdiagnostik**, sondern auch eine **Verlaufsuntersuchung**.
- Da die Untertests des AATs ebenfalls über den Schweregrad einer Störung in den verschiedenen Modalitäten informieren, liefern sie erste Hinweise für die **Schwerpunkte** einer Therapie.
- Die Effekte einer Therapie lassen sich mithilfe des AATs durch einen **Vergleich** der Leistungen vor **Beginn** und am **Ende der Therapie** bestimmen.
- Mit der deutschlandweiten Verwendung des AATs ist außerdem eine **Vereinheitlichung** in der **Nomenklatur** und **Definition** von aphasischen Syndromen einhergegangen. Eine Verständigung zwischen den Beteiligten (Patienten, Angehörigen, Therapeuten, Pflegekräften, Ärzten und Mitarbeitern der Kostenträger) ist damit enorm erleichtert worden.

Nachteile. Den offensichtlichen Vorteilen des AATs stehen jedoch einige Nachteile gegenüber:

- Die Syndrombestimmung ist für eine Verständigung zwar nützlich, der **Wert der Bestimmung** ist jedoch zweifelhaft (▶ **Kapitel 3.3**, »Was nützt die Einteilung in Syndrome?«).
- Bei der Beurteilung der **Spontansprache** lassen sich bei verschiedenen Anwendern **keine punktgenauen Übereinstimmungen** erzielen (Huber et al. 1997).
- In der Verlaufsmessung kann erst ab einer Differenz von zwei Punkten auf der Ratingskala eine **signifikante Veränderung** in der Spontansprache erfasst werden. Da die Ratingskala aus nur sechs Punkten besteht, sind die Möglichkeiten einer Verlaufsbeurteilung der Spontansprache reduziert.

- Die einzelnen **Beurteilungsebenen** für die Spontansprache sind **nicht gleichgewichtig**: Die Ebenen der automatisierten Sprache sowie der Syntax haben für die Differenzierung zwischen den Syndromen eine größere Bedeutung als die restlichen Ebenen (▶ **Kapitel 6.5.1**, »Auswertung der Spontansprache«). Werden diese beiden Ebenen nicht richtig eingestuft, wird tendenziell ein falsches Syndrom bestimmt. Der Fehler wird durch die übrigen Testergebnisse nur unvollkommen korrigiert.
- Die Testergebnisse des AATs lassen nur einen **bedingten Rückschluss** auf die **Leistungen** eines Patienten **im Alltag** zu. Da z. B. Mimik und Gestik nicht in den Test einfließen, kann es sein, dass trotz ausgeprägter Defizite im AAT eine Verständigung im Alltag möglich ist.

Neben diesen Nachteilen erbringt der AAT bei einer Reihe von Patienten mit ausgeprägten aphasischen Störungen Ergebnisse, die nur wenig differenziert sind. Da Hilfen im Test nicht gestattet sind, können Nullreaktionen, Automatismen oder Perseverationen nicht nur zu einem vorzeitigen Ende der Testung führen (▶ **Kapitel 6.4.2**, »Durchführung der übrigen AAT-Untertests«), sondern die Symptome können sich durch die Testung auch noch verstärken. Für Patienten mit einer Restaphasie sind die Untertests dagegen in der Regel zu leicht: Sie erreichen trotz ihrer Restsymptomatik relativ häufig sehr gute Leistungen.

❶ Beachte

Der AAT liefert bei Patienten mit einer **Restaphasie** keine Hinweise mehr auf modalitätsspezifische Einschränkungen.

AAT-Supplemente. Zusätzlich zu den gering differenzierenden Ergebnissen bei ausgeprägten und leichten aphasischen Störungen werden einzelne **sprachliche Leistungen** im AAT nur **sehr grob erfasst**. So bleibt z. B. nach der Durchführung des

Untertests Schriftsprache die Frage offen, ob bei einer Störung das ganzheitliche oder einzelheitliche Lesen und Schreiben (▶ **Kapitel 4.1**, »Was passiert beim Lesen und Schreiben?«) betroffen ist. Den Autoren des AATs waren diese Mängel durchaus bewusst. Sie haben daher **ergänzende Testverfahren** zum AAT (AAT-Supplemente) entwickelt (Huber et al. 1993). Dazu gehören:

- **Zuordnen und Benennen**
  Ziel: Erfassen von modalitätsspezifischen optischen, auditiven oder taktilen Benennstörungen.
- **Lexikalische Diskrimination**
  Ziel: Erfassen von Dissoziationen zwischen semantischer und phonematischer, bildlicher und schriftlicher Wortverarbeitung.
- **Lesen**
  Ziel: Erfassen von ganzheitlichen oder einzelheitlichen Verarbeitungsstörungen (Poeck u. Göddenhenrich 1988).
- **Satzverständnis**
  Ziel: Erfassen von Satzverständnisstörungen.
- **Nacherzählen von Texten**
  Ziel: Erfassen der Fähigkeit, Propositionen aus gesprochenen oder gelesenen Texten abzuleiten und im Gedächtnis zu behalten.

Während die ersten beiden Supplemente vor allem bei ausgeprägten Aphasien zur Differenzierung verwendet werden können, dient das letzte Supplement zur genaueren Erfassung von Restaphasien. Die Supplemente sind bislang jedoch nicht im Handel erhältlich.

> **Fazit**
> - Die Durchführung des AATs ist bei aller Kritik sinnvoll, da es zum AAT als **psychometrisch abgesichertem Test** kaum Alternativen gibt.
> - **Supplemente** ergänzen den AAT in Bereichen, in denen er sprachliche Leistungen nur grob erfasst.

6.7 Welche Aphasietests gibt es noch?

> Vor allem im angloamerikanischen Raum sind Aphasietests entwickelt worden, die zum Teil auch auf deutsch vorliegen. Sie werden in einer Übersicht dargestellt. Zwei neuere deutsche Testverfahren werden genau erläutert.

Der AAT, der nicht nur auf deutsch, sondern auch auf italienisch und niederländisch vorliegt, ist nicht der einzige Aphasietest. **Weitere Tests** sind:

- **BAT:** Bilingual Aphasia Test (Paradis 1987);
- **BDAE:** Boston Diagnostic Aphasia Examination (Goodglass u. Kaplan 1972);
- **MTDDA:** Minnesota Test for Differential Diagnosis of Aphasia (Schuell 1965);
- **NCCEA:** Neurosensory Center Comprehensive Examination for Aphasia (Spreen u. Benton 1969);
- **PICA:** Porch Index of Communicative Ability (Porch 1967, 1973);
- **WAB:** Western Aphasia Battery (Kertesz 1982);
- **KAP:** Kurze Aphasieprüfung (Lang et al. 1999),
- **AST:** Aphasie-Schnell-Test (Kroker 2000);
- **ACL:** Aphasie-Check-Liste (Kalbe et al. 2002 s. Exkurs);
- **BOSU:** Bogenhausener Semantik-Untersuchung (Glindemann et al. 2002):
- **TÜLUC:** Tübinger Luria-Christensen-neuropsychologische Untersuchungsreihe (Hamster et al. 1980). Hier werden neben der Sprache in den Bereichen Sprachproduktion, Sprachverständnis, Lesen und Schreiben auch andere neuropsychologische Leistungen, wie z. B. die Merkfähigkeit, überprüft.

Zu den Untersuchungsverfahren, die auf **psycholinguistischen Modellen** beruhen, zählen:

- auditives Sprachverständnis: Wortbedeutungen; visuelles Sprachverständnis: Wortbedeutungen (Blanken 1996);

— auditives Sprachverständnis: Wortformen (Blanken 1999);

— LeMo: Lexikalische Modellorientierte Aphasiediagnostik (de Bleser et al. 2004 s. Exkurs);

— PAL: Psycholinguistic Assessment of Language (Caplan 1992);

— PALPA: Psycholinguistic Assessment of Language Processing in Aphasia (Kay et al. 1992);

— Wortproduktionsprüfung (Blanken et al. 1999);

— Benennbatterie für Aktionen und Objekte (Blanken et al. 2003).

In weiteren Tests werden die **alltagssprachlichen Fähigkeiten** durch entsprechende Aufgaben oder durch Befragung von Angehörigen ermittelt. Dazu gehören:

— **ALQI:** Aachener Lebensqualitätsinventar (Hütter u. Gilsbach 1995);

— **ANELT:** Amsterdam-Nijmegen-Everyday-Language Test (Blomert et al. 1998);

— **APPLS:** Assessment Protocol of Pragmatic-Linguistic Scills (Gerber u. Gurland 1989);

— **CETI:** Communicative Effectiveness Index (Lomas et al. 1989);

— **CADL:** Communicative Abilities in Daily Living (Holland 1980);

— **FCP:** Functional Communication Profile (Sarno 1969).

Einige der aufgeführten angloamerikanischen Untersuchungsverfahren sind ins Deutsche übersetzt worden. Dazu gehören:

— MTDDA (Delavier u. Graham 1981),

— APPLS (Bongartz 1997) und

— CETI (Schlenck u. Schlenck 1994).

Für keine der Übersetzungen existiert jedoch eine vollständige psychometrische Überprüfung.

Exkurs

Die **Aphasie-Check-Liste (ACL).** Mit Hilfe der ACL können sowohl sprachliche als auch nicht-sprach-

liche Fähigkeiten geprüft werden. Zu den **sprachlichen Fähigkeiten** gehören die Sprachproduktion, das Sprachverständnis, das Lesen und Schreiben sowie der Umgang mit Zahlen. Die **nicht-sprachlichen Fähigkeiten** umfassen das Gedächtnis, die Aufmerksamkeit und das logische Denken. Die Ziele der ACL sind zum einen, Personen ohne Aphasie von Personen mit einer Aphasie zu trennen. Zum anderen geht es darum, eventuelle Störungen in den sprachlichen Modalitäten sowie in den drei nicht-sprachlichen Bereichen zu erfassen.

Die ACL ist ein **normierter** und **standardisierter** Test, der die üblichen psychometrischen Gütekriterien erfüllt. Sie ist für Erwachsene mit einer neurologischen Erkrankung konzipiert, wobei keinerlei Einschränkungen hinsichtlich der Ätiologie der Erkrankung oder der Erkrankungsdauer bestehen. Für die Durchführung und Auswertung der ACL wird ca. eine Stunde benötigt. Die Einarbeitungszeit in den Test beträgt ca. drei Stunden.

Die **Vorteile** der ACL liegen im Vergleich zum AAT darin, dass sie für alle neurologischen Patienten in der Akutphase geeignet ist und dass sie auch einige neuropsychologische Funktionen erfasst, die sprachliche Leistungen beeinflussen können. Im Vergleich zum Token Test ist die ACL jedoch für die Entscheidung »Aphasie vs. keine Aphasie« zu aufwändig. Außerdem ist die Änderungssensitivität bei wiederholter Durchführung unklar. Damit bleibt offen, ob die ACL zur Verlaufsdokumentation verwendet werden kann.

Exkurs

LeMo – modellorientierte Einzelfalldiagnostik bei Aphasie, Alexie und Agraphie. Für die Aphasiediagnostik liegt mit LeMo (Lexikon **m**odellorientiert, de Bleser et al. 2004) ein ausführliches Instrument vor, mit dem Aphasien, Alexien und Agraphien differenziert erfasst werden können. Der theoretische Rahmen von LeMo ist der **Einzelfallansatz.** Die aphasischen Symptome werden keinem Syndrom zugeordnet, sondern auf der Basis eines Sprachverarbeitungsmodells beschrieben. Dazu wird das **Logogenmodell** (z. B. Patterson 1988), ein Modell für die Einzelwortverarbeitung, verwendet. Es umfasst

6.8 Wie können Lesen, Schreiben und Rechnen speziell überprüft werden?

99 **6**

die Modalitäten Sprechen, Verstehen, Lesen und Schreiben und erklärt sowohl ganzheitliche als auch einzelheitliche Verarbeitungswege.

Ziel von LeMo ist es, Störungen der laut- und schriftsprachlichen Verarbeitung von monomorphematischen (aus einem Morphem bestehenden) Wörtern und von Neologismen zu diagnostizieren. Mit LeMo können alle neurologisch erkrankten Patienten untersucht werden, das Alter und der Läsionsort spielen keine Rolle.

Insgesamt besteht LeMo aus 33 Tests, die in die Bereiche Diskriminieren, lexikalisches Entscheiden, Nachsprechen, Lesen, Schreiben, Sprachverständnis und Benennen unterteilt sind. Das Testmaterial, das aus monomorphematischen Wörtern oder Neologismen besteht, ist nach **linguistischen Kriterien** wie Wortfrequenz, -länge, Silbenstruktur und Konkretheit kontrolliert. Anhand der Tests ist eine Überprüfung der einzelnen Komponenten und Routen des Logogenmodells möglich. Bei vollständiger Durchführung aller Tests erhält man mit einer so genannten »Logogendiagnose« für jeden Patienten ein individuelles Leistungsmuster, das Auskunft darüber gibt, ob und wie stark eine Komponente oder Route gestört ist.

Eine komplette Durchführung der 33 Tests wird aufgrund des hohen zeitlichen Aufwands nur selten möglich sein. Es lassen sich jedoch bereits Aussagen treffen, wenn nur eine Auswahl einzelner Tests **hypothesengeleitet** durchgeführt wird (vgl. Nickels 2004). Um z. B. die Ursache für eine Wortfindungsstörung zu identifizieren, können gezielt Tests zur Überprüfung der semantischen Leistungen (z. B. auditives und visuelles Sprachverständnis) und der phonologischen Sprachproduktionsleistungen (z. B. Nachsprechen von Wörtern) ausgewählt werden (vgl. Aichert u. Kiermeier 2005). Mit diesem Vorgehen ist es möglich, die Therapieplanung an die Störung eines Patienten anzupassen.

Das Leistungsprofil eines Patienten wird anhand einer **quantitativen und qualitativen Fehleranalyse** erstellt. Neben der Einteilung der einzelnen Tests in Leistungsbereiche werden Parametereffekte (z. B. Wortfrequenzeffekt, Konkretheitseffekt) erhoben und Leistungsdissoziationen zwischen den Tester-

gebnissen verschiedener Aufgaben ermittelt. Für die **Auswertung** der Patientendaten stehen eine computergestützte Version (LeMo-PC) und eine Papier- und Bleistift-Version (LeMo-PP) zur Verfügung. Mit LeMo-PC können die Daten direkt in den Computer eingegeben werden. Die Logogendiagnose wird dann vom Programm in grafischer Form erstellt. Dabei sind die gestörten und erhaltenen Modellkomponenten markiert. Bei LeMo-PP erfolgt die gesamte Datenauswertung manuell.

Leseproben aus dem Handbuch, eine Demo-Version von LeMo sowie Protokollbögen und Ergebnisformulare sind unter www.lemo-diagnostik.de abrufbar.

Mit LeMo liegt ein **neues und wegweisendes Instrument** vor, das es ermöglicht, auf der Grundlage eines Sprachverarbeitungsmodells funktionale Beeinträchtigungen aphasischer Störungen zu lokalisieren. Die Ergebnisse des Tests helfen, eine **differenzierte und individuell** auf den Patienten ausgerichtete Sprachtherapie zu planen.

6.8 Wie können Lesen, Schreiben und Rechnen speziell überprüft werden?

> Zur Diagnose von Lese-, Schreib- und Rechenstörungen stehen einige Instrumente zur Verfügung. Mit ihrer Hilfe ist eine differenzierte Erfassung von Symptomen möglich.

6.8.1 Diagnose der Alexien und Agraphien

Die Alexien und Agraphien sind diagnostisch von einem (funktionellen) Analphabetismus sowie von einer Lese-Rechtschreib-Schwäche zu trennen. Dazu dient die **Anamnese**, in der nach den prämorbiden schriftsprachlichen Fähigkeiten gefragt wird (◘ Übersicht 6.1). Ergänzend sollten Angaben über die Lese- und Schreibgewohnheiten eines Patienten erhoben werden. Die Fragen beziehen sich dabei auf die Art der bevorzugten Lektüre und auf den Stellenwert von Lesen und Schreiben im Alltag des Patienten.

> ❗ **Beachte**
>
> Die Sorge, für intellektuell minderbegabt gehalten zu werden, kann dazu führen, dass über die prämorbiden schriftsprachlichen Fähigkeiten **falsche Angaben** gemacht werden. Im Zweifelsfall ist es daher ratsam, die Angaben durch eine Fremdanamnese zu verifizieren.

Für die **Diagnose von Alexien** stehen verschiedene Aufgabensammlungen (Claros Salinas 1991, 1993; Klingenberg 1990; de Langen 1988; Reitz 1994) und das AAT-Supplement Lesen (Poeck u. Göddenhenrich 1988) zur Verfügung. Eine ausführliche, sehr fein differenzierende Diagnostik des Lesens ist mit dem Untersuchungsverfahren LeMo (de Bleser et al. 2004) gegeben (vgl. ▶ Kapitel 6.7, »Welche Aphasietests gibt es noch?«).

Zusammenfassend sollten bei der Diagnose des Lesens folgende **Parameter** kontrolliert werden (de Bleser 2000):

- **Buchstabenwissen:** Identifikation von Buchstaben unter einer Auswahl von Symbolen, Benennen von Buchstaben, Erkennen von Buchstaben am Wortanfang, in der Wortmitte und am Wortende;
- **Wortstatus:** Wörter vs. Nicht-Wörter;
- **Wortart:** lexikalische vs. grammatische Morpheme;
- **Wortsemantik:** konkrete vs. abstrakte Wörter;
- **Worteigenschaften:** Wortlänge, Wortfrequenz, regelgeleitetes vs. nicht regelgeleitetes Lesen (▶ Kapitel 4.1, »Was passiert beim Lesen oder Schreiben?«);
- **Art der Vorgabe:** Lesen von vorgegebenen vs. selbst geschriebenen Wörtern;
- **Leseinnverständnis:** Wörter und Sätze.

Da das Schreiben untrennbar mit dem Lesen verbunden ist, sind in den Untersuchungsverfahren zum Lesen auch viele **diagnostische Aufgaben zum Schreiben** enthalten.

Die Liste der zu kontrollierenden **Parameter** für das Schreiben kann folgendermaßen ergänzt werden:

- **Buchstabenwissen:** Phonem-Graphem-Konvertierung, wechselseitiges Umwandeln von Druck- in Schreibbuchstaben und von Groß- in Kleinbuchstaben;
- **Art der Schreibleistung:** buchstabierendes Schreiben vs. Schreiben nach Diktat vs. spontanes Schreiben;
- **Worteigenschaften:** regelgeleitetes vs. nicht regelgeleitetes Schreiben (▶ Kapitel 4.1, »Was passiert beim Lesen oder Schreiben?«).

6.8.2 Diagnose der Akalkulien

In der **Anamnese** werden orientierend Schwierigkeiten im Verstehen, Produzieren und Verrechnen von Zahlen erfasst. Prämorbide Rechenfähigkeiten sollten ebenso wie zahlenbezogene alltägliche und ggf. berufliche Anforderungen erfragt werden (◘ Übersicht 6.1).

In der Untersuchung werden alle zahlenbezogenen Anforderungen mithilfe publizierter oder eigens entwickelter Aufgabenstellungen überprüft:

- das **Verstehen von Zahlen** durch das Zeigen vorgesprochener Zahlen in einer schriftlichen Auswahlmenge an Zahlen, Zahlwörtern oder Punktmengen sowie durch das schriftliche Zuordnen von Zahlen zu Zahlwörtern;
- das **Sprechen von Zahlen** durch lautes Lesen von arabischen Zahlen oder Abzählen von Punktmengen;
- das **Schreiben von Zahlen** nach Diktat oder durch schriftliches Benennen von Punktmengen;
- das **stellenwertbezogene vertikale Anordnen** unterschiedlich komplexer Zahlen;
- das **Erfassen von Mengen** durch Schätzaufgaben;
- das **Verständnis von Mengenrepräsentationen** durch Größenvergleiche von Zahlen bzw. durch das Ordnen nach der Zahlengröße;

6.8 Wie können Lesen, Schreiben und Rechnen speziell überprüft werden?

101   6

- der **Abruf von Zahlen** aus dem **Zahlenwelt-wissen** durch Fragen und Antworten im Multiple-Choice-Verfahren;
- das **Verarbeiten von Rechenzeichen** durch Zuordnungs-, Benenn- und Einsetzaufgaben;
- das **Auf- und Abwärtszählen**;
- der **Abruf von Zahlen** aus dem **Zahlenfakten-wissen** durch Berechnen einfacher, mündlich oder schriftlich präsentierter Aufgaben in den Grundrechenarten;
- die **Anwendung operationalen Regelwissens** durch schriftliches Rechnen in den Grundrechenarten.

Alltagsbezogene Leistungen im Umgang mit Zahlen sollten ebenso berücksichtigt werden. Dazu zählen Aufgaben wie
- das **Zuordnen** einzelner Münzen und Scheine zu mündlich oder schriftlich vorgegebenen Geldbeträgen;
- das **Abzählen** bzw. **Kombinieren** von Münzen und Scheinen nach mündlicher oder schriftlicher Vorgabe von Geldbeträgen;
- das **Einstellen** geschriebener oder gesprochener **Uhrzeiten** auf einer Analoguhr;
- das **Benennen von Uhrzeiten** in umgangssprachlicher oder digitaler Weise;
- das **Eingeben** von Zahlen und Rechnungen in einen Taschenrechner oder
- das Ableiten eines **adäquaten Rechenweges** aus alltagsorientierten Textaufgaben.

Zur Untersuchung von Akalkulien sind nur **wenige standardisierte und normierte Untersuchungsverfahren** verfügbar, die alle Komponenten der Zahlenverarbeitung und des Rechnens differenziert erfassen.

Die **EC301-R-Akalkulie-Testbatterie** (Claros Salinas 1994, in Claros Salinas u. Willmes 2000) überprüft **basale Fähigkeiten im Umgang mit Zahlen**. Sie besteht aus folgenden Aufgaben:
- Zählen und Abzählen;
- Lesen und Schreiben von Zahlen bzw. Zahlwörtern;

- schriftliches Zuordnen von Zahlen zu Zahlwörtern;
- Kopfrechnen in den vier Grundrechenarten;
- Anordnen von Zahlen auf einem Zahlenstrahl;
- Größenvergleich von Zahlen nach mündlicher oder schriftlicher Vorgabe;
- schriftliche Addition, Subtraktion und Multiplikation;
- Erfassen von Mengen durch Schätzen;
- Schätzen von Zahlenangaben im semantischen Kontext.

Mithilfe der **Münchner-Akalkulie-Prüfung** (Claros Salinas 1993) werden neben grundlegenden auch **komplexe Leistungen im Umgang mit Zahlen** überprüft, die im beruflichen oder Ausbildungsalltag relevant sein können. Dieses Diagnoseverfahren ist für Patienten mit geringgradiger Akalkulie geeignet.

Für Patienten mit schwergradiger Akalkulie empfiehlt sich das **Screening-Verfahren nach Hüttemann** (1998). **Grundlegende Fähigkeiten der Zahlenverarbeitung** können damit detailliert erfasst werden.

Ein **alltagsnahes** Testverfahren stellt das Aiblinger **Akalkulie-Screening (AAS)** dar (Keller u. Maser 2004). Mit dem Material werden neben unterschiedlichen Fähigkeiten zur Zahlenverarbeitung
- der Umgang mit Geld (Gesamtbeträge schätzen, schriftliches Addieren von Preisen, Berechnen des Rückgeldes, Geldbeträge mit Scheinen und Münzen auslegen),
- das Eingeben von Zahlen in einen Taschenrechner,
- das Umrechnen eines Kochrezepts für 4 statt 6 Personen,
- das Benennen und Aufschreiben von Uhrzeiten,
- der Umgang mit einem Zugfahrplan und
- das Berechnen einer Uhrzeit, einer Altersangabe und eines Geburtsjahrs

getestet. Instruktionen, Aufgaben und Protokollbögen sind anwendungsfreundlich aufberei-
tet. Das Untersuchungsverfahren ist standardisiert und an einer kleinen Stichprobe normiert,
es existieren jedoch keine Hinweise zur Reliabilität oder Validität.

❗ Beachte

In der Diagnostik muss der Einfluss assoziierter neuropsychologischer Störungen auf die
Zahlenverarbeitung abgeklärt werden. Allgemeine Störungen der Aufmerksamkeit, des Gedächtnisses, der visuellen oder räumlich-konstruktiven Wahrnehmung verlangen ebenso wie
sprachliche Beeinträchtigungen eine zahlenun-
abhängige Behandlung der Grundstörung.

Fazit

- Für die Diagnose von Lese-, Schreib-
  und Rechenstörungen stehen bislang
  **keine psychometrisch abgesicherten
  Testverfahren** zur Verfügung.
- Es gibt jedoch eine Reihe von **Auf-
  gabensammlungen**, mit denen eine
  Prüfung des Lesens, Schreibens und
  Rechnens möglich ist.

Zusammenarbeit mit Patienten und Angehörigen

7.1   Wie begegne ich dem Patienten? – Von therapeutischen Grundannahmen und Haltungen

> Sprachtherapeutinnen können den Erfolg einer Aphasie-Therapie nicht nur durch Methoden und Techniken beeinflussen. Vielmehr trägt auch die Art der Zusammenarbeit mit den Patienten und ihren Angehörigen maßgeblich zum Gelingen einer Therapie bei. In diesem Kapitel werden einige Annahmen vorgestellt, die die Zusammenarbeit erleichtern und dadurch die Effektivität von Sprachtherapie steigern können.

Die therapeutische Kompetenz geht weit über das Aneignen und Umsetzen wissenschaftlich fundierter Therapiemethoden hinaus. Psychologische Studien belegen, dass die Wirksamkeit psychotherapeutischer Maßnahmen mehr von der therapeutischen Beziehung und anderen Kontextfaktoren abhängt als vom Einsatz spezieller Techniken (Drisko 2004). Es liegt nahe, dass auch in der sprachtherapeutischen Arbeit die Beziehung zwischen dem Patienten und der Therapeutin eine nicht zu unterschätzende Rolle spielt.

Im Folgenden sollen daher theoretisch begründete und in der Praxis bewährte therapeutische Haltungen vorgestellt werden. Erläutert werden **zwölf Grundhaltungen**, die in der Arbeit mit neurologischen Patienten wesentlich scheinen (siehe **◘ Übersicht 7.1**). Die dargestellten Prinzipien bieten Therapeutinnen einen **Orientierungs- und Handlungsrahmen**, der den Bedürfnissen hirngeschädigter Patienten und ihrer Angehörigen gerecht wird.

❗ Beachte

Die hier beschriebenen Grundhaltungen sind allgemeiner Natur und nicht auf die Behandlung von Patienten mit einer Aphasie beschränkt.

Teilhabeorientierung

Das Ziel der Rehabilitation ist nicht nur die Rückgewinnung von Funktionen, sondern auch die **Reintegration einer Person in ihren Lebensbereich** (vgl. ▶ **Kapitel 8.2**, »Was soll in einer Aphasie-Therapie erreicht werden?«). Dabei geben die Betroffenen vor, an welchen Lebensbereichen sie (wieder) teilnehmen möchten. Die Aufgabe von Therapeutinnen ist es, die Teilhabe an den gewünschten Lebensbereichen zu ermöglichen. Dies wird zum einen durch eine **funktionell ausgerichtete Vorgehensweise** und zum anderen durch **(sprach-) pragmatisch orientierte Therapieziele** erreicht. Während die funktionellen Therapien vor allem zu Beginn der Erkrankung im Vordergrund stehen, gewinnen die pragmatischen Ansätze im weiteren Krankheitsverlauf zunehmend an Bedeutung. Eine Reduktion der Therapie auf rein funktionelle Verfahren ist zu vermeiden, da funktionelle Verbesserungen nicht notwendigerweise zu einer verbesserten Teilhabe führen (Fries et al. 2005). Der Therapieerfolg sollte daher weniger an einer Leistungszunahme in Test- oder Übungssituationen, sondern vielmehr an **Fortschritten im Alltag** gemessen werden. Beobachtungen und Beurteilungen

> **◘ Übersicht 7.1.**
> **Therapeutische Grundhaltungen in der Arbeit mit Patienten und Angehörigen**
> — Patienten haben Familien
> — Der Patient ist König
> — Empathie zeigen
> — Nicht verwickeln lassen
> — Kooperation statt weißer Kittel
> — Anregen statt vorgeben
> — Subjektive Wirklichkeit statt objektive Wahrheit
> — Zirkuläres statt lineares Denken
> — Berücksichtigung emotionaler »Turbulenzen«
> — Teamarbeit statt Einzelkämpfer
> — Blick nach vorne

von Patienten und Angehörigen sind dabei von zentraler Bedeutung.

Beispiel

Beobachtungen von Angehörigen wie: »Sie geht wieder ans Telefon«, »Er interessiert sich wieder für die Zeitung« oder »Sie beteiligt sich wieder an Gesprächen« haben im Hinblick auf den Therapieerfolg mehr Aussagekraft als Feststellungen aus Test- oder Übungssituationen wie »Sie kann mittlerweile komplexe Satzmuster bilden« oder »Er versteht niederfrequente und abstrakte Nomina.«

Patienten haben Familien

Angehörige, die dem Patienten nahe stehen, sind bedeutsam für den Therapieerfolg: Schließlich sind auch sie von den Auswirkungen der Aphasie betroffen und daher auf Unterstützung angewiesen. Zudem stellen sie eine wichtige **Informationsquelle** dar und können die sprachlichen Fähigkeiten des Patienten durch ein angemessenes Verhalten (siehe ► **Kapitel 7.3**, »Wie sollte man sich im Gespräch verhalten?«) sinnvoll **unterstützen**. Nach Möglichkeit sollten daher die Angehörigen von Anfang an in den Therapieprozess eingebunden werden.

Das Interesse der Angehörigen an den Fortschritten in der Therapie ist meist sehr groß.

❗ Vorsicht

Es sollte vermieden werden, aktivierbare Fähigkeiten eines Patienten vor anderen zu »demonstrieren«, denn eine solche Stressbedingung führt oft zu Leistungsverschlechterungen und Frustrationen.

Stattdessen empfiehlt es sich, Angehörige in Absprache mit dem Patienten von Zeit zu Zeit bei einer Therapieeinheit zuschauen lassen.

Der Patient ist König

Systemtheoretische Ansätze verstehen Therapie und Beratung als eine Art Dienstleistung, die sich an den **Problemen und Wünschen des Klienten** orientiert. Der Fokus liegt darauf, was Kli-

enten subjektiv brauchen, und nicht darauf, was nach Meinung der Fachleute notwendig ist:

> »Professionelle Interventionen richten sich nicht nach objektiver Indikation oder Bedürftigkeit, sondern nach dem subjektiven Bedarf der Kunden.« (von Schlippe u. Schweitzer 1999, S. 125)

Für die Behandlung von Patienten mit einer Aphasie bedeutet das, sich viel Zeit zu nehmen, um die Betroffenen trotz sprachlicher Beeinträchtigungen in die **Klärung des Therapieauftrags** einzubeziehen. Die sorgfältige Auftragsklärung ist zentral und effizient, wenn man bedenkt, dass Ressourcen nicht durch Angebote verschwendet werden, für die es keine Nachfrage gibt. Es ist ohnehin fraglich, inwiefern unmotiviert erarbeitete Fähigkeiten in den Alltag transferiert werden.

❗ Vorsicht

Manche Patienten nehmen aufgrund ihrer Hirnschädigung das Vorhandensein und das Ausmaß neuropsychologischer Störungen nur eingeschränkt wahr und schätzen dementsprechend die Notwendigkeit von Therapie falsch ein (vgl. Prigatano 2004).

In diesen Fällen sollte die Therapeutin sinnvoll scheinende Therapieziele in Absprache mit den Angehörigen und dem Rehabilitationsteam aufstellen und die Patienten durch wiederholte Angebote und Erklärungen zur Mitarbeit motivieren.

Empathie zeigen

Ein wesentliches Prinzip aller therapeutischen Maßnahmen besteht darin, **Verständnis für das subjektive Erleben** der Betroffenen zu zeigen. Es geht in erster Linie nicht um die objektiv messbaren Auswirkungen der Hirnschädigung, sondern vor allem um die subjektiv wahrgenommenen Einschränkungen und Probleme. Von Interesse sind außerdem die individuellen Erfahrungen und Bewertungen, die mit dem Krankheitsereignis und dessen Folgen verbunden sind. Die Therapeutin sollte versuchen, »das Leben aus der Sicht des Patienten zu betrachten« (Prigatano 2004, S. 29) und dadurch Verständnis für seine Wahrnehmungen und Bewertungen aufzubringen (Perspektivenwechsel). Auf diese Weise wird ein offenes und vertrauensvolles Arbeitsklima geschaffen, das sich fördernd auf die Motivation und Mitarbeit von Patienten und Angehörigen auswirkt.

Sich nicht »verwickeln« lassen!

Auch wenn es für den Therapieprozess wichtig ist, sich in die Situation eines Patienten einzufühlen und einzudenken, sollte eine professionelle, innere kritische Distanz beibehalten werden. Dadurch wird zum einen der Gefahr entgangen, sich in die Probleme und emotionalen Verstrickungen des Gegenübers zu verlieren (Büttner u. Quindel 2005). Zum anderen bleibt die therapeutische Handlungsfähigkeit gewahrt. Eine möglichst **neutrale, unvoreingenommene Therapeutenhaltung** gegenüber verschiedenen Sichtweisen schafft außerdem eine Basis dafür, von allen Beteiligten als kompetent akzeptiert zu werden. Die Therapeutin sollte Verständnis für unterschiedliche Standpunkte aufbringen und damit auch das gegenseitige Verständnis innerhalb der Familie erleichtern. Eine eigene Meinung kann zwar geäußert, sollte jedoch als subjektiv und gegebenenfalls unpassend dargestellt werden.

Beispiel

»Ich habe ein paar Ideen gesammelt, wie Sie Ihre Schwierigkeiten ein wenig reduzieren könnten. Vielleicht ist ja eine passende Lösung für Sie dabei, vielleicht trifft aber auch nichts davon auf Ihr Problem wirklich gut zu.«

❗ Beachte

Trotz einer Haltung von Neutralität oder »Allparteilichkeit« bleibt die Therapeutin in letzter Konsequenz dem Patienten mehr verpflichtet als seinen Angehörigen (Büttner u. Quindel 2005).

Kooperation statt weißer Kittel

Die Folgen einer Hirnschädigung beeinträchtigen den Betroffenen in seinem Selbstwertgefühl und schränken ihn in seiner Selbstständigkeit ein. Trotz der sprachlichen Einschränkungen sollten Patienten in Gespräche und Entscheidungsfindungen in Bezug auf Therapieziele und -inhalte einbezogen werden. Auch schwer beeinträchtigte Patienten können über Blickkontakt, Mimik und Gestik sowie einfache Ja-Nein-Fragen integriert werden.

Beispiel

Die Therapeutin legt dem Patienten eine Übungsauswahl vor und veranschaulicht die jeweiligen Zielsetzungen. Anschließend soll der Patient (gestisch) diejenige Übung auswählen, die ihm wichtig erscheint.

❗ Vorsicht

Auf keinen Fall sollten sich Gesprächspartner »über den Kopf des Patienten hinweg« unterhalten. Selbst wenn die sprachlichen Äußerungen nicht verstanden werden, sind viele Informationen aus der Körpersprache oder Stimmgebung zu entnehmen. Häufig verstehen auch Patienten mit schwergradigen sprachlichen Beeinträchtigungen einzelne »Schlüsselwörter«.

Patienten und Angehörige sind Fachleute und Kenner ihrer Situation. Daher sollten ihre Sicht- und Verhaltensweisen mit **Respekt, Anerkennung und Wertschätzung** behandelt werden. Eine kooperative Arbeitshaltung (»Beispiele: Was schlagen Sie vor, wie wir das umsetzen sollen?« oder »Was haben Sie schon an Tipps gesammelt?«) trägt mehr zur Motivation und Initiative bei als moralische sog. »one-up-Positionen«, in denen sich die Therapeutin auf eine höhere Stufe stellt und ihre Überlegenheit signalisiert (nach dem Motto: »Ich weiß, was gut für Sie ist«).

Beispiel

Sprachtherapeutinnen hören von Angehörigen oft den Satz: »Mit dem Sprechen tut er sich noch schwer, aber verstehen tut er alles«. Es würde Kontakt und Mitarbeit erheblich stören, die Einschätzung der Angehörigen mit Bemerkungen wie: »Da täuschen Sie sich. Sehen Sie sich mal diese Testergebnisse an« abzutun. Viel hilfreicher scheint es, die Wahrnehmungen von Patienten und Angehörigen ernst zu nehmen und gegebenenfalls durch eigene, andersartige Erfahrungen und Beobachtungen zu ergänzen: »Das ist eine wichtige Beobachtung, dass es zu Hause so gut klappt mit der Verständigung. Von meiner Seite aus kann ich ergänzen, dass die Aphasie-Tests noch andere Anforderungen stellen, denen Ihr Mann noch nicht gewachsen scheint«.

Anregen statt vorgeben

Die Therapeutin sollte durch eine **(hinter-)fragende, neugierige Haltung** individuell passende Therapieziele, -inhalte oder Problemlösungen mit Patienten und Angehörigen gemeinsam erarbeiten. Im Vergleich zu direktiven Vorgaben mag dieses Vorgehen zwar zeitaufwändiger sein, ist jedoch patientenorientierter, unterstützt die Eigenverantwortlichkeit und wirkt sich positiv auf die Mitarbeit und damit auch auf die Effektivität von Sprachtherapie aus.

Eine Haltung des »Nicht-Wissens« und die Zurückhaltung der Therapeutin können in manchen Situationen als Ressource verstanden werden, um dem Patienten **keine vorschnellen Erklärungen oder Lösungen** anzubieten, die sich eventuell nicht mit seinen Vorstellungen decken und seine Eigeninitiative »ausbremsen« könnten. Stattdessen dienen gezielte, präzisierende und reflexive Fragen dazu, Patienten und Angehörige zum Nachdenken anzuregen.

Beispiel

»Was heißt das genau, wenn Sie sagen, dass die Sprache nicht rauskommt? Wie sieht das aus?«
»Wie erklären Sie sich das, dass das Sprechen mit ihrer Frau besser klappt als mit Ihrem Kollegen?«

Erklärungs- und Lösungsvorschläge sind erlaubt und können durchaus anregend sein. Die Therapeutin sollte aber vermitteln, dass ihre Ideen nicht unbedingt in das individuelle Patientensystem passen müssen.

Generell sollten therapeutische Ideen nicht als feststehende Tatsachen dargestellt oder als Verpflichtungen vorgegeben werden. Vielmehr sollten sie als **Hypothesen, Vorschläge und Anregungen** präsentiert werden, die gegebenenfalls wieder verworfen werden können. Auf diese Weise unterstützen Therapeutinnen die Eigenverantwortlichkeit der Patienten, machen sich weniger angreifbar und stoßen auf weniger Widerstand.

Subjektive Wirklichkeit statt objektive Wahrheit

Eine konstruktivistisch geprägte Haltung geht davon aus, dass ein Sachverhalt aus verschiedenen Perspektiven unterschiedlich gesehen werden kann und daher zu unterschiedlichen Beurteilungen und Konsequenzen führt. Das Interesse liegt daher nicht auf vermeintlichen Tatsachen, sondern auf den **individuell unterschiedlichen Wahrnehmungen, Benennungen und Bedeutungen**. Die Therapeutin signalisiert durch eine akzeptierende Haltung, dass das, was Patienten und Angehörige erzählen, für sie »wahr« und bedeutsam ist und auch gewürdigt wird. Das heißt nicht, dass die Therapeutin nicht auch andere, sogar gegensätzliche Sichtweisen einnehmen kann. Diese sollten als Anregung neben die Betrachtungsweisen von Patient oder Angehörigen gestellt werden und können den Betroffenen neue Möglichkeiten im Denken oder Handeln eröffnen. Beurteilungen bestimmter Denk- und Handlungsweisen sollten nicht darauf abzielen, ob sie »besser« oder »schlechter«, »richtig« oder »falsch« sind, sondern darauf, ob sie funktional (nützlich) und wirksam sind.

Zirkuläres statt lineares Denken

Menschliche Interaktionen sind meist zu komplex, um auf einfache Ursache-Wirkungs-Zusammenhänge reduziert werden zu können. **Viele Verhaltensweisen bedingen sich wechselseitig.** Eine zirkuläre (kreisförmige) Denkweise verbindet einzelne Ursache-Wirkungs-Hypothesen und schafft dadurch gegenseitiges Verständnis statt destruktiver Schuldzuweisungen.

Beispiel

Der sprachliche Rückzug eines Patienten mit Aphasie ist manchmal damit verbunden, dass Angehörige für den Betroffenen sprechen. Es ist müßig, zu klären, ob das sprachliche Verhalten des gesunden Partners Ursache oder Folge des Rückzugverhaltens ist.

Berücksichtigung emotionaler »Turbulenzen«

Mit der Hirnschädigung gehen oft nicht nur neurologische, motorische oder kognitive Störungen, sondern auch emotionale Probleme einher. Viele Patienten beschreiben sich als frustriert, verwirrt, ängstlich oder hilflos. Häufig kommt es als direkte oder indirekte Folge der Hirnschädigung zu **Depressionen** (Prigatano 2004, Code u. Herrmann 2003). Die Behandlung psychopathologischer Symptome liegt in der Hand von Medizinern und Psychologen. Die Sprachtherapeutin sollte sich jedoch der umfassenden Folgen einer Hirnschädigung bewusst sein und emotionale Beeinträchtigungen des Patienten, die mit einem **Verlust an Normalität, Identität und Selbstideal** verbunden sein können, ernst nehmen. Patienten und Angehörigen gebührt Hochachtung davor, was sie durchmachen und zu »verdauen« haben.

Teamarbeit statt Einzelkämpfer

Neurologische Patienten weisen nur selten isoliert eine Aphasie auf und verfolgen daher in der Regel nicht nur Ziele, die sich allein mit logopädischen Mitteln erreichen lassen (vgl. ► **Kapitel 2.3**, »Welche Störungen können mit einer Aphasie einhergehen?«). Das komplexe Zusammenspiel von medizinischen, sensomotorischen, kognitiven und emotionalen Störungen und die Auswahl relevanter Ziele verlangt eine Koopera-

tion und Absprache zwischen allen an der Rehabilitation von Patienten mit einer Aphasie beteiligten Berufsgruppen. Für einen effektiven Therapieverlauf ist daher eine **interdisziplinäre Zusammenarbeit** von grundlegender Bedeutung.

Blick nach vorne

Die Motivationspsychologie geht davon aus, dass das Ausmalen erstrebenswerter Ziele mehr Kräfte mobilisiert als die Beschäftigung mit bestehenden Problemen und Defiziten (vgl. ► **Kapitel 8.2**, »Was soll in einer Aphasie-Therapie erreicht werden?«. Eine **ressourcen- und lösungsorientierte Haltung** fokussiert auf Ziele, Fähigkeiten und adaptive Strategien eines Patienten. Während der Blick vieler Patienten vorrangig auf ihre Einschränkungen und Defizite gerichtet ist, schafft die Therapeutin ein konstruktives Gegengewicht dadurch, dass sie nach Erfolgserlebnissen und positiven Veränderungen fragt. Dabei ist wichtig, dass die Wahrnehmung des Patienten nicht abgetan, sondern eine weitere Sichtweise hinzugefügt wird.

Beispiel

Statt der typischen und meist zum Scheitern verurteilten Formulierung: »Ja, aber sehen Sie denn nicht, dass...« könnte die Therapeutin folgendermaßen lenken: »Sie haben Ihre Probleme noch einmal sehr deutlich gemacht. Und gleichzeitig habe ich den Eindruck, dass Sie Ihrem Ziel schon wieder ein Stück näher gekommen sind, dadurch dass Sie ...«

Es stellt eine Herausforderung dar, therapeutische Haltungen in Form einer Übersicht vermitteln zu wollen. Fraglich ist, inwiefern die beschriebenen Prinzipien Allgemeingültigkeit besitzen. Denn sie werden sicherlich nicht jeder Therapeutin, jedem Patienten, jeder Störung und jedem Kontext gerecht.

❶ Beachte

Letztendlich kommt es darauf an, als Therapeutin **authentisch** zu bleiben und dabei eigene, der Therapeutenpersönlichkeit entsprechende

Wege im Kontakt mit Patienten und Angehörigen zu entwickeln. »Unechtes« oder aufgesetztes Verhalten stört das Vertrauen und den Kontakt zu Patienten und Angehörigen und wirkt sich damit hinderlich auf den Therapieerfolg aus.

Exkurs

Personale Navigation. Viele der zuvor beschriebenen Prinzipien werden im Konzept der personalen Navigation (Sternberg u. Spear-Swerling 1998) aufgegriffen. Mit der Schifffahrts-Metapher wird ein Bild aufgezeigt, bei dem der Patient als Kapitän verstanden wird, der mit seinem Schiff einen bestimmten Zielhafen ansteuert. Die Therapeutin übernimmt die Rolle einer Lotsin, die einerseits dabei hilft, Wege in Richtung Ziel festzulegen, und andererseits darauf achtet, dass der Kurs eingehalten, Stärken und Ressourcen genutzt und Klippen oder Untiefen erfolgreich umschifft werden. Als Begleiterin steht sie dem Patientin beim eigenständigen Lösen seiner Probleme zur Seite. Wesentlich ist die Erkenntnis, dass ein erfolgreiches Umschiffen von Gefahrenquellen nicht im Trockendock, sondern auf See - mit einem guten Lotsen an Bord - erlernt wird. Neuere Ansätze in der Neurorehabilitation plädieren daher dafür, Übungen nicht nur am Schreibtisch oder Computer durchzuführen, sondern alltagsnahe handlungsorientierte Therapiemethoden auszuwählen, bei denen Formen des impliziten Lernens zur Anwendung kommen (Frommelt 2005).

ⓘ Tipp

Literaturempfehlungen:
- Büttner C, Quindel R (2005) Gesprächsführung und Beratung. Springer, Heidelberg
- Prigatano GP (2004) Neuropsychologische Rehabilitation. Springer, Heidelberg
- Rogers CR (1981) Therapeut und Klient. Grundlagen der Gesprächspsychotherapie. 2. Aufl. Kindler, München
- von Schlippe A, Schweitzer J. (2003) Lehrbuch der systemischen Therapie und Beratung. Vandenhoeck & Ruprecht, Göttingen

- de Shazer S (2002) Der Dreh. Überraschende Wendungen und Lösungen in der Kurzzeittherapie. 7. Aufl. Carl Auer, Heidelberg

Fazit
- Neben fachlicher Kompetenz zeichnen sich erfolgreiche Therapeutinnen dadurch aus, dass sie ihre Behandlung individuell an den Patienten und seine persönlichen und gegebenenfalls beruflichen Bedürfnisse anpassen. Im Sinne einer **Dienstleistungsphilosophie** stehen die Wünsche und Ziele des Patienten im Mittelpunkt therapeutischer Bemühungen.
- Eine **einfühlsame, wertschätzende, offene und anregende Haltung** der Therapeutin ist von zentraler Bedeutung, um Patienten und Angehörige zur Mitarbeit zu motivieren.
- Wesentlich scheint eine **ganzheitliche Betrachtungsweise**, die neben sprachlichen Problemen auch andere mit der Hirnschädigung einhergehende Veränderungen wie neurologische, motorische, neuropsychologische und emotionale Folgen berücksichtigt.
- Durch eine **ressourcen- und lösungsorientierte Haltung** wird eine konstruktive Auseinandersetzung mit den Folgen der Hirnschädigung unterstützt.

7.2   Und wie geht's der Familie?

Anneliese Steinle

Das wahre Ausmaß einer aphasischen Störung zeigt sich weniger in einer Aphasietestung als vielmehr in den alltagssprachlichen Anforderungen an den Patienten. Im Folgenden erzählt eine Tochter, wie die sprachliche Beeinträchtigung ihres Vaters das Leben der Familie verändert und neue Rollenverteilungen erforderlich gemacht hat. Sie schildert Situationen, in denen die Sprachlosigkeit des Vaters zu frustrierenden Missverständnissen führte. Es wird deutlich, dass trotz der sprachlichen Barrieren die Nähe zum Vater mit seinen liebenswerten Seiten und Stärken nicht verloren gegangen ist.

Auswirkung der Aphasie auf die Familie

Seit mittlerweile über zwei Jahren gehöre ich zur Gruppe der Vielflieger.

Im späten Frühjahr 1998 erlitt mein Vater einen schweren Schlaganfall. Sein Leben veränderte sich dramatisch, und, wie zu Beginn in keinster Weise vorstellbar, auch meines und das meiner Familie.

Die unbeschwerlichste Veränderung in meinem Leben bedeuten die vielen Stunden, die ich seither ziemlich regelmäßig auf den Flügen zwischen meinem Wohnort in den USA bzw. in Tokio und meinen Eltern in München verbringe.

Die wirklich belastenden und oft so schwer zu akzeptierenden Auswirkungen dieser Krankheit tragen wir im Alltag, der völlig neu gefunden werden musste – für meinen Vater, meine Mutter, die nunmehr hauptsächlich Pflegerin meines Vaters rund um die Uhr geworden ist, aber auch für meine Schwester und mich, die wir uns darin abwechseln, das Gelingen der neu geregelten Lebensumstände unserer Eltern aufrechtzuerhalten und unsere sehr geforderte Mutter regelmäßig zu entlasten. Nicht unerwähnt bleiben sollen mein Ehemann und der meiner Schwes-ter, die uns seitdem zeitlich großzügig mit unseren Eltern teilen, Organisatorisches für unsere Eltern übernehmen und als Mut zusprechende Gesprächspartner immer für uns da sind.

Die ersten Tage nach dem Schlaganfall

Es vergingen damals im Krankenhaus bedrückend lange Tage, bis mein Vater aus einem komaähnlichen Zustand erwachte. Ziemlich schnell erkannten wir das Ausmaß dieses Schlaganfalls. Die banalsten Dinge des Alltags wusste mein Vater nicht mehr einzuordnen, geschweige denn auszusprechen.

Einmal reichte ich ihm seinen Rasierapparat. Verunsichert schaute er mich an, bevor er, von mir kräftig ermutigt, vorsichtig nach ihm griff. Etwa zeitgleich betrat eine Krankenschwester das Zimmer. Sie nahm meinem Vater den Rasierapparat ab, schaltete ihn ein und fuhr meinem Vater ziemlich unsanft ins Gesicht mit den Worten: »Dafür ist ein Rasierer gedacht.« Mein Vater erschrak sehr, und seine Unfähigkeit, sich verbal auflehnen zu können, entsetzten und lähmten auch mich. Ich kämpfte mit meinen Tränen, und mir wurde bewusst, dass die Betreuung unseres hilf- und sprachlos gewordenen Vaters weit über die bloße Sorge um sein körperliches Wohlbefinden hinausgehen würde.

Aufnahme in die Rehabilitation

Nach sechswöchigem Krankenhausaufenthalt konnte mein Vater endlich die Reise in die Rehabilitationsklinik antreten. An diesem Morgen hielt ich ihm zwei Schlafanzüge zur Auswahl hin und wollte, dass er auf einen zeigt. Es war ihm nicht möglich, diese Entscheidung zu treffen. Nicht, weil er sie nicht treffen wollte – sein irritierter, verzweifelter Augenausdruck verriet: Er konnte es nicht mehr. Es tat mir fürchterlich Leid, Ursache dieser frustrierenden Situation gewesen zu sein. Seitdem aber weiß ich, wie wichtig es ist, den Augenausdruck unseres Vaters zu beobachten. Er ist zu einem aussagekräftigen Instrument geworden, Haltungen und Empfindungen unseres Vaters gegenüber Situationen, Vorhaben und auch Mitmenschen abzulesen. Und dennoch – im Vergleich zu sprachlichem Ausdrucksvermögen – ein dürftiger Ersatz! Fehlinterpretationen bleiben nicht aus, und nicht nur unser Vater kämpft diesbezüglich darum, härter im Nehmen zu werden.

In der Rehabilitationsklinik konnte mein Vater endlich an den ersten Therapieprogrammen teilnehmen. Angehörige waren als zuschauende Gäste willkommen. So begleitete ich meinen Vater zu einer Sprachtherapiestunde. Nachdem uns die Logopädin begrüßt hatte, wurde mein Vater sichtlich unruhig. Mit seiner linken Hand hielt er das Rollstuhlrad fest, um die Therapeutin daran zu hindern, ihn an den Tisch zu schieben. Während er mich Hilfe suchend anschaute, redete ihm seine Lehrerin gut zu, deutete aber auch an, dass Rehabilitationsplätze eigentlich nur für motivierte Patienten sinnvoll seien. Nachdenklich wurde ich wieder weggeschickt. Diese Interpretation des Verhaltens meines Vaters passte so gar nicht zu ihm. So lange ich ihn kenne, zeigte mein Vater seine Bereitschaft, sich einzuordnen. Er vermied es sorgfältig, mit seinem Verhalten andere möglicherweise zu kränken. Nach der Therapiestunde wurde mein Vater ziemlich niedergeschlagen in sein Zimmer zurückgebracht. Den Grund seiner vorherigen Auflehnung entdeckte ich kurz darauf: Mein Vater musste nicht nur wieder lernen zu erspüren, wann es Zeit ist, zur Toilette zu gehen, er musste auch ganz neu lernen, wie er dieses Bedürfnis ausdrücken kann. Zu Beginn der Sprachtherapiesitzung bemerkte er wohl, wie die unliebsame Windel bereits am Überlaufen war. Ungeachtet seines Schamgefühls ließen wir ihm keine andere Wahl, als die Therapiestunde durchzustehen. Auch heute noch machen mir Missverständnisse, deren Folgen mein Vater aushalten muss, sehr zu schaffen.

Umgang mit der Aphasie im Alltag

Insgesamt gesehen, können wir alle mittlerweile gelöster und viel sicherer mit dieser Krankheit umgehen. Einen großen Anteil daran schreiben wir der von Anfang an regelmäßig stattfindenden Sprachtherapie zu. Mein Vater lernte, sein noch verbliebenes geistiges Leistungsvermögen zu erkennen und für sich zu nutzen. Er verfügt inzwischen über ein beachtliches nichtsprachliches Mitteilungsrepertoire. Damit einhergehend, entwickelte er ein bewundernswertes Selbstbewusstsein als Behinderter.

Innerhalb der ihm vertrauten Umgebung teilt sich mein Vater mit Handbewegungen mit. Er zeigt zur Wohnzimmertür, wenn er fernsehen will, und zur Toilettentür, wenn er dorthin gebracht werden möchte. Er deutet rechtzeitig Richtung Uhr, damit wir Therapiestunden, Arzttermine oder sonstige Vereinbarungen nicht versäumen. Holt er seine Straßenschuhe selbst, unterstreicht er damit eine bereits gebotene Eile. Zieht er am Abend das Hemd aus, ist das sein Zeichen, ins Bett gehen zu wollen. Wir selbst haben uns auch an die eingeschränkten Ausdrucksmöglichkeiten angepasst. Taschentücher, Zeitschriften und ein immer gefülltes Tee- oder Saftglas stehen ihm zur Selbstbedienung bereit. Darüber hinaus haben wir uns angewöhnt, einfache Fragen zu formulieren und diese so zu stellen, dass er mit Ja oder Nein antworten kann.

Fehldeutungen seiner Gesten sind allerdings nicht ausgeschlossen. Nachdem ich meinen Vater einmal ins Bett gebracht hatte, zeigte er mit seiner Hand nach oben Richtung Zimmerdecke. Also suchte ich die Zimmerdecke nach irgendetwas Ungewöhnlichem ab – nach einer Spinne vielleicht. Irgendwann merkte ich, dass mir mein Vater äußerst amüsiert dabei zusah. Ich war also auf der falschen Fährte. Die bewährte, wenn auch zeitaufwändige Methode über Ja-oder-Nein-Fragen brachte die Lösung: Mein Vater wollte das Kopfteil seines Bettes etwas höher gestellt haben. Meine Mutter, im Dialog mit meinem Vater weitaus geschulter, war mit dieser Handbewegung bereits vertraut.

Dank einer zunehmend reichhaltigeren und präziseren Zeichensprache und unseres selbstbewusster und damit auch einfallsreicher gewordenen Vaters klappt das einfache alltägliche Zu-

sammenleben immer sicherer und reibungs-
loser.

Auswirkung der Aphasie auf die Partnerschaft

Dass unsere Eltern weiterhin zusammen leben
können und einen einigermaßen geregelten Alltag wiederhergestellt haben, hätten wir nach dem
beängstigenden Zustand unseres Vaters unmittelbar nach dem Schlaganfall nicht zu hoffen gewagt.
Die unzähligen Einschränkungen und notwendigen äußeren Veränderungen wie der Umzug in
eine betreute Wohnung nimmt meine Mutter er-
staunlich tapfer in Kauf.

Das Ausmaß der Veränderungen in ihrer Part-
nerschaft mit meinem Vater ist für meine Mutter
schwer zu tragen und stimmt sie oft traurig. Die
Balance zwischen Geben und Nehmen gibt es fast
nicht mehr. Meine Mutter kämpft, regelt, organisiert, pflegt, tröstet und spricht Mut zu. Sie bringt
so viel mehr ein, als mein Vater in der Lage ist zu-
rückzugeben. Wie sie mir erzählte, hält mein Vater aber immer ihre Hand sehr fest, wenn er ihre
Erschöpfung spürt.

Keinen Ersatz gibt es für den nicht mehr möglichen Austausch im Gespräch mit meinem Vater, den sie so sehr vermisst. Dass auch mein Vater gerade darunter schwer leidet, mussten wir vor
nicht allzu langer Zeit erfahren. Gleich am ersten Abend, nachdem ich einmal wieder in München bei meinen Eltern war, freute ich mich über
den Besuch meiner Schwester und meines Schwa-
gers. Wir saßen alle zusammen und tauschten unsere Neuigkeiten aus. Irgendwann im Laufe des
Abends kamen wir darauf zu sprechen, was ge-
schehen soll, wenn unsere Mutter den jetzigen
Aufgaben und Herausforderungen aufgrund ihres Alters und ihrer eingeschränkten Gesundheit
nicht mehr gewachsen sein würde. Wir haben von
Anfang an darauf geachtet, unseren Vater bei An-
gelegenheiten, die auch ihn betreffen, mit einzubeziehen, auch wenn wir uns darauf beschränken müssen, Sachverhalte einfach verständlich
und aufs Notwendigste zusammengefasst zu erklären. So auch dieses Mal. Es war für meinen Va-

ter schon ziemlich spät – seit seiner Krankheit benötigt er sehr viel mehr Schlaf als vorher –, als er
ein Zeichen gab, ins Bett gehen zu wollen. Wir un-
terbrachen unser Gespräch und kümmerten uns
darum. An seinen traurigen Augen konnte man
ablesen, wie sehr ihn dieses Thema belastete. Meine Mutter wiederholte noch einmal Teile unserer
Unterhaltung und betonte die Notwendigkeit, sich
auch einmal darüber austauschen zu müssen. Dabei stellte sie deutlich heraus, dass es keinen konkreten Anlass zu diesem Gespräch gab. Sie ver-
sprach ihm, gut auf sich zu achten, um die jet-
zige gemeinsame Lebensform so lange wie möglich aufrechterhalten zu können. Daraufhin versuchte mein Vater angestrengt, meiner Mutter zu
antworten. Trostlos über seine vergebliche Mühe
brach er in heftige Tränen aus.

Meinen Vater derart eingeschlossen in seiner
Sprachlosigkeit zu erleben kostet sehr viel Kraft.
Manchmal überlege ich mir, woher die Energie
kommt, mit der ich immer wieder sehr gerne meine Reisen zu meinen Eltern unternehme. Zum einen ist es wohl die Erinnerung an meinen Vater,
so wie er vor seiner Krankheit war. Ich hatte das
große Glück, einen gerechten, verständnisvollen
und sehr sensiblen Vater zu haben, der die befrei-
ende Gabe hatte, auch Misslungenem eine positive oder zumindest amüsante Seite abzugewinnen. Zum anderen ist es die Dankbarkeit, meinen
Vater noch zu haben, zwar nicht mehr so wie früher, aber nicht weniger liebenswert.

Vor einem Jahr zur Oktoberfestzeit kaufte ich
mir in München eine Trachtenlederhose. Nach
meiner Vorstellungsrunde zu Hause ließ mich
meine auffallend kommentarlose Mutter kurz an
meinem Kauf zweifeln. Als aber das Aufleuch-
ten in den Augen meines Vaters und sein zustim-
mendes Kopfnicken meine Wahl bekräftigten,
stand fest, dass ich das zünftige Stück stolz tragen
würde. Bald sogar schon wieder zum diesjährigen
Ausflug aufs Oktoberfest. Mein Vater freut sich
schon darauf!

Fazit

- Dieser Erfahrungsbericht eröffnet einen »Blick hinter die Kulissen«. Er unterstreicht die Notwendigkeit, einen Patienten nicht nur als »Fall« mit seinen Defiziten und Störungen zu betrachten.

- Für ein gelungenes Zusammenleben in der Familie und für eine erfolgreiche Zusammenarbeit in der Therapie gilt, dass trotz der Beeinträchtigungen der ganze Mensch mit seiner Persönlichkeit und seinen Erfahrungen zu sehen und zu respektieren ist.

7.3 Wie sollte man sich im Gespräch verhalten?

Jede Aphasie wirkt sich hinderlich auf ein Gespräch aus. Angehörige stehen oft sehr schnell vor der Frage, wie sie sich richtig verhalten und den Betroffenen sprachlich unterstützen können. Hier werden Kommunikationsstrategien beschrieben, die eine Unterhaltung erleichtern. Dabei können sich Sprachgesunde an die sprachlichen Schwierigkeiten des Patienten anpassen, aber auch die Patienten selbst können durch bestimmte Verhaltensweisen zum Gelingen einer Unterhaltung beitragen.

Menschen mit einer Aphasie profitieren von einer **ruhigen Gesprächsatmosphäre**. Die Gesprächspartner sollten nicht unter Zeitdruck stehen und Interesse an dem Thema haben, das besprochen wird. Radio oder Fernseher werden ausgeschaltet und ablenkende Dinge weggeräumt. Gegebenenfalls zieht man sich für eine Unterhaltung zurück, damit unbeteiligte Personen nicht die Aufmerksamkeit des Patienten auf sich ziehen. Eine **schmerzfreie Körperhaltung** des Patienten erhöht zusätzlich seine Konzentration auf das Gespräch.

Während der Unterhaltung ist ein konstanter **Blickkontakt** zwischen den Gesprächspartnern hilfreich. Eine ausreichende Beleuchtung sorgt dafür, dass der Patient Mimik, Gestik und Mundbild eines Gesprächspartners zum besseren Verständnis nutzen kann. Unter Umständen muss die **Aufmerksamkeit** des Patienten erst abgewartet oder durch Körperkontakt bzw. sprachlichen Hinweis provoziert werden.

Eine weitere Hilfe kann sein, das Gesprächsthema zunächst über **Schlüsselbegriffe** klarzustellen.

Beispiel

»Ich möchte mit Ihnen noch mal über die Rehaklinik sprechen.«

Sowohl der Patient als auch seine Angehörigen sollten angeregt werden, in der Unterhaltung ganz bewusst **zusätzliche Kommunikationsmittel** einzusetzen. Dazu gehören Mimik, Gestik oder die Möglichkeit, einen Sachverhalt zeichnerisch zu verdeutlichen. Wenn möglich, kann auch die **Schriftsprache** eingesetzt werden.

ⓘ Tipp

Es ist hilfreich, für ein Gespräch Papier und Stifte bereitzulegen. So können Gesprächsinhalte schriftsprachlich oder zeichnerisch verdeutlicht und »festgehalten« werden.

❗ Beachte

Generell gilt es, einen Menschen mit einer Aphasie in seinem Bemühen zu unterstützen, sich zu verständigen.

Dazu gehört, dass er nicht ständig unterbrochen oder ihm das Wort »aus dem Mund genommen« wird. Ein Gesprächspartner greift dann ein, wenn der Patient ihm signalisiert, dass er Hilfe braucht. Dabei empfiehlt es sich, **Ergänzungen in Form von Fragen** zu formulieren. So bleibt der Patient weiterhin möglichst gleichberechtigt in das Gespräch integriert, und seine Mitteilungsabsicht wird nicht durch eine möglicherweise

7

falsche Ergänzung verändert. Durch die Frageformulierung wird »der Ball« wieder an den Patienten zurückgegeben.

Beispiel

Der Patient erzählt der Therapeutin: »Gestern hat uns unsere äh ... na, also unsere ...« (Hilfe suchender Blick zur Ehefrau). Die Ehefrau führt weiter: »Wolltest du erzählen, dass unsere Tochter da war?« Und der Patient nickt erleichtert: »Ja, genau, unsere Tochter war hier, da hab ich mich so gefreut.«

Es ist ratsam, dem Patienten eine **Rückmeldung** darüber zu geben, was er verständlich oder nicht verständlich ausgedrückt hat. Über Nachfragen und Raten kann eine missverständliche Äußerung geklärt werden. So erfährt der Patient ein Interesse an dem, was er mitteilen möchte.

Beispiel

Die Patientin bittet ihren Ehemann: »Ich brauche neue Wischern und auch noch die Seiten äh also so ein Seifending.« Der Ehemann fragt zurück: »Du brauchst eine neue Seife, das hab ich verstanden. Und was war das andere? Was meinst du mit dem Wort Wischern? Was zum Abwischen – Taschentücher vielleicht?« Die Patientin schaut kritisch: »Nein, nicht das ... also für mich beim Anziehen so oder so.« Und der Ehemann fragt weiter: »Ach so, dann brauchst du vielleicht neue Unterwäsche?« Die Patientin: »Ja, natürlich, das ist das alles gewest.«

Dabei geht es nicht darum, auf fehlerfreien Äußerungen zu bestehen. Solange der Inhalt verständlich vermittelt worden ist, bleiben sprachliche Fehler unberücksichtigt.

❗ **Beachte**

Fehlerkorrekturen sollten nur auf Wunsch des Patienten erfolgen.

Bei eingeschränktem Sprachverständnis profitiert ein Patient davon, wenn der Gesprächspartner **etwas langsamer und betont** spricht, dabei **kurze Äußerungen** bildet und durch **sinnvolle**

Pausen in längeren Gesprächssequenzen das Verarbeiten der Informationen erleichtert.

Beispiel

Die Ehefrau erzählt dem Patienten: »Eben war ich doch in der Stadt ... Und rate mal, wen ich dort getroffen habe? ... Den Walter aus der Selbsthilfegruppe! ... Er hat nach dir gefragt ... und er will dich besuchen ... vielleicht kommt er morgen Nachmittag vorbei ... Was meinst du, soll ich dann einen Kuchen backen?«

Ebenso unterstützen **Mimik** und **Gestik**, evtl. auch zusätzliche **schriftsprachliche** oder **zeichnerische Hilfen** das Verstehen. Nicht verstandene Äußerungen sollten bei Wiederholung umformuliert werden.

Beispiel

»Hast du Durst?« – Patient: ???
»Möchtest du etwas trinken?« – Patient: »Ja!«

Es empfiehlt sich, wichtige Informationen über **Entscheidungsfragen** einzuholen und durch **Gegenfragen** abzusichern:

Beispiel

»Soll ich das Geld aufs Konto einzahlen?« – Patient: »Ja.«
»Oder willst du das Geld im Portemonnaie behalten?« – Patient: »Nein.«

Da das eingeschränkte Verstehen bei einem Patienten mit einer Sprachstörung nicht auf eine Beeinträchtigung des Gehörs zurückzuführen ist, hilft es ihm nicht, wenn lauter gesprochen wird. Ebenso sollte er nicht durch Äußerungen im Telegrammstil oder in einer »Babysprache« verwirrt oder gedemütigt werden.

❗ **Beachte**

Schnelle Themenwechsel oder Gespräche mit mehreren Personen sollten zunächst vermieden werden, um die rezeptiven Fähigkeiten des Patienten nicht zu überfordern.

Trotz sprachlicher Beeinträchtigungen und eingeschränkter Selbstständigkeit ist es von grundlegender Bedeutung, dem Patienten **Wertschätzung** und **Anerkennung** entgegenzubringen. Das bedeutet z. B., dass der Patient in Gespräche und Entscheidungsfindungen einbezogen wird. Dies ist über Blickkontakt, Einsatz von Mimik und Gestik und Formulieren einfacher Ja-Nein-Fragen auch bei schwer gestörten Patienten möglich.

❗ Vorsicht

Auf keinen Fall sollte in Gegenwart über den Patienten gesprochen werden mit der Vorstellung, er verstehe es nicht.

❗ Beachte

Es ist offensichtlich, dass diese Anregungen nicht nur für Angehörige, sondern für alle Gesprächspartner gelten, die sich mit einem Menschen mit einer Aphasie unterhalten. Die Sprachtherapeutin übernimmt dabei die Rolle des Modells, an dem sich die Angehörigen oder Mitglieder des therapeutischen Teams orientieren können (◘ Tab. 7.1).

◘ Tabelle 7.1. Kommunikativer Umgang mit einem Patienten mit einer Aphasie	
Bereiche	**Zu beachten**
Zeitliche Voraussetzungen	▬ Nicht unter Zeitdruck stehen.
Räumliche Voraussetzungen	▬ Ablenkungen vermeiden. ▬ Für ausreichende Beleuchtung sorgen.
Persönliche Voraussetzungen	▬ Beiderseitiges Interesse am Gesprächsthema. ▬ Schmerzfreie Körperhaltung. ▬ Aufmerksamkeit des Patienten.
Kommunikative Bedingungen	▬ Blickkontakt herstellen. ▬ Mimik und Gestik einsetzen. ▬ Thema über Schlüsselbegriffe klarstellen. ▬ Gegebenenfalls Sachverhalte zusätzlich aufzeichnen oder aufschreiben.
Therapeutenverhalten	▬ Äußerungen des Patienten unterstützen: nicht ständig unterbrechen oder das Wort »aus dem Mund nehmen«. ▬ Eingreifen, wenn Hilfe erforderlich ist oder gewünscht wird. ▬ Rückmeldungen über verständliche und missverständliche Äußerungen, Klärung durch Nachfragen oder Raten. ▬ Außerhalb der Übungssituation nicht ständig Fehler korrigieren.
Sprecherverhalten	▬ Bei mittelschweren und schweren Beeinträchtigungen im Verständnis kurze Äußerungen bilden, etwas langsamer sprechen, Schlüsselbegriffe betonen, sinnvolle kurze Pausen in längeren Äußerungen machen, nicht verstandene Äußerungen umformulieren, schnelle Themenwechsel vermeiden, trotzdem sprachlich korrekte Äußerungen formulieren. ▬ Bei mittelschweren bis schweren Beeinträchtigungen im Sprechen Entscheidungsfragen formulieren.

7

Fazit

- Unabhängig von den Erfolgen der sprachsystematischen Therapie sind Verbesserungen in der Kommunikation allein durch ein **verändertes Sprecher- und Hörerverhalten** von Patienten oder Angehörigen möglich.
- Dazu gehören eine **ruhige Gesprächsatmosphäre**, ein stabiler **Blickkontakt** zwischen den Gesprächspartnern sowie der Einsatz von **Mimik, Gestik, Zeichnungen** und evtl. der **Schriftsprache**.
- Da der Inhalt einer aphasischen Äußerung wichtiger als die Form ist, sollten Fehler nur auf Wunsch des Patienten korrigiert werden.
- Bei eingeschränktem Sprachverständnis sollten **Äußerungen** möglichst **kurz**, syntaktisch **einfach**, mit **Betonung** und **kurzen Pausen** vorgetragen werden.
- Fragen sind vorzugsweise als **Ja-Nein-Fragen** zu formulieren.
- Adaptive Therapiemaßnahmen in Form von **Angehörigenberatungen**, ggf. auch über ein kommunikatives Training von Angehörigen und Patienten, sind wichtiger Bestandteil einer sprachtherapeutischen Behandlung (vgl. Bongartz 1998).

7.4 Welche Fragen werden in der Beratung gestellt?

Erfahrungen in der Beratung von Patienten mit einer Aphasie und deren Angehörigen zeigen, dass den Betroffenen zum Teil ähnliche Gedanken und Sorgen durch den Kopf gehen. Die wichtigsten Fragen werden angeführt und beantwortet. Die Antworten dienen als Anregungen für die Vorbereitung auf ein Beratungsgespräch.

❶ Beachte

Eine Angehörigenberatung setzt das **Einverständnis des Patienten** voraus.

7.4.1 Ist jetzt die ganze Sprache verloren? Muss alles neu gelernt werden?

Nur bei ausgedehnten Läsionen können Teile des Sprachwissens verloren gehen (▶ Kapitel 3.4, »Wie kann man aphasische Fehler erklären?«). Häufig handelt es sich bei einer Aphasie jedoch nicht um einen »Sprachverlust«, sondern um einen **gestörten Zugriff auf die Sprache** (vgl. Kotten 1991). In einer Unterhaltung zeigt sich das beispielsweise dann, wenn Wörter mal fehlen, mal jedoch mühelos – passend oder unpassend – geäußert werden. Patienten berichten außerdem häufig, dass ihnen ein in der Therapiestunde gesuchtes Wort schließlich auf dem Heimweg doch noch eingefallen sei. Außerdem können sprachliche Leistungen in vielen Fällen über spezifische Hilfestellungen aktiviert werden.

Die Idee der **Zugriffsstörung** impliziert auch, dass nicht jeder Laut, jedes Wort oder jede Satzstruktur trainiert werden muss. In der Sprachtherapie werden Bereiche des Sprachsystems mit passenden Übungen ganz allgemein angeregt. Erlernte Fähigkeiten und Strategien können dann allmählich auf alltägliche Situationen übertragen werden.

❶ Beachte

Vergleicht man die Sprache mit einem Lexikon, so sind durch die Hirnschädigung nicht alle Einträge gelöscht. Vielmehr sind sie durcheinander geraten, und der Weg zum Lexikon ist blockiert. In der Therapie geht es, bildlich gesprochen, nicht darum, jeden Eintrag aus einem Lexikon zu üben, sondern Wege zu schaffen, wieder zügig auf das Lexikon zuzugreifen, die Einträge zu ordnen und die Suche im Lexikon zu erleichtern.

Auch wenn viele Betroffene ihre Sprachthera-peutin als Lehrerin bezeichnen, ist die Therapie nicht mit einer Lern- oder Schulsituation zu ver-gleichen. Es geht **nicht um einen Neuerwerb von Sprache**, sondern um eine **Reaktivierung**. Der Wissens- und Erfahrungsschatz eines Patienten schafft einen Ausgleich zu seiner sprachlichen Benachteiligung und ermöglicht eine gleichbe-rechtigte Ebene zwischen Patient und Therapeu-tin.

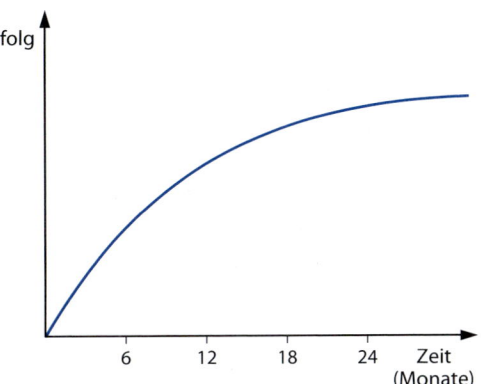

◻ **Abb. 7.1.** Idealtypische Erfolgskurve nach vaskulärer Hirnschädigung

7.4.2 Wird der Patient jemals wieder richtig sprechen können? Wie lange können wir mit Fortschritten rechnen?

Untersuchungen zufolge
- bildet sich ungefähr jede dritte Aphasie we-nige Wochen nach der Hirnschädigung weit-gehend zurück;
- verläuft die Erfolgskurve bei denen, die lang-fristig unter den Folgen einer Aphasie zu lei-den haben, flacher (▸ Kapitel 3.5, »Verlauf von Aphasien«);
- können durch gezielte Sprachtherapie **in je-dem Fall Verbesserungen in der Kommunika-tion** erreicht werden.

Dennoch berichten selbst gut rehabilitierte Pati-enten, dass sie in ihrer sprachlichen Ausdrucks-fähigkeit beeinträchtigt seien – auch wenn Au-ßenstehende keine Auffälligkeiten entdecken.

⊘ **Beachte**

In der Sprachtherapie besteht das oberste Ziel meist nicht darin, den Patienten zum fehler-freien Sprechen zurückzuführen (genau ge-nommen sprechen auch Hirngesunde nicht fehlerfrei), sondern darin, die kommunikativen Fähigkeiten so weit auszubauen, dass Missver-ständnisse weitgehend vermieden werden und der Patient möglichst selbstständig an einer Kommunikation teilnehmen kann.

Die weitere Entwicklung lässt sich unter Berück-sichtigung des bisherigen Verlaufs und der indi-viduellen Prognosekriterien (▸ Kapitel 2.2, »Wo-durch kommt es zu einer Aphasie?«) einschät-zen. Eine genaue Vorhersage kann nicht getrof-fen werden.

Patienten, deren Hirnschädigung schon ei-nige Jahre zurückliegt, berichten immer noch von Fortschritten, auch wenn diese mit der Zeit kleiner und weniger offensichtlich werden. Die Meinung, dass rehabilitative Entwicklungen nach zwei Jahren abgeschlossen seien, ist nicht haltbar.

⊘ **Beachte**

Die **deutlichsten Fortschritte** sind vor allem in den ersten Monaten und Jahren zu erwarten (◻ **Abb. 7.1**).

7.4.3 Hat die Sprachstörung Einfluss auf die Intelligenz?

Aphasie ist eine Sprachstörung, **keine Denkstö-rung** (▸ Kapitel 2.1, »Was bedeutet eigentlich Aphasie?« und ▸ Kapitel 3.4, »Wie kann man aphasische Fehler erklären?«). Wie ein Tourist mit unzureichenden oder fehlenden Fremdspra-chenkenntnissen im Ausland nicht gleich »für dumm gehalten« wird, so sind auch die sprachlichen Einschränkungen eines neurologischen Patienten nicht mit einem Mangel an Intelligenz gleichzusetzen. Auch wenn Wünsche und Bedürfnisse sprachlich nicht oder unzureichend ausgedrückt werden können, kann ein Mensch mit einer Aphasie ein Anliegen über Zeigen oder Aufzeichnen, mit Mimik oder Gestik verdeutlichen. Ebenso weiß er um die Eigenschaften und den Gebrauch von Gegenständen, auch wenn er diese nicht oder falsch benennt. Er kann **folgerichtig denken** und nach wie vor **auf sein Wissen und seine Lebenserfahrungen zurückgreifen**. Situationen des täglichen Lebens werden richtig eingeschätzt und mit adäquatem Verhalten beantwortet (Huber u. Ziegler 2000). Da Intelligenztests in der Regel auch auf kommunikative Fähigkeiten zurückgreifen, verwundert es nicht, dass Patienten mit einer Aphasie in Intelligenztests schlechter abschneiden als Hirngesunde (Huber et al. 1997).

7.4.4. Kann eine Sprachtherapie durch sprachliche Anregung im Alltag ersetzt werden?

Mit gezielter Sprachtherapie können Effekte erzielt werden, die über spontane Rückbildungsprozesse hinausgehen (▶ **Kapitel 10.1**, »Maßnahmen zur Qualitätssicherung«; Greitemann 1988). Dabei wird die hirnorganische Erholung unterstützt, erleichtert und in richtige Bahnen gelenkt.

❶ Beachte

In der logopädischen Behandlung werden sprachliche Leistungen genau analysiert und mittels individuell ausgewählter symptomspezifischer und alltagsbezogener Übungen reaktiviert. Dabei orientieren sich Übungsmaterial, Übungsaufbau und Hilfestellungen eng an den Bedürfnissen und aktuellen Fähigkeiten eines Patienten.

Eine alltägliche Unterhaltung ist dagegen so komplex und variabel angelegt, dass einzelne Fähigkeiten nur unzureichend trainiert werden können. In vielen Fällen überfordert die Teilnahme an einem alltäglichen Gespräch den Patienten in seinen kommunikativen Möglichkeiten – allein aufgrund des zeitlichen Drucks kommen aktivierbare sprachliche Fähigkeiten oft nicht zum Tragen.

Eine **sprachliche Anregung im Alltag unterstützt die sprachtherapeutischen Bemühungen**, wenn der Patient dabei nicht ständig überfordert ist und sich mit seinen (wiederhergestellten) kommunikativen Fähigkeiten einbringen kann.

7.4.5 Sollen Fehler in der Unterhaltung verbessert werden? Was kann therapiebegleitend geübt werden?

❶ Beachte

In einer Unterhaltung steht der **funktionale Aspekt der Sprache im Vordergrund**, formale Aspekte werden zurückgestellt.

Das bedeutet, dass sprachliche Fehler unberücksichtigt bleiben, solange der Inhalt verständlich vermittelt werden konnte. Eine fehlerhafte und dadurch missverständliche Äußerung kann über Nachfragen und Raten vonseiten des Gesprächspartners geklärt werden. Eine Fehlerrückmeldung erfolgt nur auf ausdrücklichen Wunsch des Patienten.

Angehörige als Co-Therapeuten. Das gemeinschaftliche Üben von Angehörigen mit dem Patienten sollte gut überdacht und mit dem Patienten abgesprochen werden. Ist die Beziehung stabil, der Leidensdruck sehr hoch und die Motivation von Patient und Angehörigen sehr groß, können Angehörige – mit Einverständnis des Patienten – angeleitet werden, einfache Übungen auch zu Hause gemeinsam durchzuführen. Dabei müssen die Angehörigen ganz genau mit ihren Aufgaben in der Durchführung vertraut gemacht werden.

❗ Beachte

> Es kann eine familiäre Beziehung belasten, wenn Angehörige zugleich die Rolle von Co-Therapeuten übernehmen. Fehlerrückmeldungen und Kritik kann der Patient von Sprachtherapeutinnen aufgrund der professionellen Distanz oft viel besser annehmen als von Familienangehörigen oder Freunden.

Häusliche Übungen. Auf Wunsch des Patienten bereitet die Therapeutin häusliche Übungen vor. Es ist nachvollziehbar, wenn Patienten oder Angehörige bestrebt sind, diese Übungen in der nächsten Therapiestunde möglichst fehlerfrei zu präsentieren. Manche Angehörigen korrigieren daher in guter Absicht die Aufgaben systematisch. Allerdings vermitteln Ergebnisse, die nur aufgrund einer Korrektur von außen fehlerfrei sind, einen falschen Eindruck von dem tatsächlichen Leistungsstand des Patienten und ziehen weitere überfordernde Aufgabenstellungen nach sich. In diesem Fall entlastet der Hinweis durch die Sprachtherapeutin, dass sie aufgrund der Übungsanforderungen eine fehlerfreie Lösung gar nicht erwartet.

❗ Beachte

> Auch im Rahmen häuslicher Übungen sollten Eigenverantwortlichkeit und Selbstständigkeit eines Patienten unterstützt werden.

7.4.6 Warum merkt man in der Unterhaltung denn nichts von den sprachlichen Verbesserungen?

Ein Gespräch stellt die **größte sprachliche Herausforderung** für einen Patienten mit einer Aphasie dar. Einerseits muss das Gehörte eindeutig verstanden werden, andererseits müssen die eigenen

Äußerungen im Hinblick auf Wortwahl, Lautbildung und Satzbau sorgfältig formuliert werden. Nicht selten verschlechtern sich durch die komplexen Anforderungen sogar einzelne in der Therapie schon stabil aktivierbare Fähigkeiten.

❗ Beachte

> Das anspruchsvollste Ziel in der Sprachtherapie stellt die Übertragung von trainierten kommunikativen Fähigkeiten in eine Unterhaltung dar.

Da das Gehirn hochspezialisiert arbeitet und seine reorganisatorischen und kompensatorischen Fähigkeiten mit großem Zeitaufwand verbunden sind, werden **Veränderungen** weniger nach Tagen und Wochen, sondern eher **nach Monaten und Jahren offensichtlich**.

Damit auch Angehörige Fortschritte erkennen und mitverfolgen können, sollten sie mit Zustimmung des Patienten von Zeit zu Zeit an sprachtherapeutischen Sitzungen teilnehmen.

7.4.7 Sind Menschen mit einer Aphasie überhaupt noch geschäftsfähig?

Eine schwere sprachliche Beeinträchtigung kann die **Einrichtung einer Betreuung** notwendig machen. Dabei ist vor allem das Sprachverstehen von herausragender Bedeutung. Kann nicht sicher davon ausgegangen werden, dass ein Patient einen wichtigen Sachverhalt, wie beispielsweise eine Testamentsfassung, eindeutig versteht, erhebt sich die Frage, wer stattdessen Dokumente in seinem Sinne verfasst und unterschreibt.

Eine gerichtlich bestellte Betreuungsperson kommt dann in Betracht, wenn sich kein Familienangehöriger findet, der notwendige **Entscheidungen** und **Aufgaben** übernimmt, wie z. B.

- eine Vertretung bei Behörden,
- die Sorge für das Vermögen des Patienten,
- die Sorge für die Gesundheit des Patienten oder
- eine Unterbringung in einem Alten- oder Pflegeheim.

Die Einrichtung einer Betreuung kann auch dann sinnvoll sein, wenn die familiären Verhältnisse durch Misstrauen belastet sind und beispielsweise der eine Sohn dem anderen vorwirft, das Geld des kranken Vaters nur zu seinem eigenen Nutzen zu verwalten.

Die Notwendigkeit einer Betreuung wird sorgfältig in Absprache mit dem Patienten, seinen Angehörigen, dem therapeutischen Team und dem behandelnden Arzt geprüft. Der Arzt stellt dann einen Antrag auf Einrichtung einer Betreuung. Die Entscheidung über die Notwendigkeit und Aufgabenbereiche eines Betreuers erfolgt durch das Vormundschaftsgericht. Gesetzliche Regelungen finden sich im Bürgerlichen Gesetzbuch (BGB §1896).

> ! **Vorsicht**
>
> Prinzipiell hat eine Betreuung keine Entrechtung zur Folge, sie hat dementsprechend keine Auswirkungen auf die Geschäftsfähigkeit.

Die Frage nach der **Geschäftsfähigkeit** wird unabhängig von der Betreuungsnotwendigkeit geklärt und hängt generell davon ab, ob die freie Willensbestimmung aufgrund einer psychischen Erkrankung beeinträchtigt ist. Geschäftsunfähig ist demnach, wer Entscheidungen in ihrem Wesen, ihrer Bedeutung und ihrer Tragweite nicht adäquat erfassen sowie Handlungen danach ausrichten kann (BGB §104). Im Unterschied zum betreuten Patienten ist die Unterschrift eines geschäftsunfähigen Patienten rechtlich gesehen ungültig.

Beratungshilfe bietet der Bundesverband für die Rehabilitation der Aphasiker e.V. (Adresse ▶ **Kapitel 11**, »Kontaktadressen«).

7.4.8 Welche Informationen gibt es für Angehörige?

In den letzten Jahren sind eine Reihe von Broschüren und Büchern veröffentlicht worden, mit deren Hilfe sich Angehörige über Aphasie informie-

ren können. Im Gegensatz zu den Büchern sind die Informationsbroschüren entweder kostenlos oder gegen eine geringe Schutzgebühr zu erhalten. Qualität und Quantität der Informationsschriften sind zum Teil recht unterschiedlich. Einen Überblick über das Angebot geben die ▢ **Tabellen 7.2** und **7.3**, die auch jeweils eine kurze Inhaltsangabe und Bewertung enthalten.

7.4.9 Leistungen für Angehörige aus der Pflegeversicherung

Pflegende Angehörige. Aufgrund von ausgeprägten sprachlichen Schwierigkeiten können Patienten mit einer Aphasie auf eine zeitweise oder dauernde Unterstützung von Angehörigen angewiesen sein (s. oben, »Ist ein sprachgestörter Patient überhaupt noch geschäftsfähig?«). Der Bedarf an Hilfe erhöht sich noch, wenn die Aphasie mit einer eingeschränkten körperlichen Selbstständigkeit verbunden ist (▶ **Kapitel 2.3**, »Welche Störungen können mit einer Aphasie einhergehen?«).

Viele Angehörige sind schon allein aufgrund finanzieller Überlegungen bereit, ihr betroffenes Familienmitglied zu Hause zu versorgen. Mit der Übernahme pflegerischer Aufgaben können für sie allerdings sowohl physische als auch psychische (Über-)Belastungen entstehen. So führen beispielsweise
- nicht rückengerecht durchgeführte Transfers vom Bett zum Rollstuhl oder vom Rollstuhl zur Toilette zu Rückenschmerzen,
- fehlende Ruhepausen oder ein häufig unterbrochener Schlaf zu einer anhaltenden Müdigkeit und Erschöpfung,
- eingeschränkte oder aufgehobene Freizeitaktivitäten zu einer sozialen Isolation,
- Gefühle, allem ständig »hinterherzulaufen« und den selbst gestellten Aufgaben nicht gerecht zu werden, zu einem »Burn-out« des Helfenden,
- Empfindungen, alles alleine machen zu müssen, zu einer Verbitterung, die auch somatische Störungen hervorrufen kann.

Tabelle 7.2. Kostenlose oder gegen eine geringe Schutzgebühr zu beziehende Informationsbroschüren

Titel	Bezugsquelle[1]	Bewertung
Sprachstörung – Aphasie	Bundesverband für die Rehabilitation der Aphasiker[1]	Kurze, gut verständliche und klar gegliederte Broschüre. → Sehr zu empfehlen.
Aphasie	UCB GmbH Pharma	Sehr gute, mit vielen farbigen Abbildungen ausgestattete Broschüre. → Sehr zu empfehlen
Aphasie – Sprachstörungen nach dem Schlaganfall	Stiftung Deutsche Schlaganfall-Hilfe	Kurze, einfach zu verstehende und mit Abbildungen versehene Broschüre. → Empfehlenswert
Aphasie	Schweizerische Arbeitsgemeinschaft für Aphasie	Gut lesbare, klar strukturierte und bebilderte Broschüre. → Empfehlenswert
Aphasie	Deutsche Gesellschaft für Sprachheilpädagogik	Ausführliche, leider kaum bebilderte Broschüre. → Empfehlenswert.
Sprachstörungen bei Erwachsenen/Aphasien	Deutscher Bundesverband für Logopädie	Sehr kurze, nicht bebilderte Broschüre. → Empfehlenswert.
Wen es trifft	Bundeszentrale für gesundheitliche Aufklärung	Enthält mehrere, unsentimental und authentisch geschriebene Berichte von Aphasikern. → Empfehlenswert.
Schlaganfall-Magazin 3/99	Stiftung Deutsche Schlaganfall-Hilfe	Stellt diejenigen Bücher vor, die bis 1999 von Betroffenen oder Laien zum Thema Schlaganfall und Aphasie veröffentlicht wurden. → Empfehlenswert.
Kommunikation zwischen Partnern – Aphasie	Bundesarbeitsgemeinschaft Hilfe für Behinderte	Umfangreiche, teilweise sehr anspruchsvolle Broschüre. Für Laien keine leichte Lektüre. → Bedingt zu empfehlen
Sprachübungen für Aphasiker	Dr. Willmar Schwabe Arzneimittel	Titel ist irreführend: Es geht um Ursachen und Umgang mit einer Aphasie. Begriffe zum Teil veraltet. → Nicht zu empfehlen

[1] Adressen s. Kapitel 11, »Kontaktadressen«

Pflegeversicherung. Aus der Pflegeversicherung können nicht nur Erkrankte, sondern auch pflegende Angehörige Leistungen beziehen. Die gesetzlichen Grundlagen dazu finden sich in den Sozialgesetzbüchern. Nach § 44 des Sozialgesetzbuches XI (SGB XI) wurden die Leistungen aus der Pflegeversicherung für pflegende Angehörige verbessert,

- um die Bereitschaft zur Pflege im häuslichen Bereich zu fördern und
- um den hohen Arbeitsaufwand der Angehörigen anzuerkennen, die wegen der Pflege

□ Tabelle 7.3. Ratgeber für Angehörige

Titel	Autor	Bewertung
Sprachstörungen[1]	Huber et al. (1991)	Fundiertes, 100seitiges Buch. → Als Ratgeberklassiker sehr zu empfehlen.
Mit Aphasikern leben	Taylor (1987)	Ein knapp 50seitiges Buch, das in Frage-und- Antwort-Stil über Aphasie informiert. → Empfehlenswert
Aphasie – Leben mit dem Sprachverlust	Parr et al. (1999)	Aus dem Englischen übersetztes Buch, das die Folgen einer Aphasie vor allem aus Sicht von Betroffenen beschreibt. Nicht alle Aussagen treffen auf deutsche Verhältnisse zu. → Empfehlenswert
Ratgeber Aphasie	Tesak (2002)	Ein 70seitiges Buch, das alle wesentlichen Informationen über Aphasie enthält. → Empfehlenswert.
Ratgeber Sprechapraxie	Geißler (2005)	Ein 60seitiges Buch, das über Symptome, Auswirkung und Therapie der Sprechapraxie informiert. → Empfehlenswert.
Sprachverlust nach Schlaganfall	Kroker (1993)	Inhalte des Buchs zum Teil veraltet, falsch oder ungenau. → Nicht zu empfehlen.

[1] Zur Zeit im Buchhandel nicht erhältlich.

oft auf eine eigene Berufstätigkeit ganz oder teilweise verzichten.

Als pflegende Angehörige gelten dem Gesetz nach Personen, die
- einen Pflegebedürftigen nicht erwerbsmäßig mindestens 14 Stunden wöchentlich in seiner häuslichen Umgebung pflegen (§ 19 SGB XI).

Dieser Personenkreis hat unter bestimmten Voraussetzungen Anspruch auf Leistungen aus der Pflegeversicherung. Einige von ihnen sind in **□ Tabelle 7.4** aufgeführt. Informationen über Leistungsvoraussetzungen, Verwaltungsabläufe, Zuständigkeiten und Hilfe bei der Antragstellung erhalten pflegende Angehörige bei Servicestellen, die in der Regel bei den örtlichen Kran-

kenkassen und bei den Rentenversicherern (LVA bzw. BfA) eingerichtet sind.

❗ Beachte

In einem Beratungsgespräch sollten Angehörige auf die Leistungen aus der Pflegeversicherung nicht erst dann aufmerksam gemacht werden, wenn sie Anzeichen von Überbelastung zeigen. Denn ihre Leistungsfähigkeit bleibt nur dann erhalten, wenn sie frühzeitig die ihnen gesetzlich zustehenden Hilfen in Anspruch nehmen.

◪ Tabelle 7.4. Einige Leistungen aus der Pflegeversicherung

Leistung	Erläuterung
Unfallversicherung	Während der Pflege sind Pflegepersonen durch die gesetzliche Unfallversicherung geschützt.
Rentenversicherung	Für Pflegepersonen, die nicht mehr als 30 Stunden pro Woche erwerbstätig sind, zahlt die Pflegeversicherung Beiträge zur Rentenversicherung.
Verhinderungspflege	Die Kosten einer Ersatzpflege für längstens vier Wochen je Kalenderjahr werden übernommen, wenn eine Pflegeperson wegen Urlaub oder Krankheit an der Pflege gehindert ist.
Kurzzeitpflege	Die Kosten für eine Kurzzeitpflege für längstens vier Wochen pro Kalenderjahr werden übernommen, wenn die häusliche Pflege noch nicht oder nicht im erforderlichen Umfang erbracht werden kann und wenn eine teilstätionäre Pflege nicht ausreicht.
Berufliche Weiterbildung	Pflegepersonen, die nach Ende der Pflege ins Berufsleben zurückkehren wollen, können bei Teilnahme an beruflichen Weiterbildungen Unterhaltsgeld erhalten.
Rehabilitation für pflegende Angehörige	Pflegepersonen können zu Lasten der Rentenversicherung oder der Krankenkasse Reha-Leistungen in Anspruch nehmen.
Rehabilitation vor Pflege	Die Kosten für eine Rehabilitation eines erkrankten Partners werden übernommen, wenn Reha-Maßnahmen dazu geeignet sind, Pflegebedürftigkeit zu überwinden, zu mindern oder einer Verschlechterung vorzubeugen.

Fazit
- Bei vielen Aphasien handelt es sich um **Zugriffsstörungen** d.h., das sprachliche Wissen ist nicht verloren gegangen und muss daher auch nicht neu erworben werden.
- Auch wenn durch gezielte Sprachtherapie in jedem Falle **kommunikative Verbesserungen** erzielt werden können, bilden sich Aphasien häufig nicht vollständig zurück.
- Bei einer Aphasie handelt es sich um eine Sprachstörung, bei der das **Denken nicht gleichzeitig mitbetroffen** ist.
▼

- **Sprachliche Anregungen im Alltag** können eine gezielte Sprachtherapie zwar nicht ersetzen, jedoch sinnvoll ergänzen.
- Da im Gespräch der **funktionale Aspekt von Sprache** im Vordergrund steht, sollten Fehler nur auf Wunsch des Patienten rückgemeldet oder korrigiert werden.
- Das Gespräch stellt die größte sprachliche Herausforderung für einen Patienten mit einer Aphasie dar. **Erfolge** in der Unterhaltung werden daher weniger nach Tagen und Wochen, als vielmehr **nach Monaten und Jahren offensichtlich**.
- Eine schwere aphasische Störung kann die **Einrichtung einer Betreuung** notwendig machen.

7.5   Krankheitsverarbeitung

Wie aus den Erfahrungsberichten der beiden Patienten mit einer Aphasie (▶ **Kapitel 1 und 8**) und einer Angehörigen (▶ **Kapitel 7**) ersichtlich, trifft eine Hirnschädigung meist das ganze soziale Umfeld: Nicht nur der Patient selbst, sondern auch seine Angehörigen haben als Betroffene unter den Folgen der Erkrankung zu leiden. Das oberste Ziel aller therapeutischen Interventionen besteht darin, dass die Betroffenen mit den Veränderungen leben lernen und trotz individueller Einschränkungen ein wertvolles Leben führen. Auch wenn eine Sprachtherapeutin keine psychotherapeutische Behandlung anbieten kann, sollte sie den Patienten und die Angehörigen bei der Bewältigung eines solchen kritischen Lebensereignisses unterstützen. Dieses Kapitel soll die umfassenden Veränderungen nach einer Hirnschädigung bewusst machen und die Therapeutin auf mögliche Umgangs- und Verhaltensweisen von Patienten und Angehörigen im Prozess der Krankheitsverarbeitung vorbereiten.

Psychosoziale Situation. Viele **Ängste** und **Frustrationen** sind mit einer Hirnschädigung verbunden. Da ist zunächst einmal die Sorge um das Überleben des Patienten. Angehörige kümmern sich oft intensiv darum, dass für den Kranken »alles getan wird«, und erleben nicht selten, dass ohne ihren Einsatz oder trotz ihres Engagements nicht alles zufrieden stellend verläuft. Gedanken kreisen aber auch um die psychischen und physischen Veränderungen, die die eingespielten Rollen in einem Beziehungsgefüge deutlich verändern können. Der Mann, der zuvor als Familienoberhaupt galt, wird mit einem Schlag zum abhängigen und hilflosen Pflegefall. Die erwachsene junge Frau, die ihren Single-Haushalt selbstständig geführt hat, kehrt nach dem Schädel-Hirn-Trauma in die Obhut ihrer Eltern zurück. Manche Verwandte und Bekannte sind mit

der Problematik überfordert und ziehen sich zurück, sodass sich Patienten oder Angehörige allein gelassen fühlen.

 Beachte

Beziehungen in der Familie und im Freundeskreis müssen sich oft neu formieren und entwickeln.

Auch **Zukunftspläne** werden oft maßgeblich verändert oder gar zerstört. Die Karriere eines Berufstätigen, die Familienplanung eines jungen Ehepaares, die Reiselust einer Seniorin können jäh unterbrochen werden.

Die **finanziellen Verhältnisse** müssen evtl. neu geregelt werden. Oft bedeutet dies finanzielle Einbußen. Überdies sind viele Behördengänge und Formalitäten zu erledigen, um die Zukunft abzusichern.

Wenn eine Hirnschädigung plötzlich und unerwartet in ein Leben eingreift, sehen sich Patient und Angehörige häufig unvorbereitet nahezu unlösbaren Problemen gegenüber. Gerade die Angehörigen tragen dabei die Last der Verantwortung.

 Beachte

In vielen Fällen ist die Sprachstörung nur ein Puzzleteil in einem Komplex von **motorischen, kognitiven und psychosozialen Veränderungen**.

Krankheitsverarbeitung. Eine Sprachtherapie kann sich nicht darauf beschränken, die kommunikativen Fähigkeiten eines Patienten zu reaktivieren. Die Sprachtherapeutin sollte in Zusammenarbeit mit dem therapeutischen Team den Patienten und seine Angehörigen bei der Anpassung an die veränderte Lebenssituation unterstützen und begleiten. Sofern eine **psychotherapeutische Betreuung** hilfreich erscheint, kann diese damit allerdings nicht ersetzt werden.

Unter **Krankheitsverarbeitung** muss ein **andauernder Prozess** verstanden werden, der mit variablen Erlebens- und Verhaltensweisen und mit verschiedenen Bewältigungsstrategien einhergehen kann. Auf dem mühsamen Weg in Richtung Akzeptanz oder Toleranz des Unabänderlichen kommt es zu

- Bagatellisieren oder Verleugnen von Problemen mit der Hoffnung, »dass alles wieder so wird, wie es war«,
- Fragen nach dem »Warum?«,
- resignierter Verzweiflung,
- Ausleben von Aggressionen,
- (über)aktivem Engagement,
- Versuchen, der Situation etwas Positives abzugewinnen (Thun 1988).

Die Therapeutin begleitet diesen Prozess durch ein offenes und verständnisvolles Therapeutenverhalten, bei dem alle zuvor beschriebenen Reaktionen wertfrei zugelassen werden. Das erfordert die Fähigkeit und Bereitschaft, sich in den Patienten und seine Angehörigen einzufühlen, sie in ihrem Verhalten und Erleben ernst zu nehmen und die Energien anzuerkennen, die sie aufbringen, um ihr Schicksal zu meistern (vgl. ▶ **Kap. 7.1**). Konkrete Anregungen werden in ▶ **Kapitel 9.10**, »Krankheitsbewältigung« gegeben.

Fazit
- Eine Hirnschädigung führt oft zu **sozioökonomischen Einbußen** und erfordert **neue Rollenzuweisungen** im sozialen System.
- Mit dem meist langwierigen Prozess der Krankheitsverarbeitung sind **variable Verhaltensweisen** von Patienten und Angehörigen verbunden.
- Ein **respektvolles und empathisches Therapeutenverhalten** unterstützt die Bewältigung der Krankheitsfolgen.

Therapieplanung

8.1   Warum macht Aphasie-Therapie überhaupt Sinn?

> Im Folgenden wird auf die Frage eingegangen, wodurch (kommunikative) Funktionen wiederhergestellt werden können, obwohl durch eine Hirnschädigung sprachrelevante Gebiete zerstört wurden.

Auch wenn schon seit Jahrzehnten professionelle Sprachtherapie für neurologische Patienten angeboten wird, ist erst spät ein erster Nachweis ihrer Effektivität erbracht worden (► **Kapitel 10.1,** »Effizienz von Sprachtherapie«). Poeck et al. (1989) konnten zeigen, dass mithilfe einer stationären mehrwöchigen Aphasie-Therapie bei **80% der Patienten Verbesserungen** erzielt wurden, die über spontane Rückbildungsprozesse hinausgingen. Selbst Patienten mit chronischer Aphasie wiesen zu 65% überzufällige Erfolge auf.

Dabei sind mindestens drei neuronale Mechanismen im Sinne eines sog. »**brain repair**« dafür verantwortlich, dass Funktionen trotz Hirnschädigung wiederhergestellt werden können:

Restitution. Direkt nach einem Schlaganfall oder einem Schädel-Hirn-Trauma bildet sich um das geschädigte Gebiet (Penumbra) ein Ödem. Dies führt dazu, dass Zellen zwar in ihrem Funktionsstoffwechsel gestört sind, aber nicht absterben, solange die Zellkerne erhalten bleiben. Bildet sich das Ödem innerhalb von ungefähr sechs Wochen zurück, können diese nur temporär geschädigten Zellen ihre Funktion wieder aufnehmen. Dadurch kann auch ohne therapeutische Intervention ein begrenztes Potenzial an Fähigkeiten innerhalb weniger Wochen nach einer Hirnschädigung wiedererlangt werden. Man spricht von (neurophysiologischer) Restitution oder **Spontanremission**.

Substitution. Sprachliche Verbesserungen sind bei gezielter Sprachtherapie zusätzlich dadurch möglich, dass benachbarte, gleichwertige Zell-verbände die Funktionen des geschädigten Gebietes übernehmen können. In diesem Zusammenhang spricht man von Substitution. Bei Aphasien ist eine Substitution vor allem dann zu erwarten, wenn nur Teile der sprachrelevanten Areale in Mitleidenschaft gezogen wurden (Huber u. Ziegler 2000). Ermöglicht werden **reorganisatorische Prozesse** durch eine redundante Organisation von Hirnfunktionen.

Kompensation. Außerdem können sprachliche Fortschritte mittel- und langfristig dadurch erreicht werden, dass weiter entfernte, funktionell weniger verwandte Teilnetze oder analoge Strukturen der kontralateralen Hemisphäre durch eine vermehrte Aktivität die gestörten Hirnfunktionen kompensieren. Diesen Vorgang nennt man (neurophysiologische) Kompensation. Mittels funktioneller bildgebender Verfahren wie PET oder fMRI lassen sich solche Effekte nachweisen (► **Kapitel 5.2,** »Wie lässt sich ein Gehirn mit seinen Funktionen heute darstellen?«).

Entgegen bisheriger Auffassung legen neuere Untersuchungen die Vermutung nahe, dass es auch im menschlichen Gehirn zur **Neubildung von Nervenzellen** kommen kann. Für eine Region im Hippocampus sind solche Prozesse bereits nachgewiesen (Eriksson 1999).

> **Fazit**
> — Die unter dem Begriff »brain repair« subsummierten **neuronalen Mechanismen** der **Restitution**, **Substitution** und **Kompensation** führen dazu, dass trotz einer Hirnschädigung Funktionen wiederhergestellt bzw. Fortschritte erreicht werden können.
> — Noch **ungeklärt** ist die Frage, ob und in welchem Ausmaß es auch in sprachrelevanten Regionen des Gehirns zu einer **Neubildung von Nervenzellen** kommt.

8.2 Was soll in einer Aphasie-Therapie erreicht werden?

Sprachtherapeutische Zielsetzungen lassen sich auf unterschiedliche Weise beschreiben, je nachdem, ob die sprachlichen Funktionen, die kommunikativen Aktivitäten oder die Teilhabe im Alltag im Vordergrund stehen. Im Folgenden werden die generellen Ziele einer Aphasie-Therapie aus diesen unterschiedlichen Blickwinkeln heraus definiert. Das in Kapitel 8.2.1 vorgestellte ICF-Modell macht deutlich, dass eine erfolgreiche Aphasie-Therapie nicht nur Ziele anstrebt, die sich aus den sprachlichen Defiziten und allgemeinen kommunikativen Anforderungen ergeben, sondern auch Ziele berücksichtigt, die für Patienten bedeutsam sind. Aus diesem Grund kommt in ▸ **Kapitel 8.2.2** ein weiterer Betroffener zu Wort. Seine teilhabeorientierten Ziele werden in ▸ **Kapitel 8.2.3** vorgestellt.

8.2.1 Logopädische Zielsetzungen

In diesem Kapitel geht es um die Definition von Therapiezielen, die mit Hilfe der SMART-Regel formuliert werden können. Außerdem wird die von der Weltgesundheitsorganisation entwickelte Klassifikation von Krankheitsfolgen erläutert und ihre Relevanz für die Aphasie-Therapie aufgezeigt.

Auf die Bedeutung von Zielen für die Motivation von Patienten und Angehörigen wurde bereits in ▸ **Kapitel 7.1** (»Wie begegne ich dem Patienten? – Von therapeutischen Grundannahmen und Haltungen«) hingewiesen. Ziele schaffen Perspektiven und beeinflussen Handlungen (Locke 2002). Unrealistische Ziele, die selbst mit großer Anstrengung auch über einen längeren Zeitraum nicht zu erreichen sind, führen sowohl bei Patienten als auch bei Therapeutinnen zu Frustrationen und Misserfolgserlebnissen (Grötzbach 2004a). Ziele sollten daher erreichbar, genau, messbar, bedeutsam und zeitlich definiert werden (McGrath, im Druck). Diese Merkmale werden in der SMART-Regel zusammengefasst und in ◻ **Tabelle 8.1** vorgestellt.

Sprachtherapeutische Ziele lassen sich aus unterschiedlichen Blickwinkeln formulieren. Auf der einen Seite führen die Ergebnisse aus Anamnese- und Befunderhebung dazu, passende Ziele und Inhalte einer Therapie festzu-

◻ **Tabelle 8.1** SMART-Regel für die Definition von Therapiezielen (nach McGrath, im Druck)

Regel	Bedeutung	Erklärung
Specific	Genau	Welche Leistung soll verbessert werden?
Measurable	Messbar	In welchem Ausmaß soll sich die Leistung verbessern?
Achievable	Erreichbar	Ist das definierte Ziel realistisch zu erreichen?
Relevant	Bedeutsam	Ist das definierte Ziel für den Patienten wichtig?
Timed	Zeitlich festgelegt	In welchem Zeitraum soll das angestrebte Ziel erreicht werden?

legen. Auf der anderen Seite haben Patienten und Angehörige implizite oder explizite Erwartungen darüber, was in der Therapie erreicht werden soll. Darüber hinaus ist das übergeordnete Ziel jeder Rehabilitationsmaßnahme im Sozialgesetzbuch IX als **Verbesserung der Teilhabe am Leben in der Gesellschaft** definiert.

Die Weltgesundheitsorganisation (WHO) hat mit der ICF (International Classification of Functioning, Disability and Health, deutsch: **Internationale Klassifikation der Funktionsfähigkeit, Behinderung und Gesundheit**) (WHO 2001; DIMDI im Druck) ein Modell entwickelt, das insbesondere auf den Gedanken der **Teilhabe** oder **Partizipation** eingeht.

Exkurs

Das Neue an der ICF. Die ICF löst die vorangehende ICIDH (International Classification of Impairments, Disabilities and Handicaps) ab, die aus dem Jahr 1980 stammt und im Jahr 2000 überarbeitet unter der Bezeichnung ICIDH-2 in Kraft trat. Eine wesentliche Änderung der ICF besteht darin, dass der Blick von einer defizitorientierten Sichtweise abrückt und stattdessen die funktionelle Gesundheit und die Teilhabe (Partizipation) von Menschen am sozialen Leben in den Mittelpunkt des Interesses stellt (Frommelt u. Grötzbach 2005; Grötzbach 2006). Neu ist auch, dass Erkrankungen als Zusammenspiel biopsycho-sozialer Faktoren verstanden werden. In das Modell werden daher personbezogene, soziale, materielle und strukturelle Kontextfaktoren integriert, die im Sinne von Barrieren oder Förderfaktoren auf die Partizipation einwirken können. Eine Teilhabe-Störung wird nicht mehr länger nur als lineare Folge von Funktionsstörungen und der von ihnen bedingten Aktivitätsstörungen aufgefasst, sondern auch als Folge von hemmenden oder fördernden Umweltbedingungen (z. B. unterstützende Angehörige, intolerante Arbeitskollegen) und Persönlichkeitsfaktoren (z. B. Bewältigungsstrategien, Depressivität).

Das ICF-Modell setzt sich aus vier Komponenten zusammen (vgl. Rentsch u. Bucher 2005):

– Die Komponente **Körperstruktur** umfasst die anatomischen Teile des Körpers wie Organe oder Gliedmaßen,
– die Komponente **Körperfunktion** bezeichnet die kognitiven, motorischen, sensorischen oder physiologischen Funktionen von Körpersystemen,
– die Komponente **Aktivität** definiert Aufgaben und Handlungen, die eine Person durchführt und
– die Komponente **Partizipation** bezieht sich auf die Teilnahme einer Person an einer Lebenssituation oder in einem Lebensbereich.

☐ **Abbildung 8.1** verdeutlicht das Zusammenspiel der einzelnen Komponenten.

Auf der Basis der ICF lassen sich medizinisch-therapeutische Ziele in Ergänzung zu patientenzentrierten Zielen formulieren.

❗ Beachte

Medizinisch-therapeutische Ziele beziehen sich meist vorrangig auf die Komponenten Körperstruktur und -funktion, während sich die Ziele von Patienten in den Angaben zur Aktivität und Partizipation widerspiegeln.

Körperfunktion. Bei der Körperfunktion geht es in der Aphasietherapie darum,
– kommunikative Fähigkeiten wiederherzustellen (Restitution) bzw. aufrechtzuerhalten,
– gestörte kommunikative Leistungen zu ersetzen (Kompensation) sowie

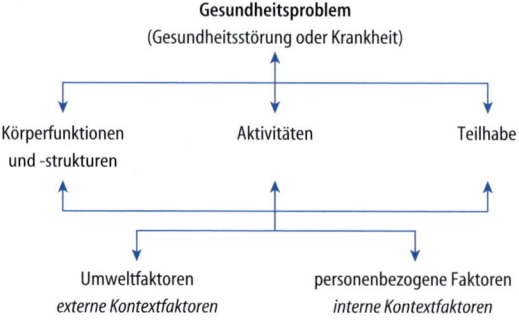

☐ **Abbildung 8.1** Blockschema der ICF (nach Fries et al. 2005)

— das soziale Umfeld des Patienten an die Sprachstörung anzupassen (Adaptation).

Beispiel

Konkret kann es darum gehen, Wortfindungsstörungen zu reduzieren (Restitution), fehlende Wörter prägnant zu umschreiben (Kompensation) und die Angehörigen zu instruieren, den Betroffenen beim Sprechen möglichst wenig zu unterbrechen (Adaptation).

Jede Aphasietherapie zielt darauf ab, die allgemeine Kommunikationsfähigkeit so zu verbessern oder zu erhalten, dass Informationen möglichst eindeutig verstanden und vermittelt werden können. Dadurch können Missverständnisse im Gespräch reduziert werden. Um dies zu erreichen, werden sowohl sprachliche als auch nicht-sprachliche Kanäle genutzt.

❗ Beachte

In der Aphasiebehandlung kann es nicht zwangsläufig darum gehen, Patienten zu fehlerfreiem Sprechen, Verstehen, Lesen oder Schreiben zurückzuführen.

Exkurs

Aphasie als Zugriffsstörung. In der Aphasie-Therapie soll vor allem der Zugriff auf bereits erworbene sprachliche Leistungen erleichtert werden oder erhalten bleiben. In der Regel kann davon ausgegangen werden, dass sprachliche Fähigkeiten durch eine Hirnschädigung nicht verloren gegangen sind (▶ **Kapitel 3.4**, »Wie kann man aphasische Fehler erklären?«). Sie müssen daher auch nicht neu gelernt werden. Es geht vielmehr um einen Wiedererwerb oder um eine Reaktivierung sprachlicher Fähigkeiten. Eine Aphasietherapie ist daher auch nicht mit dem kindlichen Spracherwerb oder dem Erlernen einer Fremdsprache gleichzusetzen. In der Regel kann ein Patient von dem bereits erworbenen sprachlichen Wissen profitieren.

Aktivität. Bei der Aktivität verfolgt die Aphasietherapie das Ziel, eine größtmögliche Selbst-

ständigkeit in denjenigen kommunikativen Bereichen zu ermöglichen, die vom Patienten als relevant vorgegeben werden. Dies kann sich für einige Patienten auf Fähigkeiten und Aktivitäten im häuslichen und familiären Bereich konzentrieren. Für andere Patienten mag es wichtig sein, auch im beruflichen Kontext wieder »mitreden« zu können: Sie möchten wieder an Diskussionen teilnehmen, Beratungen durchführen, Verhandlungen leiten oder organisatorische Aufgaben übernehmen.

Partizipation. Letztendlich geht es in jeder Aphasietherapie darum, Patienten mit einer Aphasie vor einem sozialen Rückzug zu bewahren. Stattdessen sollen sie trotz bestehender Probleme wieder am gesellschaftlichen Leben teilnehmen können. Dazu gehört, Kontakte zu Freunden oder Verwandten sowie Hobbys und Interessen so weit wie möglich beizubehalten oder wiederherzustellen. Einige Patienten streben eine Wiedereingliederung ins Berufsleben an. Teilhabeorientierte Therapieziele können nur patientenspezifisch formuliert werden.

Um zu verdeutlichen, wie Therapieziele aus der ICF abgeleitet werden können, ist in ◻ **Tabelle 8.2** ein Fallbeispiel wiedergegeben.

◻ **Tabelle 8.2** Exemplarische Zielformulierungen nach dem ICF-Modell

	Ziele
Körperstruktur	Infarktareal möglichst klein halten
Körperfunktion	Verbesserung der Funktionen Sprachproduktion, Sprachverständnis, Lesen, Schreiben, Umgang mit Zahlen
Aktivität	sich unterhalten, Geschichten vorlesen, Überweisungen ausfüllen
Partizipation (Teilhabe)	am Familienleben teilnehmen, Bankgeschäfte erledigen

Die Therapie auf Basis der ICF. Die Aufgabe der Therapeutin besteht auf der Basis der ICF darin, die diagnostizierten Beeinträchtigungen in der Komponente Körperfunktion so weit zu minimieren, dass die individuellen Ziele des Patienten in den Komponenten Aktivität und Partizipation erreicht werden können (Grötzbach 2004a).

> ❗ **Beachte**
>
> Eine gelungene Therapieplanung orientiert sich an den Bedürfnissen von Patienten (und Angehörigen). Sie entscheiden als Experten ihres Problems darüber, welche Ziele für ihr Leben nützlich und vorrangig sind.

Konkret werden aus dem Angebot allgemeiner Zielsetzungen (vgl. ▸ **Kapitel 8.5**, »Bausteine und Ziele einer Aphasietherapie«) diejenigen symptom- bzw. funktionsorientierten Ziele (sog. Funktionsziele) ausgewählt, die zur Verwirklichung der patientenspezifischen Ziele (sog. Alltagsziele) führen und dadurch die Teilhabe am sozialen Leben unterstützen.

> ❗ **Beachte**
>
> Gerade Patienten mit einer Aphasie tun sich oft schwer, konkrete Ziele zu formulieren. Die Therapeutin sollte sich Zeit nehmen, mit **gezielten Fragen** die (nicht-)sprachlichen Äußerungen des Patienten zu präzisieren. Zusätzlich können **Angehörige** in die Therapieplanung einbezogen sowie eigene **Vorschläge** zur Anregung unterbreitet werden.

Da in einer Sprachtherapie häufig nicht alle Ziele eines Patienten verfolgt werden können, gilt es, mit Hilfe der Therapeutin die **wichtigsten Therapieziele auszuwählen** und in eine **sinnvolle Reihenfolge** zu bringen.

> ❗ **Vorsicht**
>
> Auch wenn in der ICF ein patientenzentriertes Arbeiten betont wird, bedeutet dies nicht, allem zu folgen, was der Patient will. Vielmehr

geht es darum, einen gemeinsamen Weg mit gemeinsamer Verantwortung zu finden (Grötzbach 2006).

> **Fazit**
> — Therapeutische Ziele sollten immer in **Absprache mit dem Patienten** festgelegt werden.
> — Bei der Formulierung von Zielen ist darauf zu achten, dass sie realistisch und **erreichbar** sind, **genau formuliert** werden und für den Patienten **bedeutsam** sind.
> — Nach dem ICF-Modell können sich sprachtherapeutische Ziele auf die **Körperfunktion** (Symptomatik), auf die **Aktivität** und die **Partizipation** beziehen.
> — Das übergeordnete Ziel aller sprachtherapeutischen Maßnahmen besteht darin, kommunikative Fähigkeiten wiederherzustellen, zu erhalten oder zu kompensieren und damit die **Teilhabe am sozialen Leben** zu unterstützen.

8.2.2 Ein Erfahrungsbericht von Ernst Schmid

Am 21.09.2005 traf mich der Schlaganfall im Büro, als ich mit einem Lieferant telefonierte und mich dabei geärgert habe. Einige Rechnungen waren zu klären. Mit der Durchgabe der Fax-Nummer entglitt mir der Hörer und ich bin vom Stuhl zum Boden gesunken. Der von Kollegen gerufene Rettungswagen brachte mich ins Krankenhaus.

Nach Untersuchungen und Behandlungen kam ich im Zimmer so langsam zu mir. Ich war rechtseitig gelähmt. Meine Frau war da und wollte dass ich meine Arme und Beine heben sollte. Zögerlich folgte ich ihrem Rat. Darauf ermittelte meine Frau, das Sprechvermögen bei dem Schlaganfall gänzlich gelöscht ist. Das traf mich hart.

Bei ihren täglichen Besuchen war das Lernen ihres Namens sowie der Sohn und Tochter wohl gesagt aber nicht gleich gemerkt. Zählen von eins bis zehn war mühsam. Nach einer knappen Woche war ich zum gehen gerüstet.

Am 30.09.2005 kam ich nach Bad Aibling zur Reha. Physisch war mein Zustand täglich besser werden, aber die Sprache habe ich vergessen – das war schlimm.

Die Sprachtherapeuten begangen mit Bildern mir zum Sprechen anfangen. Ratespiele und schriftliche Arbeiten waren zum anderen. Die Wörter Pferd, Haus, Berge etc. habe ich gelernt, aber mich habe ich damit nicht mitteilen können.

Am Nachmittag habe ich alleine mit Spaziergängen von 2 bis 3 Stunden unternommen. Still für mich und ab und zu undeutlich laut sprechen. Wenn ich unterwegs Personen getroffen habe, habe ich »Grüß Gott« oder »Guten Tag« von ein aufs andere Mal vergessen. Als bei einem Spaziergang die Sohle von meinen Schuhen zur Hälfte gelöst hatte, musste ich in Bad Aibling Schuhe kaufen. Ich habe im Schuhgeschäft dabei nichts gesagt aber nur gedeutet und bezahlt. Unglaublich von mir!

Ich habe im Krankenhaus Besuch von meiner Frau erhalten wobei ich sprechen versucht hatte. Für die letzten drei Wochenende hat sie mir die Bahntickets geschickt und dann bin ich selbst alleine nach Hause zu kommen und wieder zurück!

Eine Geschichte beschäftigt mich noch sehr: Ein Zimmerkollege von Krankenhaus in Bad Aibling erklärte mir an einem Morgen, dass er nicht mehr leben wollte. Im Rollstuhl verließ er das Zimmer. Ich war wie verdattert. Am Nachmittag, als ich einem Spaziergang begann, saß der Kollege vor dem Krankenhaus und sah unvermittelt in die Berge. Am Abend Uhr kam ich zurück und er hatte unbewegt da gesessen. Nach dem Abendessen war um 20.00 Uhr noch sein Bett frei. Eine Krankenschwester kam in das Zimmer und stellte fest, dass das Bett nicht benutzt war. Zu Hilfe kam nichts. Ich könnte aber nicht in den Zimmer

schlafen, wenn der abgeht. Ich suchte ihn. Der Platz, wo er am Nachmittag saß, war aber leer, von ihm keine Spur. Es war also nötig in der Rezeption meinen Verdacht zu äußern. Diese Meldung war mir ein Horror, aber mit unzusammenden Wörtern erfolgt. Etliche Fragen waren mir nicht leicht, aber dennoch zur Polizei die Suchmeldung zu starten. Der Nachtpfleger erklärte mir später, dass der vermisste Zimmerkollege lebend gefunden worden ist. Er musste diese Nacht separat schlafen. Die Krankenschwester hat am nächsten Tag seine Sachen zusammen gesucht und in ein anderes Krankenhaus ungezogen. Ich habe ihn nicht wieder gesehen. In dieser Zeit hatte ich nicht viel zu schlafen.

Ängstlich war ich mit dem Sprechen in Bad Aibling und danach. Kontakte waren für mich nicht üblich. Es war bei mir das ungereimte Sprechen, das mir wütig wurde. Das Einkaufen beim Bäcker war nur ein Miteinander mit meiner Frau was ich bisher alleine gemacht hat.

Es war der Termin vom 12.12.2005 in einem ambulanten Therapiezentrum in München, dass das Sprechen gelernt wird mit vielen Angeboten: Sprechtraining, Sprachtherapie, Aphasikergruppe, Selbsttherapie (zum Vorbereiten von Projekten), Konzentrationstraining, Zeitungsgruppe, Projektarbeit etc. Das waren der volle Therapiewoche. Das waren wichtige Stunden um sprechen zu lernen.

Am Anfang war das Sprechen ziemlich schwer. An einer Weihnachtsfeier versuchte ich mit meinen Nachbarn anzureden. Das war nicht gelungen weil ich erst in der 2. Therapiewoche waren und als Aphasiker sehr schlecht zu Verstehen. Die Schriftform war in der Zeit mit Rechtschreib-Problemen behaftet.

Am Anfang der Therapie waren wir mit der Projektgruppe im deutschen Museum. Ich wollte etwas über Flugzeuge wissen und machte mich auf den Weg zu einem Aufseher . Ich habe dann aber umgedrehen, weil mir einfiel, dass ich nicht sprechen konnte.

Einmal waren die Therapeutin und ich zum Einkaufen. Im grünen Markt nahm ich nur die

Birnen, die ich wollte, ohne Worte. In der Metzgerei und Bäckerei stammelte ich meine Bestellung halbwegs nach Plan.

Die Sprachtherapeutin habe jede Stunde mit einer Plauderei begonnen. Jetzt begangen über private Probleme, Finanzamtunterladen, wichtige Briefe über meine Krankheit zu reden. Da kommen privates Vorleben und jetziger Zustand zu Sprache. Ich meine, dass es sich hierbei um eine gute Sache handelt. Dagegen war ich nicht in der Diskussion der Zeitungsgruppe den Zeitungsstoff gewachsen.

Im der Winterzeit – mit Fahrerlaubnis des Neurologen – steckte ich mir den Vorderteil vom Auto im Schnee. Eine Stunde mühte ich mühsam ab. Aber der Wagen war nicht zu bewegen. Ich sah einen Mann in Garten und fragte um eine Schaufel, dass mein Wagen festsitzt. Er half mit der Schaufel freizukommen. Ich war sehr glücklich über meinen Fragesatz, der verstanden wurde.

Die ersten fünf Monate nach dem Schlaganfall waren schrecklich. Körperlich komme ich wieder zurecht. In meinem Alltag komme ich jetzt besser zu Recht wie alleine einkaufen, Bankgeschäfte, Briefe ans Finanzamt, Kontakte und Besuche mit Verwandten, Nachbarschaft kurz sprechen und Besuch in der Firma, die ein »hallo« war.

Das Sprechen mit meiner Frau zu Hause ist das witzige. Sie bewundert meine Fantasie bei der Wortfindung und meistens lachen wir über die Wortschöpfungen.

Nach 17 Therapiewochen kann ich die Reha verlassen. Ich bin nach meiner Ansicht wesentlich besser nach Sprache und deutsch Schreiben können. Es hakt immer noch an der Sprache, an Belastbarkeit, an Konzentration und ich bin sehr vergesslich.

Ohne die Therapie im Rehazentrum und meiner Sprachtherapeutin wäre ich nicht da, wo ich zur Zeit bin. Ich wünsche aber, dass alles noch besser wird.

8.2.3 Zwischen Scham und Charme – Zielsetzungen von Betroffenen

Wie in ▸ **Kapitel 8.2.1** bereits angesprochen, werden therapeutische Zielsetzungen nicht ausschließlich aus Testergebnissen abgeleitet. Vielmehr sollten die Erwartungen und Wünsche von Patienten und Angehörigen berücksichtigt werden. In diesem Kapitel werden exemplarisch die teilhabeorientierten Therapieziele des Patienten vorgestellt, der in ▸ **Kapitel 8.2.2** zu Wort gekommen ist.

Der Patientenbeitrag zeigt, welche Auswirkungen mit einer Sprachstörung verbunden sein können. Auf eindrückliche Weise berichtet der Patient über Gefühle von Wut, Scham und Angst. Es klingen jedoch auch seine Hoffnungen, sein Humor und sein Stolz über die bereits bewältigten Herausforderungen an. Deutlich wird sein Bedauern, dass er als geselliger Mensch nicht mehr aktiv an Gruppengesprächen teilnehmen oder ein Gespräch mit Fremden initiieren kann. Stattdessen zieht er sich entgegen seiner Gewohnheit häufig aus Gesprächen zurück. Er leidet außerdem darunter, viele Aufgaben im Haushalt nicht mehr selbstständig erledigen zu können, sondern von der Hilfe anderer abhängig zu sein.

Für die ambulanten Rehabilitation wurden mit dem Patienten folgende **Ziele** vereinbart:
- vor allem wieder mehr Souveränität beim Reden: weniger Scham und Angst in Unterhaltungen mit Fremden, dafür häufiger die Initiative für ein Gespräch ergreifen;
- mehr Aufgaben im Haushalt übernehmen, auch Organisatorisches;
- Einkaufslisten schreiben, alleine einkaufen gehen und mündlich bestellen;
- einfache schriftliche Korrespondenz lesen und beantworten;
- selbst die Steuererklärung bearbeiten;
- alleine Geld abheben, dafür den EC-Automat bedienen können.

Interessanterweise zeigte sich im Verlauf der Rehabilitation, dass der Patient häufig die in einer Therapiestunde verabredeten Ziele und Aufgaben für die nächste Sitzung in der Zwischenzeit bereits selbstständig umgesetzt hatte. Vermutlich haben die patientenspezifischen und konkret auf seinen Alltag bezogenen Zielsetzungen seine Motivation unterstützt, Herausforderungen anzunehmen und zu bewältigen.

Mittlerweile entwirft der Patient Briefe, die von seiner Frau korrigiert werden. Er beteiligt sich wieder an Unterhaltungen mit drei bis vier Gesprächspartnern, plaudert mit Nachbarn und Kollegen und beginnt, sich beim Einkaufen wieder mehr beraten zu lassen.

Seine **Ziele für die zukünftige ambulante Sprachtherapie** sehen folgendermaßen aus:
- auch mit Gesprächen in größerer Gesellschaft zurechtkommen, z. B. wenn mehrere Kinder zu Besuch sind. Dafür müsse er sich schneller einbringen und schneller Wörter abrufen können;
- Fremden trotz seines Schlaganfalls gegenüber treten;
- weniger Schamgefühl beim Sprechen, weniger Angst, für »blöd« gehalten zu werden;
- wieder kompliziertere Sachverhalte darlegen können, z. B. auf Ämtern;
- wieder selbstständig kompliziertere Briefe schreiben, z. B. in Steuer- und Bankangelegenheiten;
- sich am Small-talk mit entfernteren Bekannten beteiligen können;
- im Fußballstadion wieder unbekannte Sitznachbarn ansprechen und Sprüche bringen können;
- gezielter nachfragen beim Einkaufen, z. B. im Baumarkt;
- wieder schwierigere Zeitungstexte lesen, z. B. den Sportteil in der Zeitung.

Auf die Frage, was sich die Ehefrau darüber hinaus von der Sprachtherapie erhofft, antwortet sie:

- Sie würde gerne wieder »normale« Gespräche führen mit Reaktion und Gegenreaktion, bei denen sich ihr Mann mehr einbringe;
- sie wünsche sich, dass sich ihr Mann auch in Gesprächen mit ihr mehr Mühe gebe, so wie sie es in Gesprächen zwischen ihm und anderen beobachte;
- außerdem wünsche sie sich, dass ihr Mann die Schuld an Missverständnissen nicht immer bei ihr suche, sondern mehr Eigenverantwortung übernehme.

Neben der Belastung durch die sprachlichen Missverständnisse zwischen ihr und ihrem Mann sieht sie jedoch auch positive Veränderungen, die mit der Sprachstörung einher gegangen sind. Sie berichtet, dass er seine Fehler und Verlegenheiten beim Sprechen oft mit einem sehr liebenswürdigen Lächeln überspiele, und schließt:

»Was er an Sprache verloren hat, hat er an Charme gewonnen.«

Im Unterschied zu logopädischen Zielformulierungen mag die Darstellung der Patientenziele zum Teil salopp und unprofessionell wirken. Es empfiehlt sich jedoch, die Erwartungen und Wünsche von Betroffenen genau festzuhalten und gegebenenfalls durch Rückfragen zu konkretisieren.

❶ Beachte

Die beste Akzeptanz von Therapiezielen wird erfahrungsgemäß dadurch erreicht, dass die Formulierungen von Patienten und Angehörigen möglichst wörtlich übernommen werden. Dabei müssen Ziele gegebenenfalls an die Möglichkeiten der Sprachtherapie angeglichen werden.

Fazit

- Das Patientenbeispiel macht deutlich, wie wichtig es ist, in der Therapieplanung die Vorstellungen des Patienten und seiner Angehörigen zu berücksichtigen.
- Eine effektive Sprachtherapie setzt voraus, dass alle Beteiligten ihre Vorstellungen einbringen und somit das Gefühl haben, »an einem Strang zu ziehen«.
- Ziele, die in Absprache mit den Betroffenen verständlich, konkret und erreichbar formuliert werden, wirken motivierend und mobilisieren Energien, um sprachliche Herausforderungen zu bewältigen.

8.3   Therapieverlauf

Der Verlauf einer logopädischen Therapie steht in direktem Zusammenhang zur Krankheitsursache. Kann aufgrund der Ätiologie mit einer zunehmenden Verbesserung sprachlicher Leistungen gerechnet werden, wird die Aphasie-Therapie in unterschiedliche Phasen eingeteilt. Diese Therapiephasen und ihre Auswirkungen auf die Therapieplanung werden erläutert.

Die Art einer neurologischen Erkrankung hat entscheidenden Einfluss auf den Verlauf einer Sprachtherapie. Bei hirnatrophischen Prozessen muss mit einer zunehmenden Verschlechterung der Symptomatik gerechnet werden. Bei akuter Hirnschädigung wie Schlaganfall oder Schädel-Hirn-Trauma ergeben sich für die Aphasie-Therapie analog den in ▶ **Kapitel 8.1** beschriebenen neuronalen Prozessen drei **Therapiephasen** (Springer 1986):

- die Phase der Aktivierung,
- die Phase des störungsspezifischen Übens und
- die Phase der Konsolidierung.

8.3.1 Aktivierungsphase

Die ersten sechs Wochen nach einer plötzlich eintretenden Hirnschädigung werden aus medizinischer Sicht als **Akutphase** bezeichnet. Sie ist gekennzeichnet durch eine Ödemausprägung und deren Rückbildung im Bereich des geschädigten Hirnareals. Typischerweise kommt es zu instabilen und fluktuierenden Störungsmustern. Zunächst blockierte Funktionen können vollständig oder teilweise wiederhergestellt werden (**Restitution/Regeneration**).

> ❶ **Beachte**
>
> In der Aktivierungsphase geht es darum, **spontane Rückbildungsprozesse zu unterstützen** und **pathologische Verhaltensweisen** zu **verhindern** oder abzubauen.

8.3.2 Störungsspezifische Übungsphase

Im Anschluss an die Aktivierungsphase folgt die störungsspezifische Übungsphase. Sie erstreckt sich im Allgemeinen über die ersten zwei Jahre nach Eintritt der Hirnschädigung. Aufgrund der Plastizität des Gehirns kommt es zu einer **Reorganisation** und **Kompensation von Leistungen** durch angrenzende oder kontralaterale Hirnareale.

Sprachliche Beeinträchtigungen werden **gezielt behandelt**, solange sich Lernfortschritte zeigen.

8.4 Was ist bei der Planung einer Aphasie-Therapie zu beachten?

137   **8**

8.3.3 Konsolidierungsphase

Nach zwei Jahren sind die reorganisatorischen und kompensatorischen Fähigkeiten des Gehirns zwar noch nicht abgeschlossen, **sprachliche Fortschritte** zeigen sich aber eher **mittel- oder langfristig**.

Es bleibt also im Einzelfall abzuwägen, inwiefern das gezielte Training einzelner sprachfunktioneller Leistungen noch im Vordergrund steht.

In der Konsolidierungsphase geht es vor allem darum, die gelernten **sprachlichen Fähigkeiten in den Alltag zu übertragen** und den Patienten in seiner allgemeinen Kommunikationsfähigkeit zu unterstützen.

❗ Beachte

Es scheint in jedem Falle günstig, störungsspezifische Übungen schon frühzeitig mit konsolidierenden Übungen zu koppeln.

Fazit

- Nach einem Schlaganfall oder einem Schädel-Hirn-Trauma verläuft eine Aphasietherapie in **drei Phasen**: Die **Aktivierungsphase** geht nach sechs Wochen in die **störungsspezifische Übungsphase** und diese nach zwei Jahren in die **Konsolidierungsphase** über.
- Bei Hirnabbauprozessen muss mit einer zunehmenden (sprachlichen) Verschlechterung gerechnet werden. In der Sprachtherapie geht es darum, den **Status quo so lange wie möglich aufrechtzuerhalten**.
- Der jeweilige Therapieverlauf spiegelt sich in der Auswahl der Ziele und Übungen sowie in der Therapiefrequenz wider (▸ **Kapitel 8.4**).

8.4 Was ist bei der Planung einer Aphasie-Therapie zu beachten?

Zum Gelingen einer Aphasie-Therapie tragen bestimmte organisatorische und inhaltliche Voraussetzungen bei. Neben Themen wie Therapiebeginn, -frequenz und -dauer geht es dabei um Kriterien bzgl. der Auswahl von Zielen, Therapieansätzen und speziellen Übungen. Aspekte für einen hierarchischen Materialaufbau werden aufgelistet.

8.4.1 Wann sollte mit einer Sprachtherapie begonnen werden?

Die Therapie sollte **frühestmöglich**, am besten schon im Akutkrankenhaus, eingeleitet werden. Dabei werden von Anfang an restituierende, kompensatorische und adaptive Maßnahmen gekoppelt.

Sprachtherapie kann allerdings nicht erzwungen werden. Die Indikation zur logopädischen Therapie wird beeinflusst von **neurophysiologischen oder neuropsychologischen Einschränkungen**. Dazu gehören

- die **gesundheitliche Stabilität**: Solange Patient und Angehörige »ums Überleben kämpfen«, ist eine funktionelle Aphasie-Therapie für die Beteiligten oft nur peripher relevant;
- die **Störungseinsicht**: Patienten mit einer Anosognosie zeigen aufgrund fehlender Krankheitseinsicht keine Motivation für die Sprachtherapie;
- die **Aufmerksamkeitsspanne** und **Konzentrationsfähigkeit**: Somnolente (schläfrige) Patienten können nicht aktiv an einer Sprachtherapie teilnehmen.

❗ Beachte

Die Indikation zur Sprachtherapie ist bei jeder Form von Aphasie gegeben.

8

8.4.2 Wie häufig sollte eine Aphasie-Therapie stattfinden?

Je nach **Ursache der Hirnschädigung** erfolgt eine Sprachtherapie mit **zunehmender oder abnehmender Intensität**.

- Bei **fortschreitenden Hirnerkrankungen** steigert sich die Therapiefrequenz je nach Krankheitsverlauf von wöchentlich einer Therapieeinheit bis zur täglichen Therapie.
- Nach **akuten Hirnschädigungen** gelten folgende Richtwerte:
  - In der **Aktivierungsphase** sollte eine logopädische Behandlung täglich erfolgen. Je nach Belastbarkeit des Patienten dauert eine Therapieeinheit 20–45 min.
  - In der **störungsspezifischen Übungsphase** empfiehlt sich eine Therapiefrequenz von mindestens drei Einheiten pro Woche, wobei die Dauer in Abhängigkeit vom Patienten auf 60 min gesteigert werden kann.
  - In der **Konsolidierungsphase** sollte einmal pro Woche eine Aphasie-Therapie mit 45–60 min Dauer stattfinden. Alternativ kann eine Intervalltherapie mit täglichen Behandlungseinheiten zu je 60 Minuten Erfolg versprechend sein.

Diese Angaben orientieren sich an der Empfehlung von Huber u. Ziegler (2000) und werden durch die Leitlinien zur Aphasietherapie (▶ Kapitel 10.3 »Medizinische Leitlinien«) ergänzt.

8.4.3 Findet Aphasie-Therapie einzeln oder in Gruppen statt?

Sprachtherapie kann grundsätzlich als **Einzel- oder Gruppentherapie** erfolgen, und zwar unabhängig vom Schweregrad der Aphasie.

Einzeltherapie. Aufgrund der Individualität der Störungsmuster werden Patienten meist im Einzelsetting behandelt, denn Ziele und Übungen können dabei optimal an die **patientenspezifischen Schwierigkeiten** und **individuellen Fähigkeiten angepasst** werden.

Gruppentherapie. Eine Gruppentherapie wird am besten in **Kombination mit einer Einzeltherapie** in der **störungsspezifischen Übungsphase** durchgeführt. So wird schon frühzeitig ein Transfer von sprachsystematischen Erfolgen aus der Einzeltherapie in den sprachlich anspruchsvolleren Gruppenkontext unterstützt. Dabei sollen die Gruppenteilnehmer nicht aus zeitökonomischen Gründen nebeneinander, sondern im Hinblick auf die kommunikativen Anforderungen im Alltag **miteinander** arbeiten. Ähnlichkeiten im Hinblick auf die jeweiligen Störungsmuster sind dabei von Vorteil, müssen aber nicht zwangsläufig vorhanden sein. Es kann vorkommen, dass sich Patienten in einer fremden Gruppe zunächst unwohl fühlen, sich zurückhalten und enttäuscht sind, weil ihnen nun nicht mehr die ungeteilte Zuwendung durch die Therapeutin zukommt. Patienten sollten daher **gut auf die Gruppenarbeit vorbereitet** und über deren Sinn und Ziele aufgeklärt werden. Durch das vergleichende, konkurrierende oder ermunternde Verhalten der Gruppenmitglieder ist die Arbeitsmotivation oft größer als in der Einzeltherapie. Vor allem im Hinblick auf das **alltagsrelevante Dialogverhalten** ist ein Gruppensetting von großem Vorteil. Der Gedankenaustausch mit Betroffenen kann außerdem den Prozess der **Krankheitsverarbeitung** enorm **unterstützen**.

In der **Konsolidierungsphase** ist ein Sprachtraining in Gruppen oft die Therapie der Wahl.

Eine Gruppentherapie empfiehlt sich dann, wenn

- ein **Transfer** von trainierten Fähigkeiten aus der Übungssituation in die alltägliche Kommunikation angestrebt wird,
- die wiederhergestellten kommunikativen **Fähigkeiten unter Stressbedingungen stabilisiert** werden sollen,
- sprachgestörte Patienten zur Unterstützung der Krankheitsverarbeitung vom **Austausch mit ähnlich Betroffenen** profitieren können.

8.4.4 Nach welchen Kriterien werden Therapieziele ausgewählt?

Der Erfolg einer logopädischen Therapie hängt von der Ursache, dem Ausmaß und dem Verlauf einer neurologischen Erkrankung ab. Das erfordert im Einzelfall eine **Schwerpunktsetzung** in der Therapieplanung, die in Absprache mit dem Patienten und seinen Angehörigen erfolgen sollte.

Die **Auswahl der Zielsetzungen** in der Therapie orientiert sich an
- den individuellen Bedürfnissen und Anforderungen des Patienten im Alltag,
- den allgemeinen kommunikativen Anforderungen,
- der aktuellen Symptomatik und
- dem bisherigen Therapieverlauf.

❗ **Beachte**

Die Auswahl logopädischer Zielsetzungen orientiert sich in erster Linie an den alltäglichen kommunikativen Bedürfnissen und Anforderungen des Patienten.

8.4.5 Therapieansätze

Die in der Aphasie-Therapie angewandten Methoden können **vier verschiedenen Ansätzen** zugeordnet werden, je nachdem, ob sprachliche Leistungen dabei
- stimulierend oder deblockierend,
- sprachsystematisch,
- prozess-, strategie- oder modellorientiert oder
- kommunikativ-pragmatisch

angeregt werden. Die in ◻ **Tabelle 8.3** mit Beispielen und Anwendungen erläuterten Ansätze gehen auf Schlenck et al. (1995) zurück.

❗ **Beachte**

Therapiestudien (Schlenck et al. 1995) haben gezeigt, dass mit einer **sprachsystematischen Methode signifikant bessere Ergebnisse** zu erzielen sind als mit einer Stimulierungsmethode.

Sprachpragmatische Aphasietherapie. Im Gegensatz zu sprachsystematischen Therapiemodellen steht in sprachpragmatischen Ansätzen die **allgemeine kommunikative** Kompetenz im Vordergrund, und zwar unabhängig von der semantischen, phonologischen oder morphosyntaktischen Korrektheit sprachlicher Äußerungen. Die Sprachpragmatik trägt der Tatsache Rechnung, dass Wortwahl und Satzbau (neben prosodischen, mimischen und gestischen Merkmalen) von folgenden Faktoren beeinflusst werden:
- Ziel und Zweck der Kommunikation,
- Ort, Zeit und Besonderheiten der Gesprächspartner,
- Thema des Gesprächs,
- Relevanz und Konsequenz sprachlicher Handlungen.

❗ **Beachte**

Die Sprachpragmatik versteht sich als Wissenschaft, die die Systemlinguistik durch die systematische Berücksichtigung der Lebensbezogenheit und Effektivität kommunikativer Handlungen ergänzt (Glindemann 1995).

Das Ziel sprachpragmatischer Therapieansätze besteht darin, alltagsrelevante kommunikative Handlungen zu bewältigen. Folgende Einzelziele können dabei eine Rolle spielen:
- Formulieren und adäquates Einsetzen von Floskeln, z. B. zur Begrüßung, zur Gratulation, zum Dank, zur Entschuldigung,
- Training von Small-talk-Verhalten (z. B. »Na, wie geht«s? Sauwetter heute, was?«),
- Routinen zur Gesprächseröffnung, -beendigung (z. B. »Also ich bin ja der Meinung, ...«),
- Anleitung zu sprachlichem Repair-Verhalten (z.B. eine rückversichernde Frage: »(Haben Sie mich) verstanden?«),
- Alltagsrelevantes Dialogverhalten (z. B. Verkaufsgespräch, Beschwerde, Diskussion).

Demgegenüber sind **sprachsystematische Übungen**, in denen es beispielsweise darum geht, Lückensätze zu ergänzen, Bilder zu benen-

◨ Tabelle 8.3. Therapieansätze

	Definition	Beispiele	Vorrangiger Einsatz
Stimulierende/ deblockierende Ansätze	Sprachliche Fähigkeiten werden über eine Stimulierung des gesamten Sprachsystems reaktiviert, ohne dabei bewusste Lernprozesse anzuregen.	Auditive Stimulierung nach Schuell (1974). Deblockierungsmethode nach Weigl (1979). Melodische Intonationstherapie nach Sparks, Helm u. Albert (1973).	Aktivierungsphase
Symptomorientierte/ sprachsystematische Ansätze	Ein Patient wird angeleitet, semantisch, morphosyntaktisch und phonologisch korrekte Äußerungen zu bilden. Das Material ist nach linguistischen Kriterien strukturiert und regt damit indirekte sprachliche Lernprozesse an.	Materialien zur Neurolinguistischen Aphasie-Therapie (NAT) nach Neubert et al. (ab 1992). Therapiematerial zur Behandlung phonematischer Störungen nach Fechtelpeter et al. (1995).	Störungsspezifische Übungsphase
Prozess-, strategie-, modellorientierte Ansätze	Auf der Grundlage von psycho- und neurolinguistischen Sprachmodellen werden Aufgaben dahingehend gewählt, erhaltene Sprachrouten zu optimieren sowie gestörte Prozesse zu modifizieren und kompensieren.	Reduzierte Syntax-Therapie (REST) nach Schlenck et al. (1995).	Störungsspezifische Übungsphase
Kommunikativ- pragmatische Ansätze	Ohne gezieltes Arbeiten an sprachsystematischen Defiziten wird das Kommunikationsverhalten eines Patienten durch den Einsatz aller verfügbaren Ausdrucksmittel verbessert.	Promoting Aphasics' Communicative Effectiveness (PACE) nach Davis u. Wilcox (1981). Visual Action Therapy (VAT) nach Helm-Estabrooks et al. (1978).	phasenübergreifend

nen, Subjekt-Prädikat-Objekt-Sätze zu bilden, Nicht-Wörter zu lesen oder Sätze hinsichtlich ihrer semantischen oder grammatikalischen Korrektheit zu überprüfen, weit von den kommunikativen Anforderungen im Alltag entfernt, und es bleibt fraglich, inwieweit ein Transfer der erarbeiteten Leistungen in die alltägliche Kommunikation stattfindet. Außerdem werden solche Übungen von manchen Patienten als »trocken« oder »wenig sinnvoll« erlebt.

Kritik hinsichtlich rein sprachpragmatischer Ansätze besteht jedoch darin, dass sie die sprachliche Lernkapazität eines Patienten nicht ausschöpfen.

8.4 Was ist bei der Planung einer Aphasie-Therapie zu beachten?

141   **8**

> **❗ Beachte**
>
> In einer Aphasietherapie sollten sprachsyste-
> matische und strategieorientierte Ansätze früh-
> zeitig mit sprachpragmatischen Methoden ge-
> koppelt werden. Aufgrund eines an der alltäg-
> lichen Kommunikation orientierten Übungsan-
> gebots begünstigen vor allem sprachpragma-
> tisch orientierte Therapieansätze den Transfer
> kommunikativer Leistungen in den Alltag.

8.4.6 Nach welchen Kriterien werden Übungen ausgewählt?

Alltagsrelevanz. Eine vollständige Rückbildung
der Aphasie ist oft nicht zu erwarten. Daher kon-
zentriert sich die Aphasie-Therapie in der Regel
auf Schwerpunkte. Priorität besitzt dabei nicht
zwangsläufig das am schwersten ausgeprägte
Symptom, sondern die Behandlung der Schwierigkeiten, die den Patienten im Alltag am meisten betreffen bzw. einschränken (► **Kapitel 8.4.4**).
So stehen z. B. für viele Patienten Übungen zum
mündlichen Ausdruck im Vordergrund, selbst
wenn Lesen und Schreiben massiv beeinträchtigt sind. Zudem werden die jeweiligen Aufgabenstellungen und das verwendete sprachliche
Material auf die alltäglichen Bedürfnisse des Patienten abgestimmt (vgl. ► **Kapitel 8.2**).

Generalisierung und Transfer. Dem Konzept
der Zugriffsstörung folgend, geht es in der Aphasie-Therapie nicht darum, jedes Wort oder jede
Satzstruktur zu trainieren. Man erhofft sich vielmehr **Generalisierungseffekte**, die sich z. B. darin zeigen, dass Patienten bei erfolgreichem Abruf der Wörter »Apfel« und »Banane« auch auf
untrainierte Wörter wie »Birne« oder »Zitrone«
leichter zugreifen können. Bislang liegen jedoch
keine gesicherten Erkenntnisse darüber vor, inwiefern sich Generalisierungseffekte über ein semantisches Feld hinaus einstellen. Nachsprech-
oder Abschreibaufgaben können ohne bewusste Aktivierung des Sprachsystems gelöst werden

und lassen daher keine Generalisierungseffekte
erwarten.

Von Anfang an sollten solche Aufgaben integriert werden, die einen **Transfer** der bisher trainierten Fähigkeiten **in die alltägliche Kommunikation** unterstützen. Zu diesem Zweck empfehlen sich kurze Gespräche vor, zwischen oder
nach einer Übung.

Schwierigkeitsgrad. Übungen werden so gewählt, dass der Patient zwar bis zu einem gewissen Grad die Aufgaben selbst lösen kann (ungefähr 70%), zum Teil aber noch auf therapeutische
Hilfestellung angewiesen ist. Zum Stundenende
hin sollte eine Aufgabe gewählt werden, die der
Patient erwartungsgemäß gut bewältigen kann.

Die **Schwierigkeitsstufe** wird durch folgende
Parameter bestimmt:

- Anzahl der Aufgaben in Relation zur verfügbaren Zeit;
- Art und Intensität der therapeutischen Hilfen;
- linguistische Parameter, die dem sprachlichen Material zugrunde liegen:
  - sprachliche Ebene (Wort-, Satz-, Textebene),
  - Wortlänge/Wortart/Silbenstruktur,
  - Satzlänge/Satztyp/Satzkomplexität,
  - Textlänge/Textart/Textkomplexität,
  - Frequenz, Prototypikalität, Alltagsrelevanz, Konkretheit, Vorstellbarkeit von
Wörtern;
  - semantische, phonologische oder
graphematische Relationen zwischen
Wörtern (vgl. Kotten 1997). Eine genaue
Auflistung und Erläuterung ist in ◻ **Tabelle 8.4** gegeben.

Eine **Schwierigkeitssteigerung** kann stattfinden,
wenn eine Leistung zu mindestens 80% stabil re-
produzierbar ist. Dabei werden die oben genannten Variablen systematisch verändert, die therapeutischen Hilfestellungen stufenweise abgebaut
und das sprachliche Material zunehmend komplexer ausgewählt.

◪ **Tabelle 8.4.** Semantische und phonologische Relationen		
Art der Beziehung zwischen Wörtern		**Beispiel**
Semantische Relationen orientieren sich an der inhaltlichen Verwandtschaft von Wörtern und ergeben sich aus der hierarchischen Ordnung des semantischen Lexikons	Oberbegriffe (Hypernyme) Unterbegriffe (Hyponyme) Benachbarte Wörter (Kohyponyme) Gleichbedeutende Wörter (Synonyme) Gegensätzliche Wörter (Antonyme) Teil-Ganzes-Relationen Situativ-referenziell Assoziativ Pragmatisch	Kleidung–Krawatte Krawatte–Hemd Krawatte–Schlips teuer–billig Hemd–Knopf Krawatte–Kleiderschrank Krawatte–Feier Krawatte–Schneider
Phonologische bzw. graphematische Relationen orientieren sich an der lautlichen bzw. visuellen Ähnlichkeit von Wörtern	Wortlänge Silbenstruktur (CVC-Struktur vs. Konsonantenverbindungen) Auswahl und Abfolge von Phonemen bzw. Graphemen (Minimalpaare)	Hose–Birne vs. Schokolade Hose–Lupe vs. Strümpfe Hose–Hase–Rose vs. Lupe

8

8.4.7 Was ist in der Anleitung und Durchführung von Übungen zu beachten?

Da sprachliche Beeinträchtigungen nach Hirnschädigung mit weiteren neuropsychologischen Auffälligkeiten wie reduzierter Aufmerksamkeitsspanne, eingeschränkten Gedächtnisleistungen oder gestörter Problemlösefähigkeit einhergehen können, sollte die Therapeutin ihr anleitendes und unterstützendes Verhalten in den Übungen darauf abstimmen.

In der **Übungsanleitung** sollten
- kurze, knappe **Erklärungen** formuliert und
- Aufgabenstellungen mithilfe von **Beispielaufgaben** transparent gemacht werden.

In der **Durchführung** von Übungen werden
- sprachliche **Erfolge** sofort rückgemeldet und durch Lob verstärkt,
- **fehlerhafte Reaktionen** (nur) dann aufgegriffen, wenn sie in Zusammenhang mit einer in der jeweiligen Zielsetzung geforderten Leistung stehen,

- ggf. allein durch ein **reduziertes Arbeitstempo** Verbesserungen angestrebt,
- Fehler über eine variable und abgestufte **Stimulierung** statt über direkte Lösungsvorgaben korrigiert,
- sprachfunktionsspezifische **Hilfen** (z. B. gezielte Hilfen zur Wortfindung, ► Kapitel 9.3, »Therapiebausteine: Wortfindung und Wortabruf«) eingesetzt.

Zum **Abschluss einer Übung** reflektieren der Patient und die Therapeutin gemeinsam die sprachlichen Leistungen **im Hinblick auf die jeweilige Zielsetzung.** Auch schwer beeinträchtigte Patienten können durch gestische oder mimische Reaktionen einbezogen werden. Es geht darum,
- dem Patienten eine ehrliche und differenzierte **Rückmeldung** über seinen Leistungsstand zu geben,
- **Misserfolge** durch das Aufzeigen bisheriger Erfolge zu **relativieren,**
- den Patienten für erfolgreiche Leistungen zu **loben** und
- den **Leistungsanspruch** eines Patienten **ernst zu nehmen.**

Kritische Patienten können ein pauschales, beschönigendes oder überschwängliches Lob nur schlecht akzeptieren, und die Therapeutin läuft Gefahr, an Glaubwürdigkeit zu verlieren.

❶ Beachte

Therapeutisches Lob darf nicht künstlich oder technisch, sondern sollte authentisch sein. Je nach Anforderung sollte ein Lob dosiert eingesetzt und variabel formuliert werden.

8.4.8 Wie sinnvoll ist ein Computereinsatz in der Aphasie-Therapie?

Indikation. Die Fortschritte in der elektronischen Datenverarbeitung führen zu der Überlegung, ob Aphasie-Therapien durch Computerprogramme ergänzt oder ersetzt werden können. Diese Frage stellt sich insbesondere für
- jüngere Patienten, für die der Umgang mit dem Computer eine Selbstverständlichkeit darstellt,
- Patienten, die eine logopädische Therapie mithilfe geeigneter Therapiesoftware intensivieren wollen oder
- Patienten, die logopädisch nicht versorgt werden können.

Einige **Vorteile** liegen auf der Hand: Das Arbeiten am PC
- kann für manche Patienten eine willkommene Abwechslung zum klassischen Therapiesetting darstellen,
- ist zeitlich flexibel planbar im Gegensatz zu den meist begrenzten Ressourcen einer Therapeutin und
- ermöglicht eine gewisse Unabhängigkeit und Selbstständigkeit im Trainieren sprachlicher Fähigkeiten.

Es sind jedoch auch mehrere **Nachteile** zu berücksichtigen:

- Die individuellen Bedürfnisse und Interessen eines Patienten können nur unzureichend aufgegriffen werden.
- Die Auswahl und Anleitung passender Übungen erfordert eine kompetente Betreuung, um Über- oder Unterforderungen zu vermeiden.
- Das Angebot an Übungsaufgaben und -items ist relativ begrenzt.
- Während einer Übung können die Anforderungen nicht flexibel gesteigert oder reduziert werden.
- Der PC kann emotionale Reaktionen wie Frustrationen, Verwirrung oder Stolz nicht auffangen.

❶ Beachte

Computergestützte Sprachtherapie sollte **nur unter unmittelbarer Supervision** durch eine Sprachtherapeutin erfolgen (Glindemann 1998). Der PC kann das individuell und flexibel an den Patienten angepasste Therapeutenverhalten nicht ersetzen. Computerprogramme jedoch stellen im Einzelfall eine sinnvolle Ergänzung zur Einzel- oder Gruppentherapie dar.

Mittlerweile gibt es mehrere Firmen, die Software für eine computerbasierte Aphasie-Therapie anbieten. Sie sind in ◘ **Tabelle 8.5.** aufge-

◘ **Tabelle 8.5.** PC-gestützte Aphasie-Therapieprogramme

Programm	Vertrieb durch[1]
Aphasi@ware	CliC, Bad Urach[1]
EvoLing	Dr. Hein GmbH, Nürnberg
LingWare	Phoenix Software, Bonn
Multicue	Phoenix Software, Bonn
B.A.Bar	Fondation Suisse pour les Télétheèses

[1] Adressen s. Kapitel 11, »Kontaktadressen«

führt. Für die PC-Programme gibt es in der Regel Demo-Versionen, die über Art und Anzahl der Übungsprogramme informieren.

8.4.9 Wann beende ich eine Aphasie-Therapie?

Diese Frage stellt sich vor allem für Sprachtherapeutinnen, die ambulant mit neurologischen Patienten arbeiten. Die **Dauer** einer Aphasie-Therapie hängt ab von

- der **ärztlichen Verordnung:** Wenn keine Folgeverordnung mehr vorliegt, muss die Therapie beendet werden;
- den **Vorstellungen** des Patienten und seiner Angehörigen: Wenn die Betroffenen mit ihren Leistungen zufrieden sind und selbst keine Notwendigkeit mehr zur Therapie sehen, wird die Therapie abgeschlossen;
- den **Ergebnissen der Verlaufsdiagnostik:** Sind keine Verbesserungen mehr nachzuweisen bzw. zu erwarten, wird die Therapie beendet. Dabei sollten Untersuchungsverfahren angewandt werden, die auch geringfügige Fortschritte im Bereich der Symptomatik, der allgemeinen kommunikativen Fähigkeiten sowie der alltäglichen Anforderungen messen. Der AAT darf also nicht das einzige Messinstrument darstellen;
- den **Möglichkeiten** bzw. **Grenzen einer Sprachtherapie:** Vor allem Patienten mit einer Restaphasie berichten von sprachlichen Schwierigkeiten, die nur in belastenden Situationen auftreten. Auch wenn in der Einzel- oder Gruppentherapie alltägliche Situationen nachgestellt werden können, sind nicht alle **Stressfaktoren**, mit denen Patienten im Alltag konfrontiert werden, integrierbar. Gefühle wie Ablehnung, Abwertung oder Aggression können in einem therapeutischen Setting kaum provoziert werden.

Bei dauerhafter und intensiver Therapie fällt manchen Patienten (und Therapeutinnen) die Beendigung der Therapie sehr schwer. Viele Patienten machen sich Sorgen, dass mit Abschluss der Therapie keine sprachlichen Fortschritte mehr erreicht werden oder es sogar zu Rückschritten kommen könnte. Für manche stellt die Sprachtherapie auch eine lieb gewordene Routine dar. Der **Abschluss einer Therapie** sollte daher **sorgfältig vorbereitet** werden durch

- einen Appell an die Eigenverantwortung des Patienten, indem er von Anfang an zum selbstständigen häuslichen Üben angehalten wird,
- eine Aufklärung über den Verlauf von Aphasien (▶ **Kapitel 3.5**, »Verlauf von Aphasien«) und den allgemeinen Therapieverlauf (▶ **Kapitel 8.3**, »Therapieverlauf«),
- das Einbeziehen des Patienten (und seiner Angehörigen) in die Festlegung des Therapieendes,
- eine frühzeitige Ankündigung: z. B. »Wir planen die Therapie jetzt mal bis zum Sommer und besprechen dann noch einmal, wie es weitergeht«;
- eine Reduktion der Therapiefrequenz: z. B. findet die Therapie zu Anfang täglich, dann zwei- bis dreimal wöchentlich, dann einmal pro Woche und schließlich nur noch nach Absprache statt;
- das Verabreden von Therapiepausen im Sinne einer Intervalltherapie: z. B. »Wir machen jetzt mal eine Pause bis Weihnachten, und dann sehen wir im neuen Jahr, wie Sie alleine zurechtgekommen sind«;
- ein wiederholtes Ansprechen des absehbaren Endes: z. B. »Jetzt haben wir noch drei Termine«;
- das Angebot eines Wiedervorstellungstermins in drei oder sechs Monaten;
- die Vermittlung von unterstützenden Kontakten außerhalb des therapeutischen Settings, z. B. zu einer Selbsthilfegruppe für Menschen mit einer Aphasie.

Fazit

- In der Therapieplanung sollte darauf geachtet werden, dass die Aphasie-Therapie **frühestmöglich** beginnt und in Absprache mit dem Patienten ab einem geeigneten Zeitpunkt sukzessive reduziert wird.
- Therapieziele und Übungen werden auf die **individuellen Schwierigkeiten**, **Fähigkeiten** und **Bedürfnisse** eines Patienten abgestimmt.
- Auch wenn je nach Therapiephase und -verlauf bestimmte Therapieansätze im Vordergrund stehen, sollten **kommunikativ-pragmatische Methoden** zu jedem Zeitpunkt in die Behandlung integriert werden.
- Im Einzelfall können **PC-gestützte Aufgaben** eine Sprachtherapie ergänzen.
- Übungen werden so ausgewählt, dass der Patient **weder über- noch unterfordert** sowie fähig ist, eine Aufgabe mit therapeutischer Hilfe zu lösen.

8.5 Bausteine und Ziele einer Aphasie-Therapie

Es folgt eine Übersicht über allgemeine Bausteine und Ziele einer Aphasie-Therapie, deren Auswahl sich an den individuellen sprachlichen Fähigkeiten bzw. Defiziten, an den kommunikativen Anforderungen, an beruflichen und privaten Interessen und an der Persönlichkeit des Patienten orientiert. Mögliche Inhalte der einzelnen Bausteine werden in ► **Kapitel 9**, »Therapiebausteine« ausführlich beschrieben.

Sprachverständnis

- Reaktivieren des semantischen Systems und Ausdifferenzieren semantischer Merkmale.
- Verstehen alltagsrelevanter Inhaltswörter und differenziertes Verstehen von Inhaltswörtern.
- Verstehen von Sätzen.
- Verstehen von Texten.

Automatisierte Sprachelemente

- Hemmen von Sprachautomatismen oder »recurring utterances«.
- Hemmen überschießender Sprachproduktion (Logorrhö).
- Hemmen von Echolalie.
- Hemmen von Perseverationen.

Wortfindung und Wortabruf

- Aktivieren erster lautsprachlicher Äußerungen.
- Verbesserung basaler Wortfindungsleistungen.
- Verbesserung einer differenzierten Wortfindung im semantischen Lexikon.
- Verbesserung der Wortformaktivierung im phonologischen Lexikon.
- Verbesserung von Selbsthilfe- (»Self-Cueing«-) Strategien.
- Reduktion von semantischen Paraphasien/ Neologismen.
- Reduktion von phonematischen Paraphasien/Neologismen.
- Reduktion von Stereotypien oder Redefloskeln.

Satzbildung

- Zuordnen thematischer Rollen und Bilden eines syntaktischen Rahmens.
- Herstellen einer morphologischen Kongruenz von Satzteilen.
- Verknüpfung von morphosyntaktischen mit semantischen und phonologischen Fähigkeiten.

Textproduktion

- Herstellen eines kohärenten (semantisch stimmigen) und kohäsiven (morphosyntaktisch stimmigen) Textes.

Dialogverhalten
- Aktives Beteiligen an alltäglichen Gesprächen.

Totale Kommunikation
- Verbesserung der Kommunikationsfähigkeit durch Einsatz aller zur Verfügung stehenden Kommunikationskanäle.

Lesen und Schreiben
- Selbstständiges Schreiben persönlicher Daten.
- Einzelheitliches und ganzheitliches Aktivieren von graphematischen Formen als Vorbereitung auf das Lesen oder Schreiben.
- Verbesserung des ganzheitlichen oder/und einzelheitlichen Schreibens von Wörtern.
- Verbesserung des ganzheitlichen oder/und einzelheitlichen Lesens von Wörtern.

Umgang mit Zahlen
- Verstehen von Zahlen.
- Produzieren von Zahlen.
- Abruf von Zahlen aus dem Zahlenweltwissen.
- Abruf von Zahlwerten und Stellenwerten von Ziffern.
- Bewältigung kombinierter Anforderungen im Bereich der Zahlenverarbeitung.
- Bewältigung alltäglicher Rechenanforderungen.
- Kompensatorischer Umgang mit dem Taschenrechner.

Krankheitsbewältigung und soziale Integration
- Entwicklung und Unterstützung von Bewältigungsstrategien.
- Anbindung an Selbsthilfegruppen oder andere soziale Institutionen.

Berufliche Reintegration
- Transfer der erarbeiteten Fähigkeiten im Hinblick auf berufliche Anforderungen.

Therapiebausteine

In diesem Buch geht es nicht darum, »klassische« und bereits mehrfach publizierte Therapiemethoden wie

— die Deblockierungsmethode nach Weigl (1979),
— die Melodische Intonationstherapie (MIT) nach Sparks et al. (1974),
— die auditive Stimulierung nach Schuell (1974) oder
— die Visual Action Therapy (VAT) nach Helm-Estabrooks et al. (1978)

erneut zu beschreiben. Eine Übersicht findet sich in Glindemann (1998).

Diese **allgemein stimulierenden Methoden** haben in der gängigen Praxis lediglich **unterstützenden Charakter** und treten hinter Therapieansätzen zurück, mit denen betroffene sprachliche Teilprozesse gezielt angeregt werden.

Zu jedem **Therapiebaustein** (◻ **Übersicht 9.1**) werden die jeweiligen **Einzelziele** mit zahlreichen **Übungen** und passenden **Hilfen, Steigerungen** und **Materialempfehlungen** vorgestellt. Auch wenn die meisten Übungen wenig erforscht oder evaluiert sind, spiegeln sie dennoch die tägliche Arbeit von Aphasietherapeutinnen wider und können auf der Grundlage

zahlreicher Therapiedokumentationen als effektiv eingeschätzt werden.

Die Übungsauswahl hat **Angebotscharakter** und erhebt verständlicherweise keinerlei Anspruch auf Vollständigkeit.

❶ Beachte

Die Auflistung der Ziele und Übungen ist als **Sammlung** oder **Fundus** zu verstehen. Auf Grundlage der Diagnostik (▶ **Kapitel 6**, »Anamnese und Diagnostik«) werden für jeden Patienten nach Art und Schweregrad seiner Beeinträchtigungen sowie nach seinen Interessen spezifische Ziele und Übungen ausgewählt.

9.1   Sprachverständnis

Bei jeder Aphasie ist das Sprachverständnis mehr oder weniger beeinträchtigt. Dabei hängen Art und Ausmaß einer Sprachverständnisstörung mit der Form und dem Schweregrad der Aphasie zusammen. In diesem Abschnitt werden Ziele und Übungen im Bereich Sprachverständnis auf Wort-, Satz- und Textebene sowie in Bezug auf die isoliert störbaren Teilbereiche Semantik, Morphosyntax und Phonologie beschrieben.

◻ **Übersicht 9.1.**
Therapiebausteine in der Aphasie-Therapie

Therapieziel. In der Aphasietherapie kommt der **Arbeit am Sprachverständnis** ein **besonderer Stellenwert** zu. Denn:

— Störungen im Verstehen führen dazu, dass ein Patient mit einer Aphasie selbst bei verfügbaren expressiven Mitteln von der Kommunikation ausgegrenzt ist. Verbesserte Sprachverständnisleistungen fördern die Integration des Patienten und reduzieren Missverständnisse.
— Die Arbeit im semantischen Bereich wirkt sich nicht nur auf ein besseres Verstehen von Äußerungen aus, sondern bietet ebenso die Grundlage für einen korrekten Wortabruf.

— Jede angebotene Übung ist mit grundlegenden Fähigkeiten im Instruktionsverständnis verbunden. Außerdem setzen viele sprachproduktive Übungen in den Bereichen Wortfindung, Satzbau, Schreiben oder Lesen das korrekte Verstehen des angebotenen sprachlichen Materials voraus. Ein Lückensatz muss z. B. zunächst verstanden werden, bevor ein passendes Wort ergänzt werden kann.

❗ Beachte

Sprachrezeptive Übungen dienen zur Vorbereitung sprachproduktiver Aufgaben und besitzen daher **Priorität** im logopädischen Therapieaufbau.

Die Anforderungen im auditiven Sprachverständnis unterscheiden sich von denen im Lesesinnverständnis.

— Das **auditive Sprachverständnis**
  – setzt eine ausreichende (ggf. mit Hörgeräten korrigierte) Hörfähigkeit voraus,
  – verlangt Fähigkeiten im Bereich des verbalen Arbeitsgedächtnisses, es handelt sich um sog. »online-tasks«, und
  – wird unterstützt durch den Einsatz von Mimik, Gestik sowie prosodischen Elementen durch den Sprecher.
— Das **Lesesinnverständnis**
  – setzt (ggf. durch eine Sehhilfe korrigierte) Sehfähigkeiten sowie Fähigkeiten der visuellen Wahrnehmung voraus,
  – reduziert durch die Beständigkeit der Darbietung die Anforderungen an das Gedächtnis, es handelt sich um sog. »offline-tasks«, und
  – erfolgt im Gegensatz zum auditiven Verständnis allein über die sprachliche Modalität.

❗ Beachte

Ein Training des **auditiven Sprachverständnisses** ist gegenüber einem Training des Lesesinnverständnisses vorzuziehen, da das audi-tive Sprachverständnis eine **größere Alltagsrelevanz** besitzt.

❗ Vorsicht

Verbesserungen im Sprachverständnis und in der Eigenwahrnehmung können Patienten mit einer Aphasie entgegen der Erwartung sehr **frustrieren**: Sie haben das Gefühl, sprachlich schlechter zu werden, da sie möglicherweise Fehler in ihrer Sprachproduktion bemerken, die sie vorher nicht wahrgenommen haben.

Die Therapeutin sollte aufzeigen, dass diese sprachlichen Fehler von Anfang an vorhanden waren und die verbesserte Eigenwahrnehmung jetzt dazu verhilft, die Sprachprobleme effektiv zu behandeln. Dem Patienten hilft die Bestätigung, dass diese rezeptiven Fähigkeiten eine wesentliche Voraussetzung für die »Arbeit am Sprechen« darstellen.

Die im Folgenden aufgelisteten Ziele (❏ Übersicht 9.2) und Übungen sind hierarchisch geordnet.

❗ Beachte

Neben der sprachlichen Ebene (Wort-, Satz-, Textebene) gilt es, auch den Schwierigkeitsgrad innerhalb einer Übung zu berücksichtigen und zu steigern. Denn eine Übung auf komplexer Wortebene kann z. B. schwieriger zu lösen sein kann als eine Übung auf einfacher Satzebene.

❏ Übersicht 9.2.
Einzelziele im Bereich Sprachverständnis

— Reaktivieren des semantischen Systems, Ausdifferenzieren semantischer Merkmale
— Verstehen alltagsrelevanter Inhaltswörter, differenziertes Verstehen von Inhaltswörtern
— Verstehen von Sätzen
— Verstehen von Texten

9.1.1 Reaktivieren des semantischen Systems, Ausdifferenzieren semantischer Merkmale

Bei schweren Störungen kann es zunächst notwendig sein, auf **vorsprachlicher Ebene** zu arbeiten. Semantische Merkmale werden dabei über **Aufgaben zur Konzeptbildung** wiedergewonnen oder spezifiziert. Der Einsatz von Realobjekten kann aufgrund der unverfälschten Merkmalswahrnehmung von Vorteil sein. Es sollte darauf geachtet werden, alltagsrelevante und patientenspezifische Objekte und Handlungen in die Übungen zu integrieren.

Übungen

Erarbeitung semantischer Merkmale. Bei dieser Übung werden semantische Merkmale auch unter Einbeziehung objektspezifischer Handlungen reaktiviert.

Beispiel

Einen Apfel sehen, fühlen, riechen, schälen und essen/schmecken.

Semantische Kategorisierungsaufgaben. Der Patient wird angeleitet verschiedene Realobjekte oder Bildkarten zu sortieren. Alternativ soll der Patient in einer Reihe von präsentierten Objekten das semantisch unpassende herausfinden.

Beispiel

Nahrungsmittel im Kontrast zu Kleidungsstücken gruppieren.

⊘ Tipp

Hilfestellungen
— Bei fehlerhaften Reaktionen verweist die Therapeutin auf die unterscheidenden (distinktiven) semantischen Merkmale.
Beispiel
»Der Pullover ist aus Wolle, ein Brot wird aus Teig gemacht.«
— Die Therapeutin kann diese Übungen lautsprachlich unterstützen, indem sie die Objekte

benennt und auf die semantischen Merkmale verweist. Gerade bei schwer gestörten Patienten sollte Sprache allerdings dosiert angeboten werden, um Überforderungsreaktionen zu vermeiden.
Steigerung
— Je ähnlicher die Bedeutungen der Objekte, desto schwieriger sind sie abzugrenzen bzw. zuzuordnen.
Materialempfehlungen
— Fotobox 1 – Dinge des Alltags. Schubi, Gottmadingen.
— FOTODIDAC-Bildkarten (Gegenstände in Großaufnahme, Gebrauchsgegenstände, Haushaltsgegenstände, Nahrungsmittel, Tiere und Vögel, Transport und Fahrzeuge). Schubi, Gottmadingen.
— LingWare. Phoenix Software, Bonn.

9.1.2 Verstehen alltagsrelevanter Inhaltswörter, differenziertes Verstehen von Inhaltswörtern

Von Anfang an sollte darauf geachtet werden, **nicht nur Nomen, sondern auch Verben** in die Übungen einzubeziehen. Dementsprechend besteht das Material nicht nur aus **Objekt-**, sondern auch aus übersichtlichen **Situationsbildern.** Adjektive und Präpositionen können zu einem späteren Zeitpunkt das sprachliche Angebot erweitern.

Übungen

Zuordnen von Wort und Realobjekt bzw. Wort und Bildkarte. Die Therapeutin nennt ein Wort, der Patient zeigt das entsprechende Realobjekt bzw. Bild aus einer Auswahlmenge.

Beispiel

Bildkartenauswahl: Apfel – Uhr – Banane – Kaffee.
Aufgabe: »Zeigen Sie mir den Apfel!«

Es können auch semantisch verwandte Inhaltswörter (aus verschiedenen Wortklassen) einbezogen werden, die sich eindeutig auf eins der

Objekte bzw. eine der Bildkarten beziehen (▸ **Kapitel 8.4.6,** »Nach welchen Kriterien werden Übungen ausgewählt?«).

Beispiel

Bildkartenauswahl: Apfel – Uhr – Banane – Kaffee.
Aufgaben: »Was kann ich trinken?« »Was ist gelb und krumm?« »Was hat Zeiger?« »Was wächst am Baum?«

Im Bereich Lesesinnverständnis wird der Patient aufgefordert, eine Wortkarte dem jeweiligen Bild oder Realobjekt in einer Auswahlmenge zuzuordnen.

Beispiel

Bildkartenauswahl: Apfel – Uhr – Banane – Kaffee.
Aufgabe: Der Patient soll die Schriftkarte mit dem Wort »Apfel« dem passenden Bild zuordnen.

Es können auch auf dieser Ebene schon Sätze angeboten werden, die durch die sog. **Schlüsselwortstrategie** dem entsprechenden Bild zugeordnet werden können. Dabei reicht trotz Satzangebot das Verstehen eines Inhaltswortes aus, um das passende Bild zu zeigen.

Beispiel

Bildkartenauswahl: schlafender Mann – lachende Frau – malendes Kind.
Aufgabe: »Zeigen Sie mir die passende Karte zu dem Satz: Der Mann schläft im Bett.« »Welche Person ist sehr müde?«

Semantisch-lexikalische Kategorisierungsaufgaben. Zuordnen von semantisch verwandten Wörtern oder Abgrenzen von semantisch unrelationierten Wörtern über Aufgaben im Bereich Lesesinnverständnis.

Beispiel

▬ Welches Wort gehört nicht dazu:
Messer – Uhr – Gabel – Löffel
Herz – Niere – Haare – Leber
weinen – heulen – kichern – jammern

▬ Welche Wörter passen zu dem ersten Wort?
Gebäude: Kirche – Treppe – Wolkenkratzer – Zelt
Hund: struppig – jaulen – klettern – Leine – treu – Stall

Handlungsaufgaben mit feststehenden Objekten. Damit kann das Verstehen von Präpositionen geübt werden.

Beispiel

»Legen Sie die Gabel vor/neben/auf den Teller.«

 Tipp

Hilfestellungen

▬ Auditives Sprachverständnis: Aufzählung semantischer Merkmale, z. B.: »Mit einem Messer kann ich schneiden; es hat eine scharfe Klinge«. Dabei kann ebenso systematisch gesteigert werden von prototyischen klassifikatorischen (Beispiel: »Das Messer gehört wie die Gabel zum Besteck«) zu nichtklassifikatorischen Informationen (Beispiel: »Ein Messer ist meist aus Metall«). Demgegenüber ist es nur selten Erfolg versprechend, ein Zielitem ohne weitere Hilfe wiederholt vorzusprechen.

▬ Lesesinnverständnis: Eine wichtige Hilfe besteht darin, dass sich die ausgewählten Wörter einer Aufgabe hinsichtlich Wortlänge und Initialgraphem deutlich unterscheiden.

Beispiel

Banane – Apfel – Wassermelone.
Weitere Hilfen:
– Verweis auf die Wortform (Wortlänge, charakteristische Buchstaben),
– Benennen einzelner Buchstaben,
– Benennen der dargebotenen Bildkarten.
Wird das Zielwort vorgelesen, wechselt die Modalität vom Lesesinnverständnis zum auditiven Sprachverständnis.

▬ Manche Patienten mit schweren Sprachverständnisstörungen profitieren davon, wenn Wörter über den auditiven und visuellen Kanal angeboten werden.

▬ Kategorisierungsaufgaben können auf jeder Schwierigkeitsstufe angeboten werden.

9

Steigerung nach folgenden Kriterien

- Von alltagsrelevanten, prototypischen und hochfrequenten Wörtern zu niederfrequenten Wörtern.
- Von konkreten zu abstrakten Wörtern.
- Von kurzen Wörtern mit einfacher Silbenstruktur zu langen Wörtern mit Konsonantenverbindungen.
- Von einer Menge semantisch/phonologisch/graphematisch unrelationierter Wörter über Mengen mit einem semantischen/phonologischen/graphematischen Ablenker zu Mengen semantisch/phonologisch/ graphematisch ähnlicher Wörter.
- Integration von Wörtern mit mehreren Bedeutungen (Homonymen).

Beispiel

Hahn: Gockel oder Wasserhahn.

Materialempfehlungen

- SCHUBI-Grundwortschatz Nomen 1 u. 2, Adjektive 1 u. 2. Schubi, Gottmadingen.
- FOTODIDAC-Bildkarten (Gebrauchsgegenstände, Haushaltsgegenstände, Nahrungsmittel, Tiere und Vögel, Transport und Fahrzeuge, Berufe, Sport und Freizeit). Schubi, Gottmadingen.
- FOTODIDAC Bildkarten (Adjektive, Präpositionen) Schubi, Gottmadingen.
- Stark J (1992–1997) Everyday Life Activities Fotoserie. Set 1–3. Phoenix Software, Bonn.
- Engl E et al. (5. Aufl. 1996) Sprachübungen zur Aphasiebehandlung. Ein linguistisches Übungsprogramm mit Bildern. Logotherapia. Volker Spieß, Berlin.
- Lutz L (1997) MODAK-Modalitätenaktivierung in der Aphasie-Therapie. Ein Therapieprogramm. Springer, Heidelberg.
- Gröne B et al. (2000) Bildmaterial zum Sprachverständnis. Übungen zu Phonologie, Semantik und Syntax. In: EKN – Materialien für die Rehabilitation. Bd. 11. Borgmann, Dortmund.
- Neubert C et al. (1992) Neurolinguistische Aphasietherapie Teil 1: Lexikalisch-Semantische Störungen. NAT, Hofheim

- Neubert C et al. (1995a) Neurolinguistische Aphasietherapie Assoziierter Band: Bild-Semantische Störungen. NAT, Hofheim.
- LingWare. Phoenix Software, Bonn.

9.1.3 Verstehen von Sätzen

Für das Verstehen längerer sprachlicher Einheiten wird das **verbale Arbeitsgedächtnis** benötigt, in dem alle Wörter eines Satzes oder Textes so lange gespeichert werden, bis die Äußerung vollständig verarbeitet worden ist.

Auf Satzebene werden neben **semantischen** und **phonologischen** auch **morphosyntaktische Leistungen** verlangt. Es fällt jedoch auf, dass Patienten Äußerungen vorwiegend im Hinblick auf deren semantischen Gehalt analysieren. Im situativen Kontext ist die alltägliche Kommunikation häufig so redundant, dass ganze Sätze aufgrund weniger Wörter korrekt erfasst werden können.

Beispiel

»Reichst du mir bitte mal die Marmelade?«

Greift diese sog. **Schlüsselwortstrategie** auf komplexer Satzebene nicht, kommt es bei eingeschränktem Satzverständnis zu Missverständnissen.

Übungen

Handlungsaufgaben.

Beispiel

- »Gehen Sie zum Fenster.«
- »Nehmen Sie die Flasche und gießen Sie sich ein Glas Saft ein.«

Zuordnungen von Satz und Bild. Die Therapeutin nennt einen Satz, der Patient zeigt die entsprechende Bildkarte aus einer Auswahlmenge an Situationsbildern. Im Bereich Lesesinnverständnis wird der Patient aufgefordert, eine Satzkarte der jeweiligen Bildkarte zuzuordnen. Zu jedem Satzteil sollte ein Ablenkerbild angeboten werden, damit der Satz nicht aufgrund eines »Schlüsselwortes« erfasst werden kann.

Beispiel

Die Frau spült/Die Frau kocht/Der Mann spült.

Beantworten von Entscheidungsfragen. Die Therapeutin formuliert Fragen, die der Patient lautsprachlich oder mimisch/gestisch mit »Ja« oder »Nein« beantwortet.

Beispiel

Kann ich die Suppe mit der Gabel essen?

Beurteilen der semantischen Kongruenz. Der Patient beurteilt die Sinnhaftigkeit von mündlich oder schriftlich angebotenen Sätzen.

Beispiel

Im Sommer fahren wir Schlittschuh auf dem See.

Ergänzen von schriftlich angebotenen Lückensätzen mit semantisch orientierter Auswahlmenge.

Beispiel

Die Frau möchte die Bluse ... (kämmen/bügeln/schreiben).

Zuordnen von Paraphrasen. Der Patient identifiziert aus einer Auswahlmenge die beiden Sätze, die in ihrer Bedeutung übereinstimmen.

Beispiel

Der Mann umgeht die Kreuzung/Der Mann geht über die Kreuzung/Der Mann meidet die Kreuzung.

Sortieren von Sätzen zu einer Handlungsabfolge. Diese Übung eignet sich als Übergang zum Textverständnis.

Beispiel

Ich trockne das Geschirr ab/Ich räume das Geschirr in den Schrank/Ich spüle das Geschirr.

Die folgenden Aufgaben zu morphosyntaktischen Leistungen werden weniger zur Verbesserung des Sprachverständnisses eingesetzt. Sie dienen vielmehr dazu, ein **Training expressiver morphosyntaktischer Leistungen** vorzubereiten.

Beurteilen der morphologischen bzw. syntaktischen Kongruenz. Dabei wird der Patient angeleitet, auditiv oder visuell vorgegebene Sätze zu beurteilen.

Beispiel

- Ich esse einen Apfel.
- Ich schreibst einen Brief.
- Gestern werde ich ein Geschenk kaufen.
- Der Briefträger beißt den Hund.
- Ich benutze den Schirm, obwohl es regnet.

Ergänzen von schriftlich angebotenen Lückensätzen mit morphologisch bzw. syntaktisch orientierter Auswahlmenge.

Beispiel

- Der Mann ruft (der/dem/den) Kellner.
- Die Frau will Zeitung lesen und sucht (ihre/unsere) Brille.
- Ich gehe ins Büro, (obwohl/weil/damit) ich krank bin.

❶ Tipp

Hilfestellungen
- Vermehrter Einsatz prosodischer Elemente: reduziertes Sprechtempo, Betonung relevanter Satzteile.
- Bei schriftlicher Vorgabe Markieren distinktiver Satzteile.
- Übereinstimmung zwischen den Satzteilen hinterfragen, indem die semantischen Merkmale der jeweiligen Wörter im Satz geklärt werden.

Beispiel

»Eine Gabel hat Zinken, eine Suppe ist flüssig. Kann ich die Suppe mit einer Gabel essen?«
- Bei syntaktisch orientierten Aufgaben: Frage nach dem Handelnden.

Beispiel

Wer kann beißen: der Briefträger oder der Hund?

Steigerung nach folgenden Kriterien

▬ Anzahl der Satzteile: Je mehr Satzteile in eine Satzstruktur eingebunden sind, desto schwieriger ist der Satz zu verstehen: Subjekt + Prädikat (+ Akkusativobjekt) (+ Dativobjekt) (+ Präpositionalobjekt[e]). Dabei kann das Einbinden von Objekten ggf. das Verstehen erleichtern, wenn es eine semantische Hilfe darstellt.

Beispiel

»Der Mann isst« ist unter Umständen schwieriger zu verstehen als »Der Mann isst ein Brot.«

▬ Reihenfolge der Satzteile: Aufgrund der sog. »Agens-zuerst-Strategie« sind kanonische Satzstrukturen (mit der Satzteilfolge Subjekt-Prädikat-Objekt) leichter zu verstehen als topikalisierte (mit der Satzteilfolge Objekt-Prädikat-Subjekt); Passivstrukturen sind vor allem in semantisch reversiblen (das heißt Subjekt und Objekt sind theoretisch austauschbar) Sätzen meist schwieriger zu verstehen als Aktivkonstruktionen, da der Agens nicht an erster Stelle steht.

Beispiel

»Das Mädchen wird von dem Jungen gefangen« ist schwieriger zu verstehen als »Der Junge fängt das Mädchen« oder »Das Mädchen wird von dem Auto erfasst«.

▬ Komplexität der Satzteile: Das Einbinden zusätzlicher Satzelemente wie Adjektive, Adverbien, Modalverben kann die Anforderungen an das Sprachverständnis erhöhen.

▬ Verknüpfung von Sätzen: Einfache Sätze sind leichter zu verstehen als Satzreihen oder Satzgefüge.

▬ Die Verbvalenz bestimmt die Anzahl obligatorischer bzw. fakultativer Satzelemente, d. h., ein Verb provoziert aufgrund seiner syntaktischen Wertigkeit ein bestimmtes Satzmuster. Je höher die Valenz eines Verbs ist, umso schwerer ist eine Äußerung zu verstehen.

Beispiel

»Der Junge gähnt« ist erwartungsgemäß leichter zu verstehen als »Der Junge schenkt seiner Schwester einen Ball zum Geburtstag«.

Materialempfehlungen

▬ Neubert C et al. (1992) Neurolinguistische Aphasietherapie Teil 1: Lexikalisch-Semantische Störungen. NAT, Hofheim.

▬ Stark J (1992–1997) Everyday Life Activities Fotoserie. Set 1–3. Phoenix Software, Bonn.

▬ Engl E et al. (5. Aufl. 1996) Sprachübungen zur Aphasiebehandlung. Ein linguistisches Übungsprogramm mit Bildern. Logotherapia. Volker Spieß, Berlin.

▬ Gröne B et al. (2000) Bildmaterial zum Sprachverständnis. Übungen zu Phonologie, Semantik und Syntax. In: EKN – Materialien für die Rehabilitation. Bd. 11. Borgmann, Dortmund.

▬ Lutz L (1997) MODAK-Modalitätenaktivierung in der Aphasie-Therapie. Ein Therapieprogramm. Springer, Heidelberg.

▬ LingWare. Phoenix Software, Bonn.

▬ Schönebeck S (1989) Übungen zur Aphasiebehandlung. Borgmann, Dortmund.

Exkurs

Störungen des verbalen Arbeitsgedächtnisses. Im verbalen Subsystem des Arbeitsgedächtnisses werden sprachliche Informationen kurzfristig gehalten und bearbeitet. Diese Leistungen sind nicht nur beim Verstehen sprachlich komplexer Äußerungen, sondern auch beim Nachsprechen oder Schreiben nach Diktat erforderlich.

Die kurzfristige Gedächtnisleistung für sprachliches Material erfolgt über dessen phonologische Struktur, und zwar in der Regel über (wiederholtes) stilles Sprechen. Aufgrund phonologischer Störungen, z. B. im Rahmen einer Aphasie oder Sprechapraxie, kann es zu Störungen des verbalen Arbeitsgedächtnisses kommen. Probleme treten vorrangig dann auf, wenn Wörter nicht über ihren semantischen Gehalt erfasst werden können. Bei erhaltenen semantischen Fähigkeiten sind die Patienten in der Lage, eine Äußerung sinngemäß wiederzugeben, haben aber Probleme, den genauen Wortlaut oder phonologisch ähnliche Wörter korrekt zu erfassen. Eine periphere oder zentrale Hörstörung sowie Einschränkungen in der Diskriminationsfähigkeit sollten dabei ausgeschlossen sein.

Beispiel

Die Wortfolge »Gruß – Bus – bunt« ist für solch einen Patienten schwieriger wiederzugeben als die Reihe »Dank – Schiff – rot« oder »Bus – Schiff – Rad«, die Zahlenfolge »eins – drei – zwei« schwieriger als die Zahlenfolge »eins – acht – sieben«, der Satz »Der Herr kennt die Gebete« schwieriger als der Satz »Die Frau weiß die Parole«.

Die Verdachtsdiagnose »Störung des verbalen Arbeitsgedächtnisses« wurde bei dem Patienten H. W. gestellt, der bei einwandfreier Hör- und Diskriminationsfähigkeit und wenig auffälliger Spontansprache deutliche Einschränkungen im Aachener Aphasie Test zeigte, und zwar ausschließlich in den Untertests Token Test, Nachsprechen, Schreiben nach Diktat sowie auditives Sprachverständnis. Freies Schreiben und Sprechen gelangen deutlich besser. Der Hinweis des Aachener Aphasie Tests auf eine Wernicke-Aphasie deckte sich nicht mit dem klinischen Eindruck einer amnestischen Aphasie.

Die therapeutischen Übungen bestanden darin, zunehmend längere sprachliche Einheiten aufzuschreiben bzw. nachzusprechen, die inhaltsarm gestaltet (d. h. wenig semantischen Bezug herstellen ließen) und später zusätzlich phonologisch ähnlich konstruiert waren. Das diktierte Material bestand aus Vor- und Nachnamen, zunehmend längeren Sätzen mit möglichst vielen Funktionswörtern sowie Zahlenreihen, Uhrzeiten und Geldbeträgen.

9.1.4 Verstehen von Texten

Sprachliche Kommunikation ist vorwiegend textuell angelegt: Gespräche, Zeitungstexte, Nachrichtensendungen, Gebrauchsanleitungen, Kochrezepte – es geht immer darum, den **Sinnzusammenhang über die Satzgrenzen hinaus zu verstehen**. Darum sollte die Therapie des Sprachver-

ständnisses bei verfügbaren Kapazitäten nie auf Wort- und Satzebene beschränkt bleiben.

Eine strukturierte, intensive Erarbeitung von komplexen Texten ist meist nur bei leichten Störungen indiziert. Im Hinblick auf eine Wiedereingliederung ins Berufsleben ist das einwandfreie Verstehen von langen und komplexen sprachlichen Einheiten im Allgemeinen unverzichtbar. Die Auswahl des Materials orientiert sich dabei an den individuellen Bedürfnissen des Patienten im Alltag oder Beruf.

Es ist offensichtlich, dass eine Arbeit am **auditiven Textverständnis** mit erhöhten Anforderungen an Konzentrations- und Gedächtnisleistungen verbunden ist und daher nicht losgelöst von neuropsychologischen Fähigkeiten untersucht und therapiert werden kann. Die bisher publizierten Diagnose- und Therapiematerialien beziehen sich daher ausschließlich auf das **Lesesinnverständnis**. Nichtsdestotrotz sollte das auditive Verstehen im Hinblick auf die Alltagsrelevanz – ggf. in Zusammenarbeit mit einem Neuropsychologen – in die Therapie des Textverständnisses integriert werden.

Zur näheren Beschreibung der Textarbeit werden in ■ **Tabelle 9.1** einige texttheoretische Begriffe erklärt.

Therapieziele. Folgende Einzelziele werden im Bereich der rezeptiven Textarbeit aufgestellt:
- Verstehen einzelner Propositionen und Selektieren von Kernpropositionen (Mikrostruktur),
- Erfassen des Themas und schlussfolgerndes Verbinden von Propositionen (Makrostruktur),
- Einsatz von Kompensationsstrategien zur Texterfassung.

Übungen

Fragen zum Text beantworten oder Lückensätze textadäquat vervollständigen. Die Therapeutin liest einen Text einmal oder mehrmals vor (auditives Textverständnis). Alternativ liest der Patient einen schriftlichen Text laut oder lei-

Tabelle 9.1. Texttheoretische Grundlagenbegriffe	
Begriff	**Definition**
Propositionen	Kleinste bedeutungtragende Einheiten eines Textes; Einzelaussagen eines Textes, sog. »Satzsemantik«.
Kernpropositionen	Propositionen, die auf dem Hintergrund des Weltwissens für das Verständnis des jeweiligen Textes bedeutend sind.
Makrostruktur	Thema des Textes bzw. einzelner Textabschnitte sowie schlussfolgerndes Verbinden von Propositionen.
Mikrostruktur	Zusammenstellung der einzelnen Propositionen.
Textkohäsion/kohäsiv	Verarbeitung morphosyntaktischer Verbindungselemente eines Textes; Störungen entstehen z. B. durch fehlende bzw. falsche Pronomen oder Konjunktionen.
Textkohärenz/kohärent	Semantische Stimmigkeit zwischen den Propositionen; Störungen zeigen sich z. B. in thematischen Sprüngen.
Inferenzbildung	Logisches Schlussfolgern auf dem Hintergrund des eigenen Weltwissens. Beispiel: Aus dem Satz »Die brennenden Kerzen am geschmückten Baum verrieten, dass es mal wieder so weit war« kann geschlossen werden, dass es sich hierbei um Weihnachten handelt.
Textsorten	Textsorten werden nach der Art des Textinhaltes unterschieden: – Deskriptiv bzw. expositorisch = Sachtext – Argumentativ = Diskussion und Bewertung – Narrativ = Erzählung – Prozedural = Anleitung

se (Lesesinnverständnis). Anschließend beantwortet er Fragen zum Text oder vervollständigt Lückensätze. Dabei beziehen sich die Aufgaben sowohl auf das Verarbeiten der Mikro- als auch der Makrostruktur.

Handlungsanleitende Texte. Gebrauchs- oder Bastelanleitungen und Kochrezepte eignen sich deshalb, weil das Verstehen im Zusammenhang mit der anschließenden Handlung des Patienten überprüft und therapiert werden kann (Greitemann 1988).

❶ Tipp

Hilfestellungen
– Ein Lesetext bleibt beim Beantworten der Fragen einsehbar, um Interferenzen mit Gedächtnisleistungen zu vermeiden.
– Beim Beantworten der Fragen sollen expressive Sprachleistungen dann vermieden werden, wenn in diesem Bereich Einschränkungen vorliegen. Sprachproduktive Störungen könnten sonst die rezeptiven Leistungen verfälscht darstellen. Es bieten sich Fragen oder Satzergänzungsaufgaben mit vorgegebenen Antworten im Multiple-Choice-Verfahren an. Da die Aufgaben nicht durch einen mechanischen Textabgleich lösbar sein sollen, werden die Antworten als Textparaphrasen formuliert.
– Bei Problemen mit dem Beantworten einer Frage hilft ein Verweis auf die entsprechende Textstelle.
– Die Frage nach Kernpropositionen erleichtert das Erfassen der Makrostruktur, ebenso das Formulieren von Teilüberschriften für einzelne Absätze.

- Einsatz außertextlicher Mittel (Lexikon) oder nichtsprachlicher Hilfen (Tabellen, Diagramme) sowie Markierungshilfen (Abschnitte einzeichnen, Schlüsselwörter anstreichen).

Steigerung nach folgenden Kriterien
- Informationsgehalt
- Textlänge
- Wortwahl
- Syntaktische Struktur
- Thematische Vertrautheit
- Textsorte

Materialempfehlungen
- Freudenberg M et al.(1997) Etwas vom Kurs abgekommen. Zur Behandlung von Textstörungen bei Aphasie. Steiner, Leverkusen.
- Claros Salinas D (1993) Texte verstehen. Materialien für Diagnostik und Therapie. In: EKN – Materialien für die Rehabilitation. Borgmann, Dortmund.
- Stanschus S (1996) Media. Multimediakassette zur Behandlung von Textverständnisstörungen. Teil 1: Zeitung. NAT, Hofheim.
- Neubert C et al. (1999) kontext. Fachwerk oder Mainhattan? Reihe zur alltagsorientierten Aphasiebehandlung. NAT, Hofheim.

Fazit
- Bei jeder Aphasie ist das **Sprachverständnis in unterschiedlichem Ausmaß beeinträchtigt**. Dabei müssen das auditive Sprachverständnis und das Lesesinnverständnis nicht gleichermaßen betroffen sein.
- Je nach Einschränkungen des Patienten werden Übungen auf Wort-, Satz- oder Textebene angeboten, wobei die **semantische Verarbeitung im Vordergrund** steht.
- Rezeptive Übungen im Bereich Phonologie oder Morphosyntax dienen vorrangig der **Vorbereitung expressiver phonologischer** bzw. **morphosyntaktischer Leistungen.**

9.2   Automatisierte Sprachelemente

Vor allem bei ausgeprägten Aphasien kann es zu unkontrollierten Äußerungen kommen, die unwillkürlich eingesetzt werden und eine Unterhaltung erheblich erschweren. Dazu zählen »recurring utterances« und Sprachautomatismen ebenso wie ein logorrhöisches oder echolalisches Sprachverhalten. Perseverationen werden durch sprachliche Überforderung begünstigt und können daher bei allen aphasischen Störungen, vor allem jedoch bei schweren Beeinträchtigungen auftreten.

9.2.1   Hemmen von »recurring utterances« oder Sprachautomatismen

Kurzfristig können »recurring utterances« oder sprachliche Automatismen über die Arbeit im rezeptiven Bereich unterbunden werden. Sobald sich der Patient aber aktiv in die Kommunikation einbringen will und ihm außer diesen automatisierten Sprachelementen keine expressiven Möglichkeiten zur Verfügung stehen, wird er zwangsläufig auf sie zurückgreifen.

»Recurring utterances« oder Sprachautomatismen können zwar von der Therapeutin **systematisch gestoppt** oder **rückgemeldet** und damit evtl. mühsam unterdrückt werden, die Reduktion der automatisierten Äußerungen macht allerdings nur Sinn, wenn gleichzeitig sinnvolle sprachproduktive Leistungen angeregt und unterstützt werden. Die **Arbeit im semantischen und phonologischen Bereich** hat indirekt Einfluss auf die Ausprägung automatisierter Sprachelemente, d. h., verbesserte Leistungen im Sprachverständnis und im Wortabruf reduzieren das Auftreten von Automatismen und »recurring utterances«.

9.2.2 Hemmen überschießender Sprachproduktion (Logorrhö)

Eine ungehemmte, logorrhöische Redeweise reguliert sich teilweise mit zunehmender **Eigenwahrnehmung** und damit verbesserter Sprechkontrolle. Das systematische **Stoppen** durch den Gesprächspartner und die **Rückmeldung** über das inadäquate Verhalten, evtl. auch mithilfe von Kassettenaufnahmen, haben eine unterstützende Wirkung. Außerdem kann versucht werden, mittels rezeptiver Aufgaben die überschießende Sprachproduktion zu hemmen.

Ein aussschweifendes Gesprächsverhalten kann durch Übungen auf Textebene therapiert werden. Dabei wird der Patient aufgefordert, wichtige von nebensächlichen Text-Informationen zu unterscheiden und thematische Sprünge sowie Abschweifungen vom Thema bzw. von einer vorgegebenen Fragestellung z.B. durch ein ständiges Abgleichen mit der Überschrift zu erkennen.

9.2.3 Hemmen von Echolalie

In gewissem Maße kommen Echolalien auch bei sprachgesunden Kommunikationspartnern vor.

Beispiel

»Wie hat das alles angefangen mit Ihren Problemen?« – »Wie das alles angefangen hat? Das kann ich Ihnen genau erzählen ...«

Auch von Patienten mit einer Aphasie können echolalische Äußerungen **strategisch eingesetzt** werden, um Satzteile aus der vorherigen Frage durch prosodische Unterstützung als Antwort aufzugreifen.

Beispiel

»Möchten Sie eine Tasse Tee?« – »Tee, Tee!«

Mithilfe von Gegenfragen des Gesprächspartners kann geklärt werden, ob es sich um eine reine Echolalie handelt oder um eine sinnvolle Antwort.

Beispiel

»Oder möchten Sie lieber eine Tasse Kaffee?« – »Tee.«

Echolalische Äußerungen sollten **rückgemeldet** und deren **fehlende kommunikative Bedeutung bewusst gemacht** werden.

Beispiel

»Das habe ich gerade gesagt, Sie haben jetzt nur meine Frage wiederholt. Dadurch weiß ich die Antwort aber noch nicht – was meinen Sie denn dazu?«

❗ Vorsicht

Nachsprechübungen sollten möglichst vermieden werden, da sie echolalisches Verhalten generell begünstigen.

9.2.4 Hemmen von Perseverationen

Sprachliche Perseverationen können in Zusammenhang mit **Überforderungsreaktionen** beobachtet werden. Perseverationen treten dementsprechend bei allen Aphasieformen, vor allem aber bei schweren Störungen auf. Präventiv kann durch eine **sorgfältige Übungs- und Materialauswahl** verhindert werden, dass ein Patient in seiner Leistungsfähigkeit dauerhaft überfordert ist.

Beispiel

Semantisch und phonologisch ähnliche Wörter sollten in einer Benennübung nicht hintereinander geschaltet werden, wenn dies die Differenzierungsfähigkeiten eines Patienten übersteigt.

Der notwendige Austausch sprachlicher Informationen im Arbeitsspeicher kann auch verbal oder gestisch unterstützt werden.

9

Beispiel

»So, das Wort hätten wir also. Jetzt kommt ein anderes Bild. Dafür suchen wir ein anderes Wort.«

Ist es zu einer Perseveration gekommen, sollte die Therapeutin ihrerseits die **perseverierte Äußerung nicht wiederholen**, dem Patienten das »Hängenbleiben« **aber bewusst machen**. Über einen verstärkten Einsatz übungsspezifischer Hilfestellungen kann versucht werden, eine erneute Perseveration zu vermeiden.

> **Fazit**
> — »Recurring utterances« oder **Sprach-automatismen** sind bei schwer gestörten Patienten oft die einzigen Elemente einer verbalen Verständigung. Sie nehmen erst durch eine **verbesserte willkürliche Sprachproduktion** ab.
> — Eine **Logorrhö** oder **Echolalie** sollte **rückgemeldet** und ggf. gestoppt werden. Mit zunehmender Eigenwahrnehmung regulieren sich diese Auffälligkeiten teilweise ohne weitere Hilfe.
> — **Perseverationen** entstehen bei Überforderung und können bei allen Aphasieformen auftreten. Es gilt, die sprachlichen **Anforderungen zu reduzieren** und die perseverierte Äußerung nicht aufzugreifen.

9.3   Wortfindung und Wortabruf

> Zu einem Schwerpunkt in der Aphasietherapie gehört die Suche nach den richtigen Wörtern. Während Patienten mit massiven sprachlichen Beeinträchtigungen oft keine oder falsche Wörter herausbringen, beklagen andere Patienten, im Gespräch an einzelnen Wörtern »hängen zu bleiben«. Deshalb sind
> ▼

> Übungen zur Wortfindung und zum Wortabruf in fast jede Aphasietherapie integriert. Der Begriff »Wortfindung« bezieht sich dabei auf die »klassischen« Wortfindungsstörungen, die meist mit einem Stocken im Sprachfluss, mit Interjektionen, Satzabbrüchen und Redefloskeln bzw. Stereotypien einhergehen. Störungen im »Wortabruf« zeigen sich in semantischen oder phonematischen Paraphasien bzw. Neologismen. Da in beiden Fällen der Zugriff auf das semantische oder phonologische Lexikon beeinträchtigt ist, wird die Behandlung der beschriebenen Symptome in diesem Kapitel zusammengefasst.

Jeder Mensch macht von Zeit zu Zeit die Erfahrung, in einer Unterhaltung ein bestimmtes Wort nicht abrufen zu können. Man bleibt mitten im Satz stecken, sucht nach dem passenden Wort und rettet sich mit Interjektionen (wie »äh« oder »hm«) oder Floskeln über die entstehende Pause hinweg. Dabei zeigt sich, dass das gesuchte Wort umso schlechter aktiviert werden kann, je mehr man krampfhaft danach sucht.

Beispiel

»Wie heißt das denn – ich bin doch nicht blöd – warum fällt mir das jetzt nicht ein – na, so was Dummes.«

Oft fällt einem das Wort kurze Zeit später – manchmal in völlig anderem Kontext – wieder ein, meist dann, wenn man die verzweifelte Suche nach dem Wort bereits aufgegeben hat.

Patienten mit einer Sprachstörung kann es ganz ähnlich gehen, nur treten Wortfindungsstörungen bei ihnen sehr viel häufiger als bei hirngesunden Menschen auf. Die Erfahrungen im Umgang mit Wortfindungsstörungen macht man sich hinsichtlich der Zielsetzungen und Angebote an Hilfen in der Therapie zunutze.

Selbst bei massiven Einschränkungen in allen sprachlichen Modalitäten steht der Wunsch des Patienten und seiner Angehörigen nach der Arbeit am mündlichen Ausdruck oft an erster Stelle. Auch wenn die Arbeit im semantisch-rezeptiven Bereich bei einem Patienten mit massiven sprachlichen Störungen im Vordergrund steht, ist das Training elementarer produktiver Sprachleistungen ein wichtiger Bestandteil der Therapie. Dem Betroffenen wird damit signalisiert, dass grundlegende sprachproduktive Leistungen aktivierbar sind und somit nicht »alles verloren« ist. Die Motivation für die Sprachtherapie wird gefördert.

Einen wichtigen Aspekt im Hinblick auf das didaktische Vorgehen schildert Lutz (1992): »Während einige Patienten schwere Sprachproduktionsstörungen haben, machen andere Aphasiker aus Versagensangst oder Perfektionismus keine Sprechversuche. Es ist offensichtlich sehr wichtig, dass frühe Versuche durch eine tolerante und verständnisvolle Umgebung begrüßt und unterstützt werden.«

> ❗ **Beachte**
>
> Erste Äußerungen sollten **alltagsrelevant** ausgewählt und **mit maximaler Hilfestellung** stimuliert werden. Fehler, die das Verstehen nicht beeinflussen, bleiben unkorrigiert.

Erste lautsprachliche Äußerungen umfassen neben elementaren Sprachleistungen wie

- Wörtern zur Zustimmung und Ablehnung: »ja«, »nein«,
- Wörtern zur Beurteilung: »gut«, »schlecht«,
- Höflichkeitsfloskeln: »Danke« und »Bitte«, »Hallo«, »Auf Wiedersehen«, »Wie geht's?« »Alles Gute«

auch solche Wörter oder Phrasen, die aufgrund ihrer automatisierten Abrufbarkeit verhältnismäßig leicht stimuliert werden können:

> ◘ **Übersicht 9.3.**
>
> **Einzelziele im Bereich Wortfindung und Wortabruf**
>
> - Aktivieren erster lautsprachlicher Äußerungen
> - Verbesserung basaler Wortfindungsleistungen
> - Verbesserung einer differenzierten Wortfindung im semantischen Lexikon
> - Verbesserung der Wortformaktivierung im phonologischen Lexikon
> - Verbesserung von »Self-cueing«-Strategien
> - Reduktion von semantischen Paraphasien/Neologismen
> - Reduktion von phonematischen Paraphasien/Neologismen
> - Reduktion von Stereotypien oder Redefloskeln

Therapieziele. Ziele im Bereich der Wortfindung bzw. des Wortabrufs stellen sich folgendermaßen dar:

- differenzierte und eindeutige Vermittlung von Inhalten,
- flüssige Sprachproduktion,
- erfolgreicher Einsatz von »Self-cueing«-Strategien, d. h., der Patient hilft sich selbst, das gesuchte Wort zu finden,
- kompensatorischer Einsatz von Kommunikationsstrategien, d. h., der gesuchte Begriff wird erfolgreich vermittelt, ohne genannt zu werden (▶ **Kapitel 9.7,** »Totale Kommunikation«).

In diesem Kapitel werden symptomorientierte Einzelziele mit passenden Übungen vorgestellt (◘ **Übersicht 9.3**).

- Reihen, z. B. Zahlen, Alphabet, Wochentage, Monatsnamen,
- Wortpaare:

Beispiel

- »Er isst mit Messer und ...« (Gabel)
- »Die beiden werden Mann und ...« (Frau)
- »Sonne, Mond und ...« (Sterne)

- Redewendungen

Beispiel

»Der Apfel fällt nicht weit vom ...« (Stamm)

- Gedichtzeilen,
- Bibelverse oder Gebete.

Übungen

Ergänzen von Wortpaaren oder Redewendungen. Die Therapeutin spricht den Anfang eines geläufigen Wortpaares oder einer geläufigen Redewendung vor, der Patient soll das letzte Wort ergänzen.

Beispiel

- »Der Apfel fällt nicht weit vom ...« (Stamm)
- »mit Messer und ...« (Gabel)

Sprechen von Reihen oder Versen. Der Patient spricht Reihen oder Verse, die er laut Aussage der Angehörigen prämorbid auswendig sprechen konnte.

Sprechen von situationsadäquaten Wörtern und Floskeln.

Beispiel

- »ja« oder »nein« als Reaktion auf eine zuvor gestellte Entscheidungsfrage;
- »Auf Wiedersehen« als Gruß zum Abschied.

Gemeinsames Singen bekannter Liedstrophen mit Text.

 Beachte

Höflichkeitsfloskeln sollten immer **im situativen Kontext** geübt werden, damit der Patient sie selbstständig semantisch korrekt abrufen kann.

 Tipp

Hilfestellungen

- Mitsprechen bzw. Vorsprechen durch die Therapeutin.
- Verweis auf das Mundbild der Therapeutin.
- Gegebenenfalls Einsatz von Mimik und Gestik.
- Verstärkter Einsatz prosodischer Mittel: rhythmisches Sprechen (evtl. unterstützt durch silbisches Klopfen), Sprechgesang.
- Schriftbildunterstützung.
- Auf dieser Stufe sollten Stimulationshilfen möglichst multimodal angeboten werden.

Steigerung

- Übergang zum nächsten Ziel »Verbesserung basaler Wortfindungsleistungen«.

 Vorsicht

Das **Nach- oder Mitsprechen** ist ohne eine semantische Sprachverarbeitung möglich, wie das Nachsprechen einer unbekannten Fremdsprache zeigt. Daher sollte diese Technik in der Therapie **kritisch reflektiert** werden. Zudem besteht die Gefahr, dass ein echolalisches Verhalten antrainiert wird.

9.3.2 Verbesserung basaler Wortfindungsleistungen

Bei ausgeprägten Störungen in der Wortfindung stehen zunächst grundlegende einfache Wörter im Mittelpunkt der Übungen. Dazu gehören vor allem Nomen und Verben, die möglichst viele der folgenden **linguistischen Kriterien** erfüllen:

- alltagsrelevant,
- hochfrequent,
- prototypisch,
- konkret,
- idiosynkratisch relevant (d. h. den individuellen Wortschatz betreffend),
- kurz mit einfacher Silbenstruktur.

Beispiel

- Uhr, Bett, Kaffee, Brille, Sonne, Geld, Hund, Arm, Klo, Auto,
- essen, schlafen, lesen, kochen

PET-Studien und Elektrostimulationen legen nahe, dass verschiedene Wortarten (Substantive, Verben, Adjektive) unterschiedlich lokalisiert sind und es dementsprechend zu **kategoriespezifischen Störungen** kommen kann (Calvin u. Ojemann 2000).

❗ **Beachte**

In der Therapie sollten **alle betroffenen Wortarten berücksichtigt** werden.

Übungen

Benennen von Realobjekten.

Benennen von Objektbildkarten.

Benennen von Tätigkeiten auf Situationsbildern.

Das Benennen erfordert anfangs häufig therapeutische Hilfestellungen, die dann im weiteren Verlauf abgebaut werden, damit der Patient zu einer selbstständigen Wortfindung geführt wird.

❗ **Vorsicht**

Es sollte darauf geachtet werden, keine semantisch oder phonologisch ähnlichen Wörter hintereinander anzubieten, um Perseverationen zu vermeiden.

❗ **Tipp**

Hilfestellungen in chronologischer Reihenfolge

- Im Sinne der Deblockierungsmethode können die zu benennenden Wörter zunächst in einem anderen Übungskontext angeboten werden. Dazu werden diejenigen Modalitäten gewählt, die vom Patienten eindeutig besser bewältigt werden können.

Beispiel

Die ausgewählten Wörter werden zunächst im Rahmen einer Sprachverständnisübung, dann im Kontext einer Leseübung und schließlich in der Benennübung aufgegriffen.

- Zunächst werden die charakteristischen semantischen Merkmale des Zielworts durch die Therapeutin beschrieben.
- Dann bietet die Therapeutin einen kurzen Lückensatz an, bei dem möglichst viele Satzelemente auf das Zielwort hinlenken (gezielter Lückensatz). Der Satz sollte so konstruiert sein, dass das Zielwort am Satzende steht.

Beispiel

»Auf der Straße fährt ein schnelles...« (Auto)

- Bei Nullreaktion wird ein Lückensatz in semantisch variierter Form präsentiert.

Beispiel

»In der Garage steht mein neues ...« (Auto)

- Zusätzlich zum Lückensatz wird der erste Laut oder die erste Silbe vorgesprochen.

Beispiel

»Ich fahre mit dem A...« (Auto)

- Die Vorgabe des ersten Wortteils eines passenden zusammengesetzten Nomens begünstigt das Nennen des Zielwortes.

Beispiel

»Ich trage eine wertvolle Armband-...« (Uhr)

Dieser Prozess scheint automatisiert abzulaufen, man kann also nicht davon ausgehen, dass der Patient den vorgegebenen Wortteil inhaltlich versteht.

- Kann das Wort nach wie vor nicht genannt werden, können dem Patienten mündlich (oder schriftlich) mehrere Wörter zur Auswahl angeboten werden, aus denen er das Zielwort auswählen (und sprechen) soll. Auch wenn dabei keine Wortfindungs-, sondern eine Sprachverständnisleistung erbracht wird, hat der Patient das Gefühl, die Aufgabe »doch noch bewältigt« zu haben.
- Für das Aktivieren von Verben empfiehlt sich der Einsatz von Modalverben im vorgegebenen Lückensatz.

Beispiel

»Den Apfel kann ich ...« (essen)

»Die Zähne muss ich ...« (putzen)

— Bei Fehlbenennung (semantischer Parapha-sie) werden die semantischen Merkmale des Zielworts genau erarbeitet und zum fehlge-nannten Wort abgegrenzt. Dabei sollte das feh-lerhafte Wort nicht aufgegriffen werden, um anschließende Perseverationen zu vermeiden.

Steigerung

— Vorbereitende Hilfen wie Deblockierungs-techniken oder Nennen semantischer Merk-male werden weggelassen. Das Formulieren eines einzigen Lückensatzes sollte das Zielwort provozieren. Außerdem wird die Wortauswahl hinsichtlich der beschriebenen linguistischen Kriterien anspruchsvoller gestaltet.

Materialempfehlungen

— Engl E et al. (5. Aufl. 1996) Sprachübungen zur Aphasiebehandlung. Ein linguistisches Übungsprogramm mit Bildern. Logotherapia. Volker Spieß, Berlin.

— Lutz L (1997) MODAK-Modalitätenaktivie-rung in der Aphasie-Therapie. Ein Therapiepro-gramm. Springer, Heidelberg.

— Fotobox 1 – Dinge des Alltags. Schubi, Gott-madingen.

— FOTODIDAC-Bildkarten (Gegenstände in Großaufnahme, Gebrauchsgegenstände, Haus-haltsgegenstände, Nahrungsmittel, Tiere und Vögel, Transport und Fahrzeuge). Schubi, Gott-madingen.

— Stark J (1992–1997) Everyday Life Activities Fotoserie. Set 1–3. Phoenix Software, Bonn.

— Weng I (2000) Sprachbausteine Aphasie – Bildtafeln. Günther Storch, Stockach.

9.3.3 Verbesserung einer differenzierten Wortfindung im semantischen Lexikon

Die Aktivierung des semantischen Lexikons steht im Vordergrund, wenn **lediglich unge-naue oder falsche Vorstellungen von der Be-**deutung eines Wortes vorliegen. Ein gesuchtes Wort kann daher vom Patienten oft **nicht effek-tiv umschrieben** werden. Beim Benennen kann es wie in der Spontansprache zu **semantischen Paraphasien** kommen. Kommt es zu Wortfin-dungsstörungen im Zusammenhang mit No-men, kann der zugehörige **Artikel häufig nicht genannt** werden. Erkennbar ist dieses Problem auch daran, dass falsche Anlautvorgaben oder Auswahlmengen mit Ablenkern Fehlbenen-nungen auslösen können.

Beispiel

— Zielitem: Tiger. Anlautauswahl: T/L/S.

— Patientenreaktion: »Löwe«.

Selbst die korrekte Anlautvorgabe löst nicht un-bedingt das Zielwort aus.

Beispiel

— Zielitem: Lama. Anlautvorgabe: L.

— Patientenreaktion: »Löwe«.

Prinzipielles Vorgehen. Die Wortfindungsleis-tungen werden folgendermaßen ausgebaut:

— von alltagsrelevanten, prototypischen und idiosynkratisch relevanten hochfrequenten Wörtern (Beispiel: »Apfel«, »Hammer«) zu niederfrequenten Wörtern (Beispiel: »Pam-pelmuse«, »Lüsterklemme«);

— von konkreten (Beispiel: »Stift«, »Tasse«) zu abstrakten Wörtern (Beispiel: »Geschwin-digkeit«, »Armut«);

— von kurzen Wörtern mit einfacher Silben-struktur (Beispiel: »Hose«, »Messer«) zu lan-gen Wörtern mit Konsonantenverbindungen (Beispiel: »Strumpfhose«, »Schnellkoch-topf«).

Übungen

Die Reihenfolge der folgenden Übungen ent-spricht – abgesehen von dem jeweiligen Schwie-rigkeitsgrad innerhalb einer Übung – der **stufen-weisen Hierarchie** im Übungsaufbau.

Benennen von Objekten, Tätigkeiten oder Eigenschaften mithilfe von Bildkarten.

❗ Tipp

Semantische Hilfestellungen zunehmender Intensität

— Artikelvorgabe mit oder ohne neutralen Trägersatz.

Beispiel

»Das ist ein ...« (Auto)

— Semantische Umschreibungen.

Beispiel

»Es fährt auf der Straße, hat vier Räder und einen Motor, es braucht Benzin ...« (Auto)

— Lückensätze, die mehrere Antwortmöglichkeiten offen lassen (unspezifische Lückensätze).

Beispiel

»Ich fahre mit dem ...« (Auto)

— Gezielte Lückensätze.

Beispiel

»Auf der Straße fährt ein schnelles ...« (Auto)

— Mimik und Gestik können auf allen Stufen verstärkend eingesetzt werden.

— Es sollte zunächst darauf geachtet werden, keine semantisch oder phonologisch relationierten Wörter hintereinander anzubieten, da sonst Perseverationen begünstigt werden.

Die Hilfestellungen können sukzessive intensiviert werden, bis eine adäquate Reaktion erfolgt. Je nach Leistungsniveau sollten Hilfen kombiniert und nicht einzeln nacheinander gesetzt werden.

Steigerung

— Die angebotenen Hilfen werden reduziert, und die Auswahl des Wortmaterials wird nach den oben genannten Kriterien variiert.

Ergänzen von Lückensätzen. Die Therapeutin gibt einen Lückensatz vor, bei dem das Zielwort am Ende steht. Der Patient ergänzt das letzte Wort.

Beispiel

»Zum Frühstück liest er jeden Morgen die ...« (Zeitung)

❗ Tipp

Hilfestellungen

— Semantische Umschreibung des Zielwortes.

— Unterstützung durch Bildmaterial, Gesten etc.

— Vorgabe des ersten Lautes bzw. der ersten Silbe.

Steigerung

— Lückensätze bieten zwar Hilfestellungen in Form semantischer Informationen (»Cues«), eröffnen aber auch die Möglichkeit, abstraktes Wortmaterial zu trainieren.

Beispiel

»Das Wohnhaus kostet einiges mehr, als die Familie gespart hat. Sie wird sich mit dem Kauf hoffnungslos ... (verschulden)«

— Je unspezifischer ein Lückensatz gewählt wird, umso mehr Ergänzungsmöglichkeiten bietet er. Das kann eine Hilfestellung darstellen, so lange der Patient nur eine passende Antwort geben soll, bedeutet aber eine Steigerung, wenn der Patient mehrere Lösungen (in engem semantischen Kontext) finden soll.

Beispiel

»Ich muss heute unbedingt noch diesen Brief ... (lesen, schreiben, verschicken, kopieren, einwerfen ...)«

Übungen zur Wortfindung nach semantischer Umschreibung. Mit der Beschreibung eines Wortes durch die Therapeutin werden im Sinne einer Hilfestellung semantische »Cues« gesetzt, die aber im Unterschied zu Lückensätzen keinerlei automatisierte Sprachleistung zulassen.

Beispiel

»Damit kann man schreiben. Man muss es von Zeit zu Zeit anspitzen. Fehler kann man mit einem Radiergummi ausradieren.« (Bleistift)

❗ Tipp

Hilfestellung

— Je mehr semantische Merkmale genannt werden und je charakteristischer sie auf den jeweiligen Begriff hinlenken, umso größer ist die Hilfestellung.

Beispiel

»Es ist ein Obst, es ist gelb und krumm, ich muss es schälen, es wächst nicht in Deutschland.« (Banane)

Steigerung

— Durch Variation der Umschreibung nach den zuvor genannten Kriterien.

Beispiel

»Es geht um eine Frucht, die die Affen angeblich gerne essen.« (Banane)

Wortfindungsübungen innerhalb definierter semantischer Kategorien und Wortklassen.

Ober-, Unterbegriffe, Teil-Ganzes-Relationen, Kohyponyme/Antonyme bzw. Nomen, Verben, Adjektive, Präpositionen.

Beispiel

— »Nennen Sie ein Fahrzeug«
— »Wie heißt das Gegenteil zu kalt?«
— »Nennen Sie möglichst viele Blumen«
— »Wer gehört alles zu einer Familie?«
— »Was kann ich mit einer Kartoffel machen?«

❶ Tipp

Hilfestellungen

— Der Therapeutin stehen die bereits angeführten semantischen Hilfestellungen nur dann zur Verfügung, wenn das Zielwort bekannt bzw. eindeutig ist. Ansonsten besteht die Gefahr, dass die Therapeutin an ein anderes Wort denkt als der Patient und ihre Hilfen somit irreführend sein können.

— Falls der Patient ein bestimmtes Wort im Kopf hat und nicht nennen kann, sollte die Therapeutin ihn anregen, den Begriff zu umschreiben, evtl. aufzuzeichnen oder gestisch darzustellen. Teilweise ermöglicht dieser Schritt schon das Benennen (»self-cueing«), anderenfalls kann die Therapeutin dadurch der Begriff erkennen und dem Patienten die bereits erwähnten Hilfen zur Wortfindung anbieten.

— Falls der Patient keine Idee hat, welches Wort er nennen könnte, kann die Therapeutin einen passenden Begriff umschreiben. Allerdings führt diese Hilfe weg von dem eigentlichen Anspruch, kein festgelegtes Zielitem mehr vorzugeben, sondern ein ganzes semantisches Feld zu aktivieren.

Steigerung

— Der Schwierigkeitsgrad einer Übung orientiert sich an der Auswahl der vorgegebenen Kategorie, die im Hinblick auf die bereits erwähnten linguistischen Kriterien gesteigert werden kann.

Beispiel

Die Aufgabe »Nennen Sie zehn amerikanische Städte« ist erwartungsgemäß schwieriger zu bewältigen als die Aufgabe, zehn Kleidungsstücke aufzuzählen.

— Je differenzierter und damit enger die semantische Kategorie vorgegeben ist, desto höher ist die Anforderung an die Wortfindungsleistung.

Beispiel

Die Aufgabe »Nennen Sie 10 Tiere« ist in der Regel leichter zu lösen als die Aufgabe »Nennen sie 10 Vögel«.

— Die Erfahrungen zeigen, dass der Schwierigkeitsgrad einer Wortfindungsübung mit der Anzahl der zu nennenden Wörter steigt, da es bei dieser Aufgabenstellung nicht ausreicht, lediglich die prototypischen und damit leichter abrufbaren Wörter zu nennen.

— Die Hilfestellungen sollten sukzessive ausgeblendet und auf sog. »Self-cueing«-Strategien beschränkt werden (▶ **Kapitel 9.3.5**, »Verbesserung von »Self-cueing«-Strategien«).

Materialempfehlungen

— SCHUBI-Grundwortschatz Nomen 1 u. 2, Adjektive 1 u. 2. Schubi, Gottmadingen.

— FOTODIDAC-Bildkarten (Gebrauchsgegenstände, Haushaltsgegenstände, Nahrungsmittel, Tiere und Vögel, Transport und Fahrzeuge, Berufe, Sport und Freizeit). Schubi, Gottmadingen.

- FOTODIDAC-Bildkarten (Tätigkeiten) Schubi, Gottmadingen.
- FOTODIDAC-Bildkarten (Adjektive) Schubi, Gottmadingen.
- Duden Band 3: Bildwörterbuch der deutschen Sprache (1999) Dudenverlag, Mannheim.
- Stark J (1992–1997) Everyday Life Activities Fotoserie. Set 1–3. Phoenix Software, Bonn.
- Engl E et al. (5. Aufl. 1996) Sprachübungen zur Aphasiebehandlung. Ein linguistisches Übungsprogramm mit Bildern. Logotherapia. Volker Spieß, Berlin.
- Neubert C et al. (1992) NAT Materialien Teil 1: Lexikalisch-Semantische Störungen. NAT, Hofheim.
- LingWare. Phoenix Software, Bonn.
- Multicue. Phoenix Software, Bonn.

9.3.4 Verbesserung der Wortformaktivierung im phonologischen Lexikon

Die Aktivierung des phonologischen Lexikons steht im Vordergrund, wenn die Bedeutung eines Wortes zwar klar ist, die **genaue Wortform** jedoch **nicht aktiviert** werden kann. Beim Benennen treten wie in der Spontansprache **eher phonematische als semantische Paraphasien** auf. Teile des Zielwortes (Laute oder Silben) werden gelegentlich korrekt abgerufen, ohne dass das Wort als Ganzes genannt werden kann. Die Patienten können ein gesuchtes Wort häufig **effektiv umschreiben**. Da man davon ausgeht, dass Artikel auf der Ebene des semantischen Lexikons gespeichert sind, kann ein Patient mit Störungen in der Wortformaktivierung häufig den **Artikel zu einem gesuchten Nomen korrekt nennen**. Erkennbar ist eine Störung in der Wortformaktivierung auch daran, dass dem Patienten das Wort bildlich gesprochen »auf der Zunge liegt« (sog. tip-of-the-tongue-Phänomen) und dass er es bei Anlautvorgabe oder Auswahlmenge von Anlauten (trotz Ablenker) meist unmittelbar abrufen kann.

Übungen

Benennen von Objekten, Tätigkeiten oder Eigenschaften mit Hilfe von Bildkarten.

❶ Tipp

Phonologische Hilfestellungen zunehmender Intensität

- Frage nach dem Anlaut, der Wortlänge (der Silbenzahl) und/oder der betonten Silbe im Wort.
- Frage nach charakteristischen lautlichen (graphematischen) Eigenschaften.

Beispiel

/ll/ in »Teller«, /x/ in »Taxi«.

- Vorgabe einer phonologisch (un)ähnlichen Auswahlmenge an Anlauten.
- Vorgabe des Anlautes, der Wortlänge, der betonten Silbe und/oder der charakteristischen Eigenschaften der Wortform.
- Vorgabe des Wortes als Anagramm.
- Phonologisch orientierte Auswahlmenge an Wortformen

Beispiel

/Teffer/, /Teller/ oder /Letter/.

Die Hilfestellungen können sukzessive intensiviert werden, bis eine adäquate Reaktion erfolgt. Je nach Leistungsniveau sollten Hilfen kombiniert und nicht einzeln nacheinander gesetzt werden.

Steigerung

- Der Patient soll mehrere phonologisch ähnliche Wörter (sog. Minimalpaare) innerhalb einer Aufgabe benennen.

Beispiel

»Haus«/«Maus«/«Mais«/«heiß«/«Haut«.

Bestimmung von Anlaut und Wortlänge von Objekten nach Bildkartenvorlage. Diese Übung dient neben der Aktivierung des phonologischen Lexikons auch der Vorbereitung auf den Einsatz von »Self-cueing«-Strategien (▶ **Kapitel 9.3.5**, »Verbesserung von »Self-cueing«-Strategien«).

❗ Tipp

Hilfestellungen

━ Vorgabe einer Auswahlmenge an Anlauten.

━ Unterscheidung der Wörter in »kurze« (ein- und zweisilbige) versus »lange« (drei- und mehrsilbige) Wörter anstatt Bestimmung der genauen Silbenanzahl.

Steigerung

━ Die Steigerung des Wortmaterials orientiert sich an linguistischen Kriterien wie Alltagsrelevanz, Frequenz, Abstraktheit.

Wortassoziationen zu einem vorgegebenen Anlaut.

Beispiel

━ Nennen Sie Tiere, die mit /S/ anfangen.«

━ Wortfindungsübungen in Anlehnung an das Spiel »Stadt–Land–Fluss«.

❗ Tipp

Hilfestellungen

━ Wenn der Patient einen passenden Begriff im Kopf hat, kann die Frage nach der Wortlänge oder nach weiteren im Wort vorkommenden Lauten Erfolg versprechend sein.

━ Ansonsten kann eine Auswahlmenge an Konsonanten und/oder Vokalen für die zweite (und weitere) Position(en) im Wort vorgegeben werden. Der Patient wird angeregt, einen passenden Begriff aus verschiedenen Lauten/Buchstaben »zusammenzubasteln«.

━ Um die Aktivierung des phonologischen Lexikons zu unterstützen, sollten semantische Hilfen wie Umschreiben passender Nomen möglichst nicht eingesetzt werden.

Ordnen von Anagrammen.

Beispiel

ANAENB wird geordnet zu Banane.

❗ Tipp

Hilfestellungen

━ Bildkartenunterstützung oder Vorgabe des Oberbegriffes.

━ Ein Angebot an Groß- und Kleinbuchstaben macht das Initialgraphem deutlich und gibt Hinweise auf die Wortform.

━ Variation des Materialangebots durch Silbenanagramme.

Beispiel

NE/NA/BA wird geordnet zu Banane.

━ Auswahl von Wörtern mit charakteristischen graphematischen Eigenschaften.

Beispiel

━ XATI wird geordnet zu Taxi

━ IEPLOZI wird geordnet zu Polizei.

Steigerung

━ Vorgabe von Wörtern mit zunehmender -Silbenlänge und -komplexität. Kurze Wörter mit alternierender Konsonant-Vokal-Reihenfolge (CVC-Struktur) und Wörter mit direkter Phonem-Graphem-Zuordnung (Beispiel: EHSO wird geordnet zu »Hose«) sind einfacher zu ordnen als lange Wörter mit Konsonantenverbindungen und irregulärer Schreibweise (Beispiel: TUPORECM wird geordnet zu Computer). Gleichzeitig sollten die Hilfen abgebaut werden.

━ Bilden möglichst vieler Wörter aus einer Vorgabe von Graphemen.

Beispiel

Mit den Buchstaben N E S H A R T O lassen sich folgende Wörter bilden:Hase, Nest, rot, Hose, Rat, Rast, Rost, Not ...

Materialempfehlungen

━ FOTODIDAC-Bildkarten (Gebrauchsgegenstände, Haushaltsgegenstände, Nahrungsmittel, Tiere und Vögel, Transport und Fahrzeuge, Berufe, Sport und Freizeit). Schubi, Gottmadingen.

━ FOTODIDAC-Bildkarten (Adjektive, Präpositionen) Schubi, Gottmadingen.

━ Stark J (1992–1997) Everyday Life Activities Fotoserie. Set 1–3. Phoenix Software, Bonn.

━ Engl E et al. (5. Aufl. 1996) Sprachübungen zur Aphasiebehandlung. Ein linguistisches Übungsprogramm mit Bildern. Logotherapia. Volker Spieß, Berlin.
━ Fechtelpeter A et al. (1995) Therapiematerial zur Behandlung phonematischer Störungen. Fischer, Stuttgart.
━ Neubert C et al. (1994) Neurolinguistische Aphasietherapie Materialien Teil 3: Lexikalisch-phonematische Störungen. NAT, Hofheim.
━ Multicue. Phoenix Software, Bonn.

❗ Beachte

Nicht alle Patienten lassen sich im Hinblick auf die Art ihrer Wortfindungsstörungen klar einteilen. **Misch- oder Übergangsformen** sind im therapeutischen Alltag nicht selten zu beobachten und machen es erforderlich, dass **Übungen und Hilfestellungen kombiniert nach semantischen und phonologischen Kriterien** angeboten werden.

Außerdem gibt es eine Anzahl von Patienten, die sich bei der Suche nach einem Wort so unter Druck setzen, dass die Wortfindungsstörungen einem »Blackout« gleichen und **massive Blockaden im Sprechfluss** darstellen können. Diese Patienten weisen weniger semantische oder phonematische Paraphasien, dafür eher **Nullreaktionen** auf.

❗ Beachte

Die **Bereitschaft**, sich auf semantische oder phonologische Hilfestellungen einzulassen, muss manchmal erst **erarbeitet** werden.

9.3.5 Verbesserung von »Self-cueing«-Strategien

Bei der Suche nach einem bestimmten Wort ist es wenig hilfreich und oft sogar hemmend, sich mit Redefloskeln über die entstehende Pause hinweg zu retten. Meist wird die entstandene »Wortblockade« damit nicht aufgelöst. Als sog. »repair«-

Strategie signalisieren solche Floskeln dem Zuhörer jedoch, dass der Sprecher seine Äußerung noch nicht beendet hat.

Beispiel

»Gestern waren wir im ... na, wie heißt's? Ich weiß es doch. So was Dummes, jetzt fällt es mir nicht ein. Also so was. Das gibt's doch nicht.«

❗ Beachte

Unter »Self-cueing«-Strategien werden **Hilfen** verstanden, die ein Sprecher bei der Suche nach einem Begriff **selbstständig anwendet**, um ein gesuchtes Wort zu finden.

Ein Patient ist damit bei auftretender Wortfindungsstörung nicht (mehr) von den angebotenen Hilfestellungen eines Gesprächspartners abhängig.

❗ Tipp

Hilfestellungen
Je nach Störungsbild können unterschiedliche Hilfestellungen Erfolg versprechend sein:
━ Formulieren eines Lückensatzes.

Beispiel

»Gestern waren wir im ... na, wie heißt's? Wenn ich schwimmen will, gehe ich ins ... äh Freibad!«
━ Manchen Patienten reicht die Zuordnung des Artikels im Nominativ, um das Zielwort zu nennen.

Beispiel

»Gestern waren wir im ... na, wie heißt's? Es heißt das ... äh Freibad!«
━ Auch der Einsatz einer passenden Geste oder Skizze kann den Wortabruf erleichtern, ebenso das Umschreiben des Begriffs.

Beispiel

»Gestern waren wir im ... na, wie heißt's? Da, wo man zum Schwimmen hingeht ... ah: im Freibad!«
━ Manche Patienten profitieren davon, das gesuchte Wort zumindest ansatzweise aufzuschreiben. Dabei können schriftsprachliche

Fehler trotzdem zur richtigen Wortnennung führen.

Beispiel

»Gestern waren wir im ... na, wie heißt's?« Der Patient schreibt: FEI und spricht dann »Freibad, genau!«.

— Auch die Konzentration auf den Anfangsbuchstaben oder die Länge des gesuchten Wortes bzw. charakteristische lautliche Eigenschaften helfen, die Wortfindungsstörung zu überwinden.

Beispiel

»Gestern waren wir im ... na, wie heißt's? Es sind zwei kurze Wörter, und es beginnt mit F oder so – ah: Freibad!«

In der Therapie geht es zunächst darum, dem Patienten diejenigen Hilfen bewusst zu machen, die er unwillkürlich oder bewusst einsetzt oder die von der Therapeutin in den Übungen zur Wortfindung eingesetzt werden und die das anschließende Nennen des Wortes erleichtern. In Übungen zur Wortfindung oder im Gespräch wird der Patient dann bei auftretenden Wortfindungsstörungen an diese Strategien erinnert, ohne dass die ermittelten Hilfen selbst von der Therapeutin angewandt werden. Zunächst kann es notwendig sein, den Patienten beispielsweise nach dem Anfangslaut zu fragen oder ihn zum Schreiben aufzufordern, im weiteren Verlauf sollte er aber nur noch angeregt werden, sich selbst zu helfen.

Beispiel

»Wie können Sie sich jetzt helfen? Denken Sie noch mal an Ihre ‚Tricks'!«

🛑 **Beachte**

Neben einer gezielten Arbeit an der Wortfindung und dem Vermitteln von »Self-cueing«-Strategien sollten mit jedem Patienten Strategien zur Kompensation von Wortfindungsstörungen erarbeitet werden (▸ **Kapitel 9.7**, »Totale Kommunikation«).

9.3.6 Reduktion von semantischen Paraphasien/Neologismen

Semantische Fehler wirken sich im Vergleich zu phonematischen Paraphasien oft **gravierender auf die Verständlichkeit** aus. Dies liegt daran, dass die eigentliche Mitteilung im Gegensatz zu lautlichen Fehlern selbst bei engen semantischen Paraphasien verfälscht dargestellt ist.

Beispiel

Der Patient war zwei Tage zuvor mit seiner Frau im Theater.

— Patient mit vorrangig semantischen Paraphasien: »Ich war gestern mit meiner Schwester im Kino.«

— Patient mit vorrangig phonematischen Paraphasien: »Ich war gorgetsern mit meiner Fau im Teta.«

🛑 **Beachte**

Bei gleichzeitigem Vorliegen semantischer und phonematischer Störungen hat die Arbeit im semantischen Lexikon Priorität.

Therapieziel. Semantische Paraphasien/Neologismen geben Hinweise auf eine fehlerhafte oder ungenaue Ausdifferenzierung des semantischen Lexikons. In der Therapie geht es darum, die **semantischen Merkmale von Begriffen durch rezeptive und expressive Übungen auszubauen**, also im Rahmen von Sprachverständnisaufgaben oder Wortfindungsübungen mit semantischen Hilfestellungen.

Da dem Patienten die produzierten semantischen **Paraphasien** nicht unbedingt bewusst sind, sollten sie **rückgemeldet** und im Hinblick auf die differierenden semantischen Merkmale **zum Zielwort abgegrenzt** werden.

Beispiel

Zielitem: Banane.

Patient: »Apfel«.

Therapeutin: »Nein, das stimmt nicht ganz. Dieses Obst hier auf dem Bild ist gelb und krumm, und die Schale kann ich nicht mitessen.«

Das Auftreten enger semantischer Paraphasien sollte dabei gerade in der Anfangszeit gewürdigt werden, da es auf eine zunehmende Ausdifferenzierung des semantischen Lexikons hindeutet.

Beispiel

Zielitem: Banane.

Patient: »Apfel«.

Therapeutin: »Ja, das ist schon fast richtig, Sie sind schon ganz nah dran. Denn Sie haben Recht: Es handelt sich um ein Obst. Der Name ist aber ein anderer. Dieses Obst hier auf dem Bild ist gelb und krumm.«

Bei leichtgradigen Aphasien werden semantische Fehlbenennungen auch **strategisch** zur **Überbrückung von Wortfindungsstörungen** eingesetzt. Dabei ist dem Patienten die fehlerhafte Bedeutung durchaus bewusst.

Beispiel

— »Ich war vorgestern mit meiner Frau im äh na ja, Kino oder so ähnlich.« (Zielwort: Theater)

— »Vielleicht könnte man Flugtiere dazu sagen.« (Zielwort: Vögel).

Übungen zur semantischen Feindifferenzierung sind in diesem Kontext meist nicht nötig, im Mittelpunkt der Therapie steht die Behandlung der Wortfindungsstörungen.

9.3.7 Reduktion von phonematischen Paraphasien/Neologismen

Bevor an phonologischen Defiziten im Rahmen der Aphasietherapie gearbeitet wird, sollten sowohl eine **phonematische Diskriminationsschwäche** als auch eine **sprechapraktische Störung ausgeschlossen** werden. Beide Störungsbilder bedürfen einer spezifischen Therapie, die sich von den im Folgenden angeführten Übungen und deren Hilfestellungen unterscheidet.

Therapieziel. Phonematische Paraphasien und Neologismen geben Hinweise auf eine fehler-

hafte oder ungenaue Ausdifferenzierung des phonologischen Lexikons. In der Therapie geht es darum, die **bedeutungsunterscheidende Funktion von Phonemen** durch rezeptive und expressive Übungen **herauszuarbeiten** und den Patienten für die **korrekte Bildung jedes Lautes** im Wort zu sensibilisieren.

Da dem Patienten die produzierten phonematischen Paraphasien nicht unbedingt bewusst sind, sollten sie **rückgemeldet** werden, und es sollte auf ihre Bedeutungslosigkeit bzw. veränderte Bedeutung hingewiesen werden.

Beispiel

Zielitem: Haus.

Patient: »Haum«.

Therapeutin: »Nein, das stimmt nicht ganz. Dieses Wort gibt es nicht. Da stimmt ein Laut noch nicht.«

Patient: »Maus«

Therapeutin: »Nein, da stimmt ein Laut noch nicht. So, wie Sie's sagen, ergibt es ein anderes Wort – ein kleines Tier mit langem Schwanz. Wir suchen aber ein Wort für dieses Gebäude. Das Wort klingt ganz ähnlich.«

Rezeptive Übungen

Lexikalische Entscheidungsaufgaben. Über den auditiven oder visuellen Kanal wird einem Wort ein phonologischer bzw. graphematischer Ablenker in Form eines Nicht-Wortes zugeordnet.

Beispiel

»Welches Wort gibt es: Faus oder Haus?«

Erkennen der korrekten Wortform mit oder ohne Bildunterstützung.

Beispiel

»Wo steht das Wort richtig geschrieben: Beis – Bett – Bott – Beff?«

Wort-Bild-Zuordnungsaufgaben mit Minimalpaaren. (Wörter, die sich lediglich in einem Buchstaben oder Laut unterscheiden).

Ergänzen von Lückensätzen mit einer Auswahlmenge an Minimalpaarwörtern.

Beispiel

»Wir bauen auf dem Grundstück unser eigenes ... (Haus/Haut/Maus)«

Beurteilen der semantischen Kongruenz in Sätzen mit korrekt beziehungsweise falsch gewähltem Minimalpaarwort.

Beispiel

»Ich wohne in einem alten Maus – ist das richtig oder falsch?«

Erkennen von Phonemen in vorgesprochenen Wörtern.

Beispiel

»Enthält das Wort Haus ein /s/?«

Lokalisation von distinktiven Phonemen in auditiv angebotenen Wortpaaren.

Beispiel

»Die zwei Wörter ‚Haus‘ und ‚Maus‘ klingen fast gleich. Wo liegt der Unterschied: am Anfang, in der Mitte oder am Ende des Wortes?«

❶ Tipp

Hilfestellungen
— Wiederholung der auditiven Stimuli mit Betonung des distinktiven Phonems.
— Vorsprechen schriftsprachlich präsentierter Stimuli.
— Verweis auf die semantischen Merkmale der verschiedenen Minimalpaarwörter.
Steigerung
— Zunächst werden Minimalpaare mit Unterschieden bezüglich des betonten Vokals angeboten (Beispiel: Hase–Hose), dann Minimalpaare mit distinktivem Anlaut (Hose–Rose). Wörter mit lautlichen Unterschieden im In- oder Auslaut schließen sich daran an (Hase–Harfe; Haus–Haut). Die größte Herausforderung

stellen lautliche Unterschiede im Kontext einer Konsonantenverbindung dar (Schwein–Schein; Strumpf–Stumpf).
— Je mehr phonologische Ablenker im Zusammenhang mit einer Aufgabe angeboten werden, umso komplexer werden die Anforderungen. Ebenso variieren linguistische Kriterien wie Wortfrequenz oder -abstraktheit den Schwierigkeitsgrad.

Expressive Übungen

Lückenwörter ergänzen. Distinktive Grapheme werden mit Bildunterstützung oder Satzkontext in Lückenwörter eingesetzt.

Beispiel

Die Katze fängt eine ...aus (M/H/L).

Ergänzen von Lückensätzen. Variable Lückensätze werden bei Vorlage mehrerer Minimalpaarwörter ergänzt.

Beispiel

Die Katze fängt eine ... (Maus)/Ich wohne in einem alten ... (Haus)/Der Bauer erntet den ... (Mais)/Diese Sache geht mir unter die ... (Haut)

Übungen zur Analyse von Lauten in Wörtern.

Beispiel

»Aus welchen Lauten besteht das Wort ‚Maus‘?«

Übungen zur Synthese von Lauten zu Wörtern. Die Therapeutin gibt dabei ein Wort lautlich zergliedert vor. Dabei wird das Wort lautierend vorgesprochen, nicht alphabetisch.

Beispiel

»M–A–U–S, welches Wort ergibt das?«

Finden von Reimwörtern oder Bilden von Wortschlangen. Dabei soll von einem zum nächsten Wort jeweils nur ein Laut ausgetauscht werden.

Beispiel

= »Was reimt sich auf bauen?« (tauen, kauen, schauen ...)

= »Wie wird aus einem Hasen eine Maus?« (Hase–Hass–Haus–Maus)

Übungen zur Verbesserung der Wortformaktivierung. (▶ **Kapitel 9.3.4**, »Verbesserung der Wortformaktivierung im phonologischen Lexikon«).

Übungen zum einzelheitlichen Lesen und Schreiben. (▶ **Kapitel 9.8**, »Lesen und Schreiben«).

❶ **Tipp**

Hilfestellungen

= Wiederholung der auditiven Stimuli mit Betonung des distinktiven Phonems.

= Vorlesen schriftsprachlich präsentierter Stimuli mit Betonung des distinktiven Phonems.

= Verweis auf die semantischen Merkmale der verschiedenen Minimalpaarwörter. Phonematische Paraphasien können durch folgende Fragen bzw. Vorgaben systematisch korrigiert werden. Dabei werden die Hilfen bei Bedarf sukzessive intensiviert:

= Wo liegt der Fehler: am Anfang, in der Mitte, am Ende des Wortes?

= Was ist falsch: Ist ein Laut ersetzt, vertauscht, fehlend oder zu viel?

= Das Wort wird als Lückenwort schriftlich festgehalten, die kritische Stelle wird dabei freigelassen. Beispiel: ...rokodil. (Krokodil). Der Patient soll den fehlenden Buchstaben eintragen.

= Für die kritische Stelle wird eine Auswahlmenge an Graphemen vorgegeben. Der Patient soll den richtigen Buchstaben identifizieren und eintragen. Beispiel: ...rokodil. (K/G/T)

= Alle Wörter, die sich durch Einsetzen der Grapheme der Auswahlmenge ergeben, werden aufgeschrieben. Der Patient soll die richtige Wortform erkennen (Beispiel: Krokodil/Grokodil/Trokodil).

Steigerung

= Steigerungsmöglichkeiten wurden bereits im Zusammenhang mit rezeptiven Aufgaben beschrieben.

Materialempfehlungen

= Fechtelpeter A et al. (1995) Therapiematerial zur Behandlung phonematischer Störungen. Fischer, Stuttgart.

= Neubert C et al. (1994) Neurolinguistische Aphasietherapie. Teil 3: Lexikalisch-phonematische Störungen. NAT, Hofheim.

= Neubert C et al. (1998) Neurolinguistische Aphasietherapie. Assoziierter Band: Bild-phonematische Störungen. NAT, Hofheim.

9.3.8 Reduktion von Stereotypien oder Redefloskeln

Auch hirngesunde Sprecher verwenden in der Kommunikation inhaltsleere Redefloskeln, die in unterschiedlicher Intensität und mehr oder weniger formstarr auftreten. Die Floskeln können dabei eine sog. »repair«-Funktion erfüllen: In Verbindung mit einem gerade nicht abrufbaren Wort kann einem Gesprächspartner signalisiert werden, dass der Sprecher seine Äußerung trotz des stockenden Redeflusses nicht beenden möchte.

Beispiel

= »Na, wie heißt das gleich wieder?«

= »Das Wort liegt mir auf der Zunge.«

Andere Floskeln stehen im Zusammenhang mit sog. »small-talk«-Dialogen.

Beispiel

»Na, wie geht's?«– »Geht schon; mal so, mal so.«

Auch in **affektiven Situationen** kann ein Sprecher schnell und automatisiert auf bestimmte Floskeln zugreifen.

Beispiel

━ »Um Himmels Willen!«

━ »Das ist ja wohl ein Witz!«

❗ Beachte

Redefloskeln und Stereotypien wirken sich nicht immer hindernd auf eine Unterhaltung aus. Zu prüfen ist, ob ein Patient mit einer Aphasie durch die Verwendung automatisierter Sprachelemente in seiner Unterhaltung beeinträchtigt ist oder ob er davon profitiert.

Das Auftreten von Floskeln kann sich in dem Maße reduzieren, in dem sich **sprachproduktive Leistungen verbessern**.

Bei Stereotypien bewährt sich die **Rückmeldung** des Gesprächspartners, denn auch wenn der Abruf automatisiert erfolgt, lässt sich der Einsatz bei guter Selbstwahrnehmung kontrollieren. Es kann nicht davon ausgegangen werden, dass eine erfolgreiche Unterdrückung automatisierter Sprachelemente gleichzeitig Kapazitäten für willkürliche Sprachleistungen freisetzt.

❗ Beachte

Patienten mit massiven sprachlichen Beeinträchtigungen profitieren möglicherweise vom trainierten Einsatz einiger Floskeln, mit denen sie ihre »Sprachlosigkeit« überwinden und sich damit zumindest eingeschränkt an einer Unterhaltung beteiligen können.

Fazit

━ Störungen in der Wortfindung oder im korrekten Wortabruf zeigen sich bei jeder Aphasie.

━ Bei schweren Störungen wird zunächst versucht, **automatisierte Sprachleistungen** mit **maximaler Hilfestellung** zu stimulieren.

▼

━ Im Bereich Wortfindung werden Störungen in der **Aktivierung des semantischen Lexikons** (Störungen in der Wortbedeutung) von Störungen in der **Aktivierung des phonologischen Lexikons** (Störungen in der Wortformaktivierung) unterschieden. Sie haben unterschiedliche Übungen und Hilfestellungen zur Folge. Patienten sollten angeregt werden, »**Self-cueing**«-**Strategien anzuwenden**, um Wortfindungsstörungen zu überwinden.

━ Paraphasien resultieren aus Schwierigkeiten im gezielten Wortabruf. Bei semantischen Paraphasien werden Übungen zur **Differenzierung semantischer Merkmale** eingesetzt. Phonematische Paraphasien werden durch **rezeptive und expressive Übungen mit Minimalpaaren** therapiert.

━ Redefloskeln und Stereotypien können mit Wortfindungsstörungen zusammenhängen und durch verbesserte Wortfindungsleistungen abnehmen.

9.4   Satzbildung

Im Folgenden geht es um die spezifische Behandlung von Störungen im Satzbau. Syntaktische und vor allem morphologische Defizite stehen dann im Vordergrund der Therapie, wenn wortsemantische und phonologische Fähigkeiten so weit vorhanden sind, dass Gedanken verständlich ausgedrückt werden können. Um ein flexibles und passendes Übungsangebot zu schaffen, sind die Einzelziele und Übungen nicht symptomatologisch nach Paragrammatismus und Agrammatismus unterschieden, sondern orientieren sich an den selektiv störbaren Teilprozessen der Satzbildung.

Ein Training zur Satzbildung ist bei Patienten mit agrammatischer oder paragrammatischer Sprachproduktion indiziert. Da bei vielen Patienten mit Wernicke-Aphasie (und somit Paragrammatismus) jedoch vorrangig die semantischen oder phonologischen Störungen behandelt werden, kommen für ein spezifisches morphosyntaktisches Training vor allem Patienten mit Agrammatismus in Betracht. Zum Agrammatismus gibt es deutlich mehr publizierte Therapieansätze und -materialien als zur Symptomatik des Paragrammatismus.

> **Übersicht 9.4.**
> **Einzelziele im Bereich Satzbildung**
> — Zuordnen thematischer Rollen und Bilden eines syntaktischen Rahmens
> — Herstellen einer morphologischen Kongruenz von Satzteilen
> — Verknüpfung von morphosyntaktischen mit semantischen und phonologischen Fähigkeiten

❶ Tipp

Allgemeine Materialempfehlungen
— Engl E et al. (5. Aufl. 1996) Sprachübungen zur Aphasiebehandlung. Ein linguistisches Übungsprogramm mit Bildern. Logotherapia. Volker Spieß, Berlin.
— Neubert C et al. (2. revidierte Aufl. 1995) Neurolinguistische Aphasietherapie Teil 2: Agrammatismus. NAT, Hofheim.

❷ Beachte

Morphosyntaktische Auffälligkeiten wie Satzabbrüche oder falsche Flexionsformen bzw. Funktionswörter können **in Zusammenhang mit gestörten Wortfindungsleistungen** stehen und reduzieren sich dann auch ohne direktes Training allein durch verbesserte semantische bzw. phonologische Fähigkeiten.

Beispiel
— »Ich war gestern im ... im ... (Wortfindungsstörung »Supermarkt«, Oberflächensymptom Satzabbruch).
— Jedenfalls hab ich da die Geld ... äh die Geld also Geld gesucht (Wortfindungsstörung »-börse«, Oberflächensymptom falscher Artikel).
— Und dann hat mich der Kassierer äh äh gesagt, ich soll ihm die Tasche geben (Wortfindungsstörung: »gebeten«, Oberflächensymptom falsche Pronomendeklination).«

Therapieziele. Einzelziele im Bereich Satzbildung orientieren sich an den modelltheoretisch

definierten morphosyntaktischen Prozessen, die isoliert störbar sind und dementsprechend spezifisch behandelt werden (Übersicht 9.4).

9.4.1 Zuordnen thematischer Rollen und Bilden eines syntaktischen Rahmens

Zuordnung thematischer Rollen. Zur Bildung eines Satzes werden zunächst über das ausgewählte Verb die notwendigen thematischen Rollen festgelegt.

Beispiel
Das Verb »geben« verlangt einen Handelnden (Agens), einen Behandelten (Patiens) und einen Nutznießer (Benefiziens): »Der Vater (Agens) gibt dem Sohn (Benefiziens) die Autoschlüssel (Patiens).«
Bei anderen Verben, wie z. B. »streichen« kann die thematische Rolle des Instruments eingefügt werden: »Der Maler (Agens) streicht die Wand (Patiens) mit einem Pinsel (Instrument).«

Die Zuordnung thematischer Rollen zu syntaktischen Kategorien ist nicht immer gleich. Im Aktivsatz entspricht der Agens dem Subjekt, im Passivsatz wird dagegen der Patiens zum Subjekt.

Bilden eines syntaktischen Rahmens. Nachdem die thematischen Rollen zugeordnet sind, wird ein syntaktischer Rahmen hergestellt, in dem die Reihenfolge der Satzteile bestimmt und die jeweils notwendigen Funktionswörter ergänzt werden. Dabei hängt die Art der Satzstruktur von der Sprecherintention ab.

Übungen

Beurteilen der syntaktischen Kongruenz in auditiv oder visuell vorgegebenen Sätzen.

Beispiel

- »Der Briefträger beißt den Hund.« (falsch)
- »Der Richter wird von dem Angeklagten verurteilt.« (falsch)
- »Das Gewitter erschreckt die Wanderer.« (richtig)
- »Das Geld will der Mann anlegen.« (richtig)
- »Ich schneide das Messer mit dem Brot.« (falsch)
- »Ich spanne den Schirm auf, damit es regnet.« (falsch)

❶ Tipp

Hilfestellungen

- Aufgrund der Systematik des Übungsmaterials und/oder spezifischer Hinweise durch die Therapeutin wird der Patient auf eine bestimmte Anforderung in der Beurteilung der Sätze hingewiesen.

Beispiel

»Bitte überlegen Sie bei jeder Aufgabe, ob das Bindewort (die Konjunktion) zwischen den beiden Sätzen stimmt.«

- Vermehrter Einsatz prosodischer Elemente: reduziertes Sprechtempo, Betonung relevanter Satzteile.
- Bei schriftlicher Vorgabe Markieren distinktiver Satzteile.
- Bei Agens-Patiens- oder Objektvertauschungen die Selektionsrestriktionen des Verbs hinterfragen.

Beispiel

- »Wer kann beißen: der Briefträger oder der Hund?«
- »Womit schneide ich: mit dem Messer oder mit dem Brot?«

Steigerung

- Variierte Anforderungen in der Konstruktion der Sätze, so dass der Patient gezwungen ist, auf jedes Wort im Satz genau zu achten, ohne sich auf bestimmte Beurteilungsparameter zu konzentrieren.
- Aufgrund der sog. »Agens-zuerst-Strategie« sind kanonische Satzstrukturen (mit der Satzteilfolge Subjekt-Prädikat-Objekt) leichter zu verstehen als topikalisierte (mit der Satzteilfolge Objekt-Prädikat-Subjekt). Passivstrukturen sind vor allem in semantisch reversiblen Sätzen (d. h. Subjekt und Objekt sind im Hinblick auf die Subkategorisierung des jeweiligen Verbs austauschbar) meist schwieriger zu verstehen als Aktivkonstruktionen, da der Agens nicht an erster Stelle steht.

Beispiel

»Der Mann wird von der Frau verfolgt.«

- Die Anforderungen an die rezeptiv-syntaktischen Fähigkeiten steigen dann, wenn die präsentierten Sätze nicht der Erwartungshaltung entsprechen, z. B. wenn das Subjekt im Gegensatz zum Objekt unbelebt ist oder wenn die Agens-zuerst-Strategie nicht greift. Auch Sätze mit belebtem Subjekt und belebtem Objekt scheinen anspruchsvoller in ihrer syntaktischen Verarbeitung zu sein.

Bestimmen thematischer Rollen bzw. syntaktischer Kategorien. Dies erfolgt durch gezielte Fragen der Therapeutin und anschließendes Zeigen des Patienten auf das jeweilige Satzteil im schriftlich präsentierten Satz.

Beispiel

Vorgelegter Satz: »Der Mann bringt seinen Sohn am Abend zum Bahnhof.«
Frage der Therapeutin: »Wer wird zum Bahnhof gebracht?« Reaktion des Patienten: Zeigen des Satzteils »Sohn«.

❶ Beachte

Eine solche Aufgabe setzt das Verstehen von Fragepartikel und vorgelegtem Satz voraus.

Zuordnen von Konstituentenkarten zu Satzteilen. Symbole oder farbige Kärtchen stehen stellvertretend für die thematischen Rollen oder syntaktischen Kategorien.

Beispiel

Subjekt = gelbes Viereck, Prädikat = rotes Dreieck, Objekt = blauer Kreis.

Die Symbole sollen den jeweiligen Satzteilen im schriftlich präsentierten Satz zugeordnet werden. Relevante Satzkonstruktionsmuster wie kanonische Hauptsätze, Fragesätze, Passivsätze oder Nebensätze werden so implizit vermittelt.

❗ Tipp

Hilfestellungen
- Zunächst sollte die Therapeutin diese eher abstrakte Aufgabe anhand einiger Beispielsätze er-klären.
- Die Frage der Therapeutin nach den jeweiligen Satzteilen erleichtert die Zuordnung.
Beispiel
»Wer bringt den Sohn? Was macht der Mann?«
- Bei Schwierigkeiten im Lesen sollten die schriftlich präsentierten Sätze bzw. Satzteile zunächst vorgelesen werden.

Training von Funktionswörtern wie Artikel, Pronomen, Präpositionen, Konjunktionen über Lückensätze mit Auswahlmenge.

Beispiel
- »Das Auto parkt ... der Garage.« (in/mit/aus)
- »Ich arbeite ... diesem Bereich.« (in/mit/aus)
- »Ich lege mich ins Bett, ... ich müde bin.« (weil/obwohl/bis)

❗ Tipp

Hilfestellungen
- Einsetzen der verschiedenen Auswahlwörter durch die Therapeutin und anschließendes Vorlesen der jeweils entstandenen Sätze.
- Da Präpositionen und Konjunktionen eine bedeutungsunterscheidende Funktion besit-

zen können, sollten sie dem Training von Artikeln vorgezogen werden. Der korrekte Einsatz von Pronomen weitet die sprachproduktiven Fähigkeiten aus.

Beschreiben räumlicher Beziehungen. Durch derartige Aufgaben werden Präpositionen im Kontext adverbialer Bestimmungen des Ortes trainiert. Dazu dienen entweder entsprechende Bildkarten oder zwei Realobjekte, die in unterschiedlichen räumlichen Relationen zueinander präsentiert werden.

Beispiel
»Der Stift liegt neben/unter/vor/in/auf/hinter der Kiste.«

❗ Tipp

Hilfestellung
- Diese Präpositionen müssen explizit gelernt und mithilfe semantischer Umschreibungen verankert werden.
Materialempfehlung
- FOTODIDAC-Bildkarten (Präpositionen) Schubi, Gottmadingen.

Zuordnen von bestimmten oder unbestimmten Artikeln zu Substantiven.

Beispiel
»Heißt es der, die oder das Banane/Computer/Geruch/Vollmacht?«

❗ Tipp

Hilfestellung
- Da die Artikelzuweisung bei den meisten Wörtern arbiträr (zufällig) erfolgt, können keine systematischen Hilfen angeboten werden. Manchen Patienten hilft ein auditives Feedback zur Entscheidung: »Der Kaffee klingt besser als das Kaffee.«
Steigerung
- Artikelzuweisungen zu Nomina-Composita gestalten sich vor allem dann schwierig,

wenn sich die verknüpften Nomen in ihrem Ge-
schlecht unterscheiden.

Beispiel
»der Kaffee«, aber »die Kaffeebohne«.
Bei Schwierigkeiten verweist die Therapeutin
auf die Systematik der Artikelzuweisung: Der
Artikel bezieht sich immer auf das letzte Wortteil eines Kompositums.

9.4.2 Herstellen einer morphologischen Kongruenz von Satzteilen

Modelltheoretisch betrachtet werden zunächst
die thematischen Rollen zugewiesen und ein syntaktischer Rahmen (ein Satzmuster) aufgestellt,
bevor die über semantisches und phonologisches
Lexikon aktivierten Satzteile morphologisch aufeinander abgestimmt werden. Dazu gehören vor
allem die **Deklination von Nomen**, **Adjektiven** und
Artikeln sowie die **Konjugation von Verben**.

Übungen
Beurteilen der morphologischen Kongruenz von Satzteilen in auditiv oder visuell angebo- tenen Sätzen.

Beispiel
 »Der Richter verurteilt dem Angeklagten.«
(falsch)
– »Dem Baby gibt die Mutter den Schnuller.«
(richtig)
– »Die Angestellten geht ins Büro.« (falsch)

❶ Tipp
Hilfestellungen
– Aufgrund der Systematik des Übungsma-
terials und/oder spezifischer Hinweise durch
die Therapeutin wird der Patient auf eine be-
stimmte Anforderung in der Beurteilung der
Sätze hingewiesen.
Beispiel
»Bitte überlegen Sie bei jeder Aufgabe, ob das
Tätigkeitswort richtig gebeugt ist.«

– Vermehrter Einsatz prosodischer Elemente:
reduziertes Sprechtempo, Betonung relevanter
Satzteile.
– Bei schriftlicher Vorgabe Markieren kritischer Satzteile
Steigerung
– Variierte Anforderungen in der Konstruktion der Sätze, sodass der Patient gezwungen
ist, auf jedes Wort im Satz genau zu achten, ohne sich auf bestimmte Beurteilungskriterien zu
konzentrieren.
Beispiel
»Der Kassierer muss den Wechselgeld kontrolliert« (falscher Artikel zum Akkusativobjekt und
falsche Vollverbflexion).

Ergänzen von Lückensätzen mit morpholo- gisch orientierter Auswahlmenge.

Beispiel
 »Ich beuge mich ... Urteil.« (dem/den/der)
– »Er ... über die Mauer.« (klettern/kletterst/
klettert)

❶ Tipp
Hilfestellung
– Einsetzen der verschiedenen Auswahlwör-
ter durch die Therapeutin und anschließendes
Vorlesen der jeweils entstandenen Sätze.

Vorgabe unflektierter Satzkonstituenten, die der Patient ausformulieren soll.

Beispiel
Vorgabe: Der Vater/gehen/mit/die Kinder/auf/der
Spielplatz.
Patient: »Der Vater geht mit den Kindern auf den
Spielplatz.«

❶ Tipp
Hilfestellung
 Als Hilfe können Fragen zum vorgegebenen
Satz gestellt werden, auf die manche Patienten
spontan mit flektierten Satzteilen reagieren.

Beispiel

Therapeutin: »Wohin geht der Vater mit den Kindern?«

Patient: »Auf den Spielplatz.«

Die sprachliche Verarbeitung scheint dabei nicht unbedingt bewusst zu verlaufen.

Steigerung

— Sind lediglich die notwendigen Inhaltswörter in randomisierter Reihenfolge vorgegeben, werden damit nicht nur morphologische, sondern auch syntaktische Fähigkeiten verlangt.

Übungen zum Kombinieren und semantischen Differenzieren von Vorsilben zu Verben/Nomen.

Beispiel

— gehen: vor-, weg-, hinter-, hin-, nach-, über-, unter-, mit-, um-, ver-, er-.
— Sicht: Vor-, Nach-, Aus-, Ein-, Ab-, An-, Über-, Um-.

Der Patient soll zu einem vorgegebenen Stammmorphem passende Präfixe assoziieren oder aus einer Auswahlmenge auswählen, wobei gleichzeitig der wechselnde semantische Kontext hergestellt werden sollte. Anschließend können schriftlich vorgegebene Lückensätze durch Auswahl des jeweils passenden Präfixes ergänzt werden.

Beispiel

— »Wir wollen ihn lieber nicht beachten, sondern ... gehen.« (über-)
— »Gegen sie ... geht Klage beim Bundesgerichtshof.« (er-)

❶ Tipp

Materialempfehlung
— Wortbaufix – Satzbaufix. Schubi, Gottmadingen.

Übungen zur derivativen Wortbildung.

Beispiel

»Nennen Sie die entsprechenden Hauptwörter zu folgenden Tätigkeitswörtern: springen (der Sprung),

planen (die Planung, der Plan), schreiben (das Schreiben, der Schrieb).«

❶ Tipp

Hilfestellung
— Angebot einer Auswahlmenge

Beispiel

springen – Sprengung, Sprung oder Springheit?

Übungen zum Bilden von Nomina-Composita mit oder ohne Verwendung von Fugenmorphemen (Infixe in zusammengesetzten Nomen).

Beispiel

— Blume + Topf = Blumentopf
— Bund + Kanzler = Bundeskanzler
— Finanzen + Amt = Finanzamt

❶ Tipp

Hilfestellung
— Angebot einer Auswahlmenge.

Beispiel

Blume + Topf = Blumetopf, Blumenstopf oder Blumentopf?

9.4.3 Verknüpfung von morphosyntaktischen mit semantischen und phonologischen Fähigkeiten

Die Satzbildung im Gespräch verlangt nicht nur das Abrufen morphosyntaktischer Informationen, sondern ebenso eine Aktivierung von semantischem und phonologischem Lexikon. Diese **Kombination von wort- mit satzspezifischen Fähigkeiten** wird in den folgenden Übungen verlangt.

Übungen

Beurteilen der Grammatikalität von konstruierten Sätzen oder von (spontanen) Äußerungen des Patienten mit anschließender Korrektur.

Beispiel

»Der Mann spült mit den Geschirr.«
Frage der Therapeutin: »Was ist in dem Satz falsch und wie muss es richtig heißen?«

❗ Tipp

Hilfestellungen
━ Vorlesen des Satzes (mit Betonung des kritischen Satzteiles).
━ Markieren der kritischen Stelle(n) im Satz.
━ Für die Korrektur kann eine Auswahlmenge an Lösungen vorgegeben werden.

Satzlegeübungen mit vorgegebenen Satzkonstituentenkarten. Der Patient soll einen möglichen Satz erkennen und die entsprechenden Karten in die richtige Reihenfolge legen.

Beispiel

Sessel/den/bezogen/wird/beziehen/man/ausziehen/der/Hut
Patient: »Den Sessel wird man beziehen.«

❗ Tipp

Hilfestellungen
━ Liegen Schwierigkeiten beim Lesen vor, sollten die einzelnen Konstituentenkarten zunächst vorgelesen werden.
━ Frage nach dem passenden Tätigkeitswort, davon ausgehend auch nach Subjekt oder Objekten.
━ Viele Patienten profitieren bei der Beurteilung eines gelegten Satzes davon, dass die Therapeutin den konstruierten Satz vorliest.
Steigerung
━ Integration zusätzlicher Ablenkerkarten.
Materialempfehlung
━ Weniger D, Bertoni B (1996) Satzlegeaufgaben. Übungen zur Satzbildung. ProLog, Köln.

Beschreiben von Situationsbildern.

❗ Tipp

Hilfestellungen
━ Vorgabe eines oder mehrerer Inhaltswörter des zu bildenden Satzes, um die semantischen und phonologischen Anforderungen zu reduzieren.
━ Beachten der Verbvalenz (Wertigkeit): Subjekt-Prädikat-Sätze sind in der Regel leichter zu bilden als Sätze mit einem oder sogar mehreren Objekt(en).
Steigerung
━ Sätze, die mehrere Objektergänzungen verlangen. Ebenso können die Anforderungen an die Satzbildung durch Einbettung von Adjektiven, Adverbien oder Nebensatzkonstruktionen erhöht werden.
Materialempfehlungen
━ Stark J (1992–1997) Everyday Life Activities Fotoserie. Set 1–3. Phoenix Software, Bonn.
━ FOTODIDAC-Bildkarten (Tätigkeiten) Schubi, Gottmadingen.
━ Lutz L (1997) MODAK-Modalitätenaktivierung in der Aphasie-Therapie. Ein Therapieprogramm. Springer, Heidelberg.

Stimulation von Nebensätzen oder elliptischen Äußerungen über gezielte Fragen.

Beispiel

Therapeutin: »Warum schenken Sie Ihrem Mann eine Uhr?«
Patientin: »Weil er Geburtstag hat.«
Therapeutin: »Wann feiert er denn seinen Geburtstag?
Patientin: »Am Mittwoch.«

❗ Tipp

Hilfestellung
━ Kann der Patient einen Satz nicht selbstständig bilden, gibt die Therapeutin den Satzanfang direkt oder in Form einer Auswahlmenge vor.

Tabelle 9.2. Stufenweiser Aufbau von Satzfragmenten in der Reduzierten Syntax-Therapie	
Stufen	**Beispiel**
1 WAS MACHEN/GEMACHT?	»Kaffee getrunken«
WIE MACHEN/GEMACHT?	»schlecht geschlafen«
2 WO/WOHIN MACHEN/GEMACHT?	»nach Köln fahren«
3 WER WAS MACHEN/GEMACHT?	»Willi Haus gekauft«
WER MACHEN/GEMACHT?	»Frau schlafen«
WER WIE MACHEN/GEMACHT?	»Otto schnell gefahren«
WER WO/WOHIN MACHEN/GEMACHT?	»Luise nach Füssen fahren«
5 WANN WER WAS MACHEN/GEMACHT WO/WOHIN?	»Kati Bein gebrochen in Wien«
5 WER WEM WAS MACHEN/GEMACHT?	»Mann Tochter Karte schreiben«

Exkurs

Reduzierte Syntax-Therapie (REST). Die Reduzierte Syntax-Therapie wurde zur spezifischen Behandlung schwerer (chronischer) agrammatischer Beeinträchtigungen entwickelt und publiziert (Schlenck et al.1995; Springer et al.2000). Die Therapiemethode ist für diejenigen Patienten indiziert, die in der Spontansprache überwiegend Einwortäußerungen produzieren und einfache Inhaltswörter ohne große Probleme abrufen können.

Es handelt sich um einen strategie- und modellorientierten Therapieansatz, wobei die Satzproduktion bewusst auf Teilprozesse beschränkt bleibt. Die Autoren definieren den Agrammatismus als Störung in der morphosyntaktischen Weiterverarbeitung von ganzheitlich aktivierbaren Satzfragmenten. Darunter fallen vor allem Verbindungen von Akkusativobjekt oder Adverbialphrase mit Verben im Infinitiv oder Partizip Perfekt. Diese Strukturfragmente werden in einem stufenweisen Therapieaufbau stimuliert und ausgebaut (vgl. ◻ Tabelle 9.2). Zu Hilfe kommen Situationsbilder oder Übungssätze und -texte, die nach den vermittelten Strukturparametern umformuliert werden. Die trainierten Äußerungen sollen parallel dazu in der Spontansprache aktiviert werden.

Die REST zielt nicht auf eine morphosyntaktisch korrekte Sprachproduktion ab. Die Kommunikation des agrammatischen Patienten soll durch systematischen Einsatz von leicht aktivierbaren Satzfragmenten optimiert werden. Dabei wird davon ausgegangen, dass die REST nicht die Bildung korrekter Oberflächenstrukturen verhindert, sondern die Basis dafür schafft. Durch einen erleichterten Abruf von Satzstrukturen werden Kapazitäten für die morphologische Weiterverarbeitung frei.

Fazit

— Übungen zur Satzbildung sind vor allem bei agrammatischer, teilweise auch bei paragrammatischer Sprachproduktion dann indiziert, wenn die semantischen und phonologischen Fähigkeiten auf Wortebene für alltägliche Anforderungen ausreichen.

— Um einen Satz zu bilden, werden Wörter im Hinblick auf ihre Funktion (**thematische Rolle**) und Reihenfolge im Satz (**syntaktischer Rahmen**) zusammengesetzt. Dafür müssen die aus dem semantischen bzw. phonologischen Lexikon abgerufenen Inhaltswörter ggf. **flektiert** (dekliniert bzw. konjugiert) oder miteinander (über Infixe) verknüpft werden. **Funktionswörter** müssen ebenso abgerufen, z. T. flektiert und in den Satzrahmen passend eingesetzt werden.

▼

- Diese Teilprozesse werden zunächst isoliert geübt. Daran schließt ein Training in komplexen Aufgabenstellungen wie Bildbeschreibungen an.
- Bei schwerem, chronischem Agrammatismus kann die **Reduzierte Syntax-Therapie (REST)** Erfolg versprechend sein.

9.5   Textproduktion

Alltägliche Gespräche verlangen von den Gesprächspartnern meist mehr als das Bilden einzelner Sätze. Ein sprachproduktives Training sollte daher bei verfügbaren Kapazitäten nicht auf Wort- und Satzebene beschränkt bleiben. Die in den ▶ **Kapiteln 9.1–9.4** angeführten Ziele bilden die Grundlage für eine Arbeit auf Textebene. Es werden Übungen angeführt, bei denen Sätze semantisch stimmig (kohärent) und morphosyntaktisch passend (kohäsiv) zu einem Text verknüpft werden.

Therapieziel. Im Rahmen der Textproduktion besteht das Therapieziel darin, einen kohärenten und kohäsiven Text herzustellen, bei dem längere und komplexe Äußerungen eindeutig verständlich sind.

Übungen
Der Patient sollte möglichst selbstständig erlernte Fähigkeiten und effektive Kommunikationsstrategien in die sog. »gelenkte Rede« übertragen. Bei allen Übungen erfolgt die Rückmeldung über Tonband- oder Videoaufzeichnungen oder durch die Therapeutin. Gerade am Anfang ist der Hinweis auf einen Fehler eine notwendige Hilfestellung durch die Therapeutin. Korrekturen werden vom Patienten selbstständig oder mit geringer Unterstützung durch die Therapeutin durchgeführt.

Verknüpfen von schriftlich vorgegebenen Sätzen zu Texten. Dies geschieht durch Integration von textverbindenden Elementen (z. B. Konjunktionen, Pronomen).

Beschreiben von Handlungsabläufen oder Bildergeschichten. (Schriftlich oder mündlich).

Objekt-, Personen- oder Wegbeschreibungen. (Schriftlich oder mündlich).

Erlebnisberichte.

Textwiedergabe. (Schriftlich oder mündlich).

 Tipp

Hilfestellungen
- Narrative oder deskriptive Texte ermöglichen eine einfache Strukturierung des Textes nach chronologischen Gesichtspunkten.
- Mögliche textverbindende Elemente können als Auswahlmenge angeboten werden.

Beispiel
plötzlich, zunächst, endlich, danach, aber.
- Die schriftliche Textproduktion gelingt aufgrund der größeren zeitlichen Toleranz (sog. »offline-task«) oft besser als die mündliche.

Steigerung
- Sie orientiert sich an der Komplexität des zu formulierenden Textes. Dabei spielen nicht nur die Länge, sondern auch die notwendige Wortwahl und der Zusammenhang von Sachverhalten eine entscheidende Rolle.

Materialempfehlungen
- FOTODIDAC-Bildfolgen. Schubi, Gottmadingen.
- FOTODIDAC-Alltagsgeschichten 1–3. Schubi, Gottmadingen.
- Papa Moll – Geschichtenkiste und Kopiervorlagen. Schubi, Gottmadingen.
- Der kleine Herr Jakob – Geschichtenkiste und Kopiervorlagen. Schubi, Gottmadingen.
- Neubert C et al.(1999) kontext. Fachwerk oder Mainhattan? Reihe zur alltagsorientierten Aphasiebehandlung. NAT, Hofheim.

- Plauen E (1996) Vater und Sohn. Ravensburger, Ulm.
- Freudenberg M et al.(1998) Etwas vom Kurs abgekommen. Steiner, Leverkusen.

Fazit

- Der Therapiebaustein Textproduktion ist geeignet für Patienten, die **auf Wort- und Satzebene stabile sprachliche Fähigkeiten** aufweisen.
- Das Ziel der expressiven Textarbeit besteht darin, einen kohärenten und kohäsiven Text herzustellen, in dem **textverbindende Elemente korrekt eingesetzt** und **thematische Sprünge vermieden** werden. Dazu dienen **Beschreibungen** von Objekten bzw. Personen, Handlungen oder Bildergeschichten ebenso wie (Nach-) **Erzählungen** von Erlebnissen und gelesenen Texten.
- Als Feedback werden Rückmeldungen der Therapeutin sowie Tonbandaufnahmen und Transkripte eingesetzt.

9.6 Dialogverhalten

In einer Unterhaltung wird die Fähigkeit verlangt, Themenwechsel flexibel zu verfolgen und auch auf unerwartete Fragen und Äußerungen zu reagieren. Neben Aussage- und Fragesätzen werden Ausrufe, Imperativsätze und elliptische Äußerungen gebildet. Ebenso kann ein Sprecher unterbrochen werden bzw. ein Hörer dem Gesprächspartner ins Wort fallen. Das Argumentieren gehört zu einer wichtigen Fähigkeit in kontroversen Diskussionen. Zur Vorbereitung auf eine Äußerung bleibt dabei meist nur wenig Zeit. ► **Kapitel 9.6** bietet passende Übungen, Hilfen und Steigerungen zu diesen dialogischen Anforderungen im Gespräch.

Therapieziel. Im Bereich Dialogverhalten geht es darum, dass sich ein Patient **aktiv an alltäglichen Gesprächen beteiligt**. Im Vordergrund steht dabei die **kommunikative Effektivität**. Ein Patient soll sich trotz semantischer, phonologischer oder morphosyntaktischer Auffälligkeiten in ein Gespräch integrieren. Zusätzlich kann dieses Setting dazu genutzt werden, sprachsystematische Leistungen wie auditives Sprachverständnis, Wortfindung oder Satzbildung zu fördern.

❶ Beachte

Kommunikativ-pragmatische Therapieansätze kommen den Anforderungen im Alltag sehr nahe und sollten daher **in jede Sprachtherapie integriert** werden. Erfolgen kommunikative Übungen parallel zur sprachsystematischen Behandlung, wird der Transfer trainierter Fähigkeiten in alltägliche Gespräche erleichtert. (► **Kapitel 8.4.6**, »Therapieansätze«)

Im »geschützten Rahmen« der Therapie kann die Therapeutin den Patienten sukzessive an die Anforderungen in einer Unterhaltung heranführen. Die Motivation zur Sprachtherapie nimmt oft deutlich zu, wenn sprachliche Fähigkeiten nicht nur in »Trockenübungen«, sondern im Gespräch ausgebaut werden.

Übungen

Angebot eines natürlichen Kommunikationsrahmens.

Beispiel

- Telefonieren.
- Informationssuche, Beratungsgespräche.
- Gespräche, die sich an den Interessensgebieten des Patienten orientieren.
- Meinungsäußerungen oder Diskussionen zu politisch, gesellschaftlich oder ökologisch aktuellen und brisanten Themen. Das Thema kann mithilfe von vorgegebenen Schlagwörtern/-zeilen, Texten oder Videoclips eingeleitet werden.
- Gemeinsames Planen einer fiktiven gemeinsamen Reise, Feier oder Anschaffung.

Der Patient sollte auch hier möglichst selbstständig erlernte Fähigkeiten und effektive Kommunikationsstrategien anwenden. Bei allen Übungen erfolgt die Korrektur und »Erfolgskontrolle« mithilfe von Tonband- oder Videoaufzeichnungen oder durch das Feedback der Therapeutin. Die Äußerungen des Patienten sollten im Anschluss an die jeweiligen Aufgaben hinsichtlich ihrer Effektivität reflektiert werden. Das schließt die Korrektur einzelner Fehler nicht aus. Die Therapeutin sollte sich selbst in das Gespräch einbringen, um dem Patienten die Möglichkeit zu bieten, mit Fragen oder weiterführenden Gedanken auf ihre Äußerungen einzugehen.

Ein **gruppentherapeutisches Setting** bietet sich an, um die Patienten zusätzlich mit schnellen Sprecherwechseln zu konfrontieren. Die Zusammenarbeit mit ähnlich beeinträchtigten Patienten kann die aktive Teilnahme der einzelnen Gruppenmitglieder sehr fördern (▶ **Kapitel 8.4.2**, »Findet Aphasietherapie einzeln oder in Gruppen statt?«).

Soll ein **sprachsystematisches Training** in das Gespräch **integriert** werden, meldet die Therapeutin sprachliche Fehler direkt zurück und unterstützt den Patienten ggf. bei der Korrektur. Durch gezielte Fragen kann die Therapeutin zusätzliche Wortfindungsleistungen anregen und den Patienten ermutigen, eine Äußerung in der Wiederholung zu optimieren. Gute spontansprachliche Fähigkeiten sollten umgehend und im Anschluss an das Gespräch verstärkt werden.

Beispiel

Therapeutin (T); Patient (P)

T: Sie wollen also morgen in Urlaub fahren. Wo geht's denn hin?

P: In den Süden.

T: Und wo fahren Sie da genau hin?

P: In die ... äh ... die Totsana nein, äh die Tostana.

T: Ja, genau, das Wort ist schon fast richtig. Nur ein Buchstabe falsch. (schreibt das Wort als Lückenwort auf: »Tos_ana«) Probieren Sie's noch mal!

P: Tosch... nein Toskana!

T: Genau. Prima. Na, da ist es um diese Jahreszeit bestimmt sehr schön. Was wollen Sie denn alles unternehmen?

P: Alles Mögliche ... wandern und so.

T: Was noch?

P: Vielleicht ein Ausflug ... äh Siena.

T: Ja, das ist eine tolle Stadt. Probieren Sie mal, aus den Wörtern einen Satz zu machen! (schreibt auf: »Ausflug«, »Siena«)

P: Ausflug nach Siena machen.

T: Der Satz war noch nicht ganz komplett. Wer macht denn den Ausflug?

P: Na, meine Frau und ich!

T: Können Sie das noch in den Satz einbauen?

P: Meine Frau und ich wollen einen Ausflug nach Siena machen.

T: Ja, genau. Ich war auch schon mal dort.

P: Ehrlich? Und wie wie... äh gefallen?

T: Tja, es war leider zu kurz und hat auch noch geregnet. Haben Sie eigentlich schon Ihre Koffer gepackt – was nehmen Sie denn alles mit?

❗ Vorsicht

Dieses Vorgehen beschränkt sich auf Dialoge mit vorwiegend sachlichem Inhalt. Spricht ein Patient über seine Erkrankung, seine Sorgen oder Ängste, stellt die Therapeutin das sprachliche Training zurück und reagiert als »Seelsorgerin« (▶ **Kapitel 9.10**, »Krankheitsbewältigung«).

❗ Tipp

Hilfestellungen

▬ Zur Vorbereitung auf einen anschließenden Dialog können Stichwörter oder kurze Phrasen gesammelt und schriftlich festgehalten werden.

▬ Sollen während der Unterhaltung Fehler korrigiert und Äußerungen optimiert werden, hilft es dem Patienten, wenn bereits richtige Wort- oder Satzteile schriftlich festgehalten werden.

Steigerung

▬ Nachdem zunächst kurze und einfache Gesprächssequenzen vorbereitend geübt worden sind, können in Rollenspielen komplexe Sachverhalte nachgestellt werden.

- Im sog. »In-vivo-Training« werden kommunikative Situationen direkt im Alltag aufgesucht.

Beispiel

Geschäft, Behörde, Informationszentrum

- In Diskussionen stellen provokative (Gegen-) Argumente eine besondere Herausforderung an die kommunikativen Leistungen des Patienten dar. Es gilt, nicht nur Informationen weiterzugeben oder das bereits Gesagte zu bestätigen, sondern Stellung zu beziehen und dabei Äußerungen zu erläutern, auszuweiten oder zu hinterfragen. Ebenso kann die Therapeutin das Gesprächstempo durch erhöhtes eigenes Sprechtempo und Unterbrechungen des Patienten steigern.

- Telefonate erhöhen den Schwierigkeitsgrad dadurch, dass sich der Patient allein auf die Lautsprache konzentrieren muss, ohne Mimik, Gestik oder Schriftsprache nutzen zu können. »Turn-taking«-Strukturen nehmen einen höheren Stellenwert ein, denn Pausen in der Kommunikation werden am Telefon weniger gut toleriert als im direkten Kontakt.

Materialempfehlung

- Neubert C et al.(1999) kontext. Fachwerk oder Mainhattan? Reihe zur alltagsorientierten Aphasiebehandlung. NAT, Hofheim.

Fazit

- Die höchste Anforderung in einem Gespräch besteht darin, sich in einen Dialog einzubringen. Dabei müssen semantische, phonologische, morphosyntaktische und **textproduktive Fähigkeiten unter zeitlichen und evtl. auch persönlichen Stressbedingungen** abgerufen werden.
- Das Ziel besteht darin, trotz sprachlicher Einschränkungen **an einem Gespräch teilzunehmen** und **Äußerungen verständlich zu übermitteln.**

▼

- In (simulierten) **Beratungsgesprächen**, **Diskussionen** und **Telefonaten** werden alltagsrelevante Diskursfähigkeiten trainiert. Es bieten sich auch **gruppentherapeutische Sitzungen** an. Ein Feedback zur kommunikativen Effektivität und ggf. zu einzelnen Fehlern erfolgt durch die Therapeutin, durch Gruppenmitglieder sowie über Tonbandaufnahmen oder Videoaufzeichnungen.

9.7 Totale Kommunikation

In der Sprachtherapie geht es nicht nur um eine Verbesserung sprachlicher Fähigkeiten, sondern auch darum, dass ein Patient mit allen verfügbaren Mitteln an einem Gespräch teilnehmen kann. Dies ist deshalb wichtig, weil eine vollständige Rückbildung von Aphasien oft nicht zu erwarten ist (▶ **Kapitel 3.5**, »Verlauf von Aphasien«). Im Folgenden werden Übungen vorgestellt, die neben sprachlichen auch nichtsprachliche Ausdrucksmöglichkeiten integrieren.

Therapieziel. Der Therapiebaustein »totale Kommunikation« verfolgt das Ziel, die Kommunikationsfähigkeit durch **Einsatz aller verfügbaren Kommunikationskanäle** zu verbessern.

Dieser Übungsbereich betrifft nicht nur die Patienten, die in ihrer lautsprachlichen Kommunikation massiv eingeschränkt sind. Auch Patienten mit geringen sprachlichen Beeinträchtigungen profitieren von Strategien, mit denen sie Wortfindungsstörungen kompensieren und damit den Sprachfluss aufrechterhalten können.

Der aus dem angloamerikanischen Sprachraum übertragene Begriff »totale Kommunikation« bringt zum Ausdruck, dass ein Patient unterschiedliche sprachliche und nichtsprachliche

Kanäle aktivieren und kombinieren kann, um sich verständlich auszudrücken. Es geht nicht nur um alternative Kommunikationsmittel nach dem Entweder-oder-Prinzip.

> **❗ Beachte**
>
> **Alternative Kommunikationsmittel** werden nicht als Ersatz oder sogar Blockierung, sondern als **Unterstützung der lautsprachlichen Fähigkeiten** verstanden.

Diese Sichtweise wirkt sich fördernd auf die Bereitschaft und Akzeptanz des Patienten und seiner Angehörigen zur Integration nichtsprachlicher Modalitäten in die Kommunikation aus.

Prinzipielles Vorgehen. Das kommunikative Verhalten des Patienten im Alltag gibt Aufschluss über **spontane Kommunikationsstrategien** und dient als wichtige Orientierungshilfe im Therapieaufbau.

Zeichen bzw. Kommunikationsstrategien, die ein Patient erlernen und anwenden soll, werden zunächst durch die Therapeutin demonstriert und anschließend im passenden semantischen Kontext eingesetzt. Dazu formuliert die Therapeutin gezielte Fragen, auf die der Patient mit einem (erlernten) Zeichen reagieren soll. Eine Auswahlmenge an möglichen »Antworten« kann als Hilfestellung dienen. Zu berücksichtigen ist, dass die Fragen so einfach formuliert sind, dass sie die rezeptiven Fähigkeiten des Patienten nicht übersteigen.

> **❗ Beachte**
>
> Die Anwendung kommunikativer Hilfen sollte gezielt und systematisch im Gesprächskontext eingeübt werden.

Zur Stabilisierung können Übungen durchgeführt werden, bei der der Patient selbstständig und mithilfe der erlernten Kommunikationsstrategien Inhalte vermittelt, die von der Therapeutin erraten werden sollen.

> **❗ Beachte**
>
> Die Therapeutin soll den Patienten anregen, **eigene Zeichen und Strategien zu entwickeln**. Therapeutische Vorgaben dienen dabei als Anregung.

Eindeutige Reaktionen des Patienten werden positiv unterstützt, auch wenn sie sich nicht mit den eigenen Vorstellungen decken. Eine Rückmeldung über die kommunikative Effektivität ist in jedem Falle notwendig.

Angehörige und therapeutisches Team sollten über die jeweils aktuellen Therapieinhalte und -erfolge informiert sein, damit sie die kommunikativen Fähigkeiten des Patienten durch gezielte Fragen unterstützen und seine Mitteilungen verstehen können.

Übungen

Verwenden von gestischen Zeichen. Zum Beispiel in Anlehnung an gebärdensprachliche Gesten.

> **❗ Tipp**
>
> **Hilfestellungen**
> - Eine Vorübung besteht darin, vorgegebene Gesten den jeweiligen (fotografischen) Bildkarten zuzuordnen.
> - Die gestischen Arm-/Handbewegungen des Patienten werden von der nicht-paretischen Seite ausgeführt. Liegt eine ideomotorische Apraxie vor, empfiehlt sich zunächst das Führen der Bewegung durch die Therapeutin. Sie sollte zu diesem Zweck hinter dem Patienten stehen und seine Hand langsam in die Zielbewegung lenken. Die Therapie erfolgt in enger Zusammenarbeit mit der Ergotherapie.
> - Beim Vormachen kann es hilfreich sein, nicht gegenüber, sondern neben dem Patienten zu sitzen. So wird ein Perspektivwechsel vermieden.
> - Deskriptive Gesten (z. B. Drehbewegung der Hand für »Schraubenzieher«) sowie das Deuten auf vorhandene Bezugsobjekte sind konkrete Zeichen und erwartungsgemäß ein-

facher zu erlernen als ikonische Gesten (z. B. Daumen nach oben für »gut«), wobei diese teilweise automatisiert abgerufen werden können.

Einsatz grafischer Zeichen. Zum Beispiel in Anlehnung an Piktogramme. Eine Übung kann darin bestehen, dass der Patient Objekte aufzeichnet, die die Therapeutin erraten muss – ähnlich dem Spiel »Montagsmaler«.

❗ **Tipp**

Hilfestellungen
━ Eine Vorübung besteht darin, vorgegebene Skizzen den jeweiligen (fotografischen) Bildkarten zuzuordnen.
━ Zunächst sollten konkrete Gegenstände mit charakteristischen visuellen Merkmalen in die Übungen einbezogen werden.
Beispiel
Kamm, Brille.
━ Später werden auch abstrakte Begriffe aufgegriffen.
Beispiel
Liebe, Glaube.
━ In der Therapiestunde sollten immer Papier und Bleistift bereitliegen. Manche Patienten versuchen in der Unterhaltung spontan, sich mittels Skizzen (oder Schreibversuchen) zu verständigen.
Materialempfehlung
━ Bertoni B et al.(1991) Symboltraining mit Piktogrammen. ProLog, Köln.

Anlegen eines persönlichen Kommunikationsbuches. In Absprache mit dem Patienten und seinen Angehörigen werden diejenigen Begriffe und Themen in das Buch aufgenommen, die im Alltag des Patienten eine Rolle spielen. Bei Patienten mit massiven rezeptiven und expressiven Störungen empfiehlt es sich, die wichtigsten Objekte und Bezugspersonen mithilfe von Fotos darzustellen und mit den jeweiligen Wörtern bzw. Namen zu beschriften. Weniger beeinträchtigten Patienten hilft bereits das Festhalten der Wörter mit oder ohne begleitende Skizzen.

In jedem Falle sollte das Buch anwenderfreundlich gestaltet sein. Dazu gehört, dass der Patient beim Erstellen des Buches beteiligt ist – z. B. durch selbstständiges Abschreiben seiner Daten –, das Bildmaterial ansprechend ausgewählt ist, die einzelnen Seiten thematisch geordnet und dabei nicht überfrachtet sind und das Buchformat eine Taschenbuchgröße nicht übersteigt. Bewährt haben sich Fotoeinsteckalben im Postkartenformat, da die Seiten flexibel variiert werden können.

Folgende Themen sollten berücksichtigt werden:
━ persönliche Daten: Name, Straße, Ort, Telefon, Geburtstag,
━ Hobbys, Interessen, Beruf,
━ Familienangehörige (z. B. mit Stammbaum), Namen von Freunden,
━ Wohnung (z. B. mit Wohnungsgrundriss),
━ Dinge und Tätigkeiten aus dem alltäglichen Bereich (z. B. Geld, Brille, Kleidung, Nahrungsmittel, Körperpflege),
━ Kalender, Jahresübersicht, Uhrzeiten (z. B. mittels Analoguhr mit verstellbaren Zeigern),
━ evtl. Urlaubsbilder, Postkarten, Landkarten, Stadtplan.

❗ **Tipp**

Materialempfehlungen
━ Schnelle P (2001) Zurück zur Sprache – zurück ins Leben. Urban & Fischer, München.
━ Langenscheidts OhneWörterBuch. 500 Zeigebilder für Weltenbummler. (1999) Langenscheidt, München.
━ LOGICOM. Bezugsadresse: Bundesverband für die Rehabilitation der Aphasiker (BRA), Würzburg

Einsatz eines elektronischen Kommunikationssystems. Mittlerweile gibt es handliche Computersysteme, die über Knopf- bzw. Tastendruck Äußerungen in laut- oder schriftsprachlicher Form weitergeben. Der Patient muss dazu in der Regel eine bestimmte symbolisch gekennzeichnete Taste mit seiner Mitteilungsabsicht verknüpfen. Je nach Gerät und Software wird eine individuelle Anpassung an die sprachlichen Anforderungen ermöglicht. Die Anwendbarkeit bleibt jedoch aufgrund technischer Voraussetzungen beschränkt. Da die Anschaffung einer elektronischen Kommunikationshilfe mit hohen Kosten verbunden und die Effektivität im Alltag aufgrund der unten angeführten Kriterien nicht gewährleistet ist, stellt deren Verordnung eher die Ausnahme als die Regel dar.

❗ Vorsicht

Da es sich bei einer Aphasie um eine multi- und supramodale Störung handelt (▶ **Kapitel 2.1**, »Was bedeutet eigentlich Aphasie?«), können massive lautsprachlich expressive Einschränkungen nicht über das Eintippen der jeweiligen Buchstaben einer Äußerung kompensiert werden. Kommunikationshilfen mit Buchstabentastatur finden daher nur bei Sprechstörungen wie Dysarthrie oder Sprechapraxie Verwendung.

❗ Tipp

Bezugsquellen-Auswahl
- Sunrise Medical GmbH, Industriegebiet, 69254 Malch.
- INCAP GmbH, Blücherstraße 32, 75177 Pforzheim.
- Prentke Romich Deutschland, Goethestraße 31, 34119 Kassel.
- Technik für Behinderte, Hildesheimer Straße 154, 30880 Laatzen.
- IGEL, Hastedter Osterdeich 222, 28207 Bremen.
- DIB Elektronik, Allersberger Straße 185 N, 90461 Nürnberg.
- Komma, Pulsstraße 7, 14059 Berlin.
- REHA MEDIA, Bismarckstraße 142 a, 47057 Duisburg.
- Canon Communicator, Am Angerbach 24, 40489 Düsseldorf.
- Epitech GmbH, Postfach 1542, 32113 Hildesheim.

Übungen nach den PACE-Prinzipien. Da diese Therapiemethode auf jeder Schwierigkeitsstufe angewandt werden kann, den Anforderungen im Alltag sehr nahe kommt und aufgrund des spielerischen Charakters mit großer Motivation verbunden ist, wird sie im Exkurs: »Promoting Aphasics' Communicative Effectiveness (PACE) nach Davis und Wilcox (1985)« genauer dargestellt. Übungen nach der PACE-Methode können gut in eine Gruppentherapie integriert werden.

Exkurs

Promoting Aphasics' Communicative Effectiveness (PACE) nach Davis und Wilcox (1985). Von der Therapeutin bzw. dem Patienten werden abwechselnd Bildkarten mit allen zur Verfügung stehenden kommunikativen Mitteln beschrieben, wobei der jeweilige Zuhörer das Bild nicht einsehen kann. Er hat die Aufgabe, das beschriebene Objekt oder die Tätigkeit mithilfe einer der Modalitäten zu erraten. Zu den Kommunikationsmitteln gehören:
- Lautsprache: Umschreiben, Benennen,
- Schriftsprache: Aufschreiben einzelner Buchstaben oder Wörter,
- Aufzeichnen,
- Einsatz von Mimik und Gestik.

Dabei gelten folgende Prinzipien:
- Neue unbekannte Informationen werden ausgetauscht. Die Therapeutin kennt die Bildkarten des Patienten nicht.
- Der Patient darf frei wählen, mit welchen Modalitäten er den dargestellten Begriff vermittelt. Die Modalitäten können dabei gekoppelt werden.
- Das wechselseitige Vorgehen und die aufgestellten Regeln signalisieren die Gleichberechtigung von Sender und Empfänger. Die Therapeutin übernimmt dabei allerdings Modellfunktion. Der Empfänger kann durch Rückmeldungen den Rateprozess beeinflussen.
- Das Feedback erfolgt entsprechend der kommunikativen Angemessenheit. Die Reaktionen des Ratenden signalisieren, ob ein Begriff erfolgreich oder missverständlich vermittelt wurde.

> **⚠ Beachte**
>
> In der Praxis zeigt sich, dass gerade Patienten mit schwergradigen sprachlichen Beeinträchtigungen die in der Therapie erlernten alternativen Kommunikationsmittel häufig nicht im Alltag nutzen.

Das kann mehrere Gründe haben: Die Akzeptanz der Kommunikationsstrategien (durch Patienten und Angehörige) ist eine wichtige Voraussetzung für deren Integration in eine Unterhaltung. Es erfordert außerdem das Bewusstsein des Patienten, dass neben dem vor der Hirnschädigung so selbstverständlichen lautsprachlichen Ausdruck auch andere Kanäle zur Vermittlung von Bedürfnissen zur Verfügung stehen. Ein weiteres wichtiges Argument liegt darin, dass schwere semantische Beeinträchtigungen nicht nur sprachliche, sondern auch nichtsprachliche Zeichen betreffen. Dies gilt vor allem für Zeichen, die eine Abstraktionsfähigkeit verlangen. Es bleibt also im Einzelfall zu prüfen, inwieweit ein Patient vom Einsatz nichtsprachlicher Zeichen profitiert.

> **Fazit**
>
> — In der Aphasietherapie geht es nicht primär darum, gestörte sprachliche Fähigkeiten durch nichtsprachliche Kommunikationsmittel zu ersetzen, sondern **alle verfügbaren, sprachlichen sowie nichtsprachlichen Modalitäten zu verknüpfen** und dadurch die allgemeine Kommunikationsfähigkeit zu verbessern.
>
> — **Gestische oder grafische Systeme** sowie **Kommunikationsbücher** oder **elektronische Kommunikationshilfen** sind bei massiven sprachlichen Störungen indiziert. Die Nutzung dieser Kommunikationsmittel ist jedoch bei manchen Patienten aufgrund schwergradiger semantischer oder neuropsychologischer Defizite eingeschränkt.
>
> ▼

> — Eine sinnvolle Methode, alle kommunikativen Mittel zur Verständigung einzusetzen, stellt die **PACE-Therapie** dar. Sie kann auf jeder Schwierigkeitsstufe und somit bei jeder Aphasie eingesetzt werden.

9.8 Lesen und Schreiben

> Im Mittelpunkt einer Aphasietherapie steht meist die lautsprachliche Verständigung. Im Rahmen einer Aphasie sind jedoch auch die Modalitäten Lesen und Schreiben betroffen und werden aus diesem Grund häufig in die Behandlung integriert. Im Folgenden werden Ziele und Übungen dargestellt, die sich sowohl am Schweregrad als auch an der Art der Lese- bzw. Schreibstörung orientieren.

Therapieziel. Angestrebt wird eine Verbesserung der schriftsprachlichen Kommunikation. Dabei werden im optimalen Fall einzelheitliche und ganzheitliche Lese- und Schreibstrategien flexibel eingesetzt (▶ **Kapitel 4.1**, »Was passiert beim Lesen oder Schreiben?«).

Die folgenden Zielsetzungen im Bereich Lesen beziehen sich auf das einzelheitliche und ganzheitliche Erfassen von sprachlichem Material (⬛ **Übersicht 9.5**). Ziele und Übungen zum Lesesinnverständnis auf Wort-, Satz- und Textebene sind in ▶ **Kapitel 9.1**, »Sprachverständnis«, beschrieben.

Grundlegende Lese- oder Schreibfertigkeiten erlauben einem Patienten, häusliche Übungen selbstständig durchzuführen, und ermöglichen somit eine Intensivierung von Therapieerfolgen in allen linguistischen Teilbereichen: Wortfindungsleistungen können durch schriftliche Benennaufgaben, Verständnisleistungen über Aufgaben zum Lesesinnverständnis, phonologische Leistungen über einzelheitliche Le-

> ◘ **Übersicht 9.5.**
>
> **Einzelziele im Bereich Lesen und Schreiben**
> - Selbstständiges Schreiben persönlicher Daten
> - Einzelheitliches oder ganzheitliches Aktivieren von graphematischen Formen als Vorbereitung auf das Lesen oder Schreiben
> - Verbesserung des ganzheitlichen und/oder einzelheitlichen Schreibens von Wörtern
> - Verbesserung des ganzheitlichen und/oder einzelheitlichen Lesens von Wörtern

se- und Schreibübungen und morphosyntaktische Leistungen über Aufgaben zur Satzbeurteilung oder schriftlichen Satzproduktion unterstützt werden.

Manche Patienten scheinen die Fähigkeit zum Lesen und Schreiben mit dem Bildungsgrad zu verbinden. Auch wenn sie im Alltag kaum lesen oder schreiben, wünschen sie sich, in der Therapie daran zu arbeiten. Hier steht der Aspekt des Selbstwertgefühls vor dem der Funktionalität und sollte ebenso respektiert werden.

❶ Beachte

Ein Schreibtraining lässt sich nicht von einem Lesetraining trennen. Beim Ergänzen von Wörtern oder beim selbstständigen Schreiben kommt es immer darauf an, das vorgegebene Wort oder die geschriebene Äußerung zu erfassen und die Lösung »Korrektur zu lesen«.

❶ Tipp

Hilfestellungen
- Allgemeine Hilfestellungen beim **Schreiben**:
- Eine rutschfeste Unterlage oder ein Klemmbrett verhindern, dass das Papier beim Schreiben verrutscht.

- Eine Stiftverdickung unterstützt das Greifen des Stifts mit der ungeübten gesunden oder mit der paretischen Hand.
- Das Abschreiben unterstützt zwar nicht unbedingt die bewusste Sprachverarbeitung, dient aber dazu, die motorischen Fertigkeiten der schreib-ungewohnten Hand zu entwickeln. Hier arbeiten Ergotherapeutinnen und Sprachtherapeutinnen Hand in Hand. Außerdem können automatisierte Schreibleistungen wie die eigene Unterschrift auf diesem Wege reaktiviert werden.
- Eine räumlich-konstruktive Störung lässt sich beim Schreiben durch die Vorlage einer Buchstabentafel kompensieren.
- Durch den Einsatz von Holz- oder Plastikbuchstaben bzw. Buchstabenplättchen kann das selbstständige Schreiben mit der Hand umgangen werden.
- Allgemeine Hilfestellungen beim **Lesen**:
- Zunächst muss geklärt werden, ob zum Lesen eine Lesebrille erforderlich ist.
- Eine hemianopische Lesestörung lässt sich teilweise kompensieren, indem das Material in der unbeeinträchtigten Gesichtsfeldhälfte präsentiert wird.
- Im Hinblick auf mögliche Sehbeeinträchtigungen sollte sowohl beim Schreiben als auch beim Lesen darauf geachtet werden, größtmögliche Kontraste herzustellen, d. h. schwarze Schrift auf weißem Papier anzubieten.

Steigerung nach folgenden Kriterien
- Von alltagsrelevanten, prototypischen und idiosynkratisch relevanten hochfrequenten Wörtern zu niederfrequenten Wörtern.
- Von konkreten zu abstrakten Wörtern.
- Von kurzen Wörtern mit einfacher Silbenstruktur zu langen Wörtern mit Konsonantenverbindungen.
- Von Wörtern mit direkter Phonem-Graphem- bzw. Graphem-Phonem-Konvertierung (Beispiel: Auto, Bus, Lampe) zu Wörtern mit irregulärer Schreibweise oder orthografischen Besonderheiten (Beispiel: Tisch, Heu, Computer).

— Von Mengen semantisch, phonologisch oder graphematisch unrelationierter Wörter zu Mengen semantisch, phonologisch oder graphematisch ähnlicher Wörter.

Materialempfehlungen

— Magnetischer Buchstabenkasten. Schubi, Gottmadingen.

— Buchstaben zum Anfassen. Schubi, Gottmadingen.

— Großbuchstaben Spürkarten. Schubi, Gottmadingen.

— Kleinbuchstaben Spürkarten. Schubi, Gottmadingen.

— Alphabet-Würfel. Schubi, Gottmadingen.

— Lesehilfe. Schubi, Gottmadingen.

— Lesefenster. Schubi, Gottmadingen.

— ABC Magnetbox. Oberschwäbische Magnetspiele, Nattenhausen.

— Neubert C et al.(1994) Neurolinguistische Aphasietherapie. Teil 3: Lexikalisch-phonematische Störungen. NAT, Hofheim.

— Neubert C et al.(1992) Neurolinguistische Aphasietherapie. Teil 1: Lexikalisch-semantische Störungen. NAT, Hofheim.

9.8.1 Selbstständiges Schreiben persönlicher Daten

Das selbstständige Schreiben des Eigennamens sowie der wichtigsten Daten wie Adresse, Telefonnummer oder Geburtstag hat für viele Patienten großen **Einfluss auf das Selbstwertgefühl.** Für manche ist es demütigend mitzuerleben, wie Angehörige an ihrer Stelle notwendige Dokumente unterschreiben, und sei es nur das Rezept nach der Therapiestunde oder den Kartengruß aus dem Urlaub. Selbst Patienten mit schwersten Schreibstörungen können zumindest das Schreiben ihres Namens reaktivieren.

❗ **Beachte**

Es ist wichtig, dass die eingesetzten Hilfen nach und nach ausgeblendet und das selbstständige Schreiben der Daten regelmäßig »aufgefrischt« wird.

Zuvor sollte mit dem Patienten und seinen Angehörigen geklärt werden, welche Daten im Alltag neben der eigenen Unterschrift eine Rolle spielen.

Übungen

Identifikation der eigenen schriftlich präsentierten Daten aus einer Auswahlmenge.

Beispiel

»Wo steht Ihr Name richtig geschrieben: Schneider, Schöler oder Schiller?«

❗ **Tipp**

Hilfestellung

— Vorlesen der Wörter in der Auswahlmenge durch die Therapeutin.

Kopieren des Namens oder anderer persönlicher Daten.

❗ **Tipp**

Hilfestellungen

— Die Therapeutin führt zunächst die Hand des Patienten beim Schreiben.

— Manche Patienten profitieren davon, den Namen zunächst auf der Vorlage mit dem Finger oder Stift nachzufahren.

— Das gedehnte oder silbische Mitsprechen des Wortes oder das sukzessive Aufdecken der jeweiligen Buchstaben auf der Vorlage können das Schreiben erleichtern. Manche Patienten nutzen dabei auch das Mundbild der Therapeutin.

Ordnen von Anagrammen zu den persönlichen Daten.

❗ **Tipp**

Hilfestellungen

━ Silben- oder Wortteilanagramme können gerade bei langen Wörtern das Ordnen erleichtern. Im weiteren Verlauf kann dann zu Buchstabenanagrammen übergegangen werden.

━ Eine Verwendung von Groß- und Kleinbuchstaben erleichtert die Wortformaktivierung.

━ Gedehntes oder silbisches Vor- bzw. Mitsprechen des Zielwortes durch die Therapeutin.

Ergänzen von Lücken im eigenen Namen oder in anderen persönlichen Daten.

❗ **Tipp**

Hilfestellungen

━ Auswahlmenge an graphematisch unähnlichen, später auch ähnlichen Buchstaben.

━ Einsetzen der Buchstaben aus der Auswahlmenge und Vergleich der entstandenen Wörter.

━ Hinweise auf die Graphemform bei fehlender Auswahlmenge.

Beispiel

»Da gehört ein großer, langer Buchstabe hin.«

━ Gedehntes Vorsprechen des Wortes mit Betonung des fehlenden Phonems bzw. Graphems.

━ Das Vorlesen des vom Patienten vervollständigten Wortes ermöglicht eine bessere Fehlerkontrolle.

Schreiben persönlicher Daten ohne schriftliche Vorgaben.

❗ **Tipp**

Hilfestellungen

━ Gedehntes oder silbisches Vor- oder Mitsprechen des Wortes durch die Therapeutin oder den Patienten.

━ Linien als Platzhalter für fehlende Buchstaben. Beispiel: Wehmey_ _.

━ Kästchen zeichnen, die die Buchstabenform spezifizieren

Beispiel

Wehme ⌐□□.

━ Auswahlmenge an möglichen Buchstaben bei Nullreaktionen.

9.8.2 Einzelheitliches oder ganzheitliches Aktivieren von graphematischen Formen als Vorbereitung auf das Lesen oder Schreiben

Diese Übungen sind vor allem für **Patienten mit schweren schriftsprachlichen Beeinträchtigungen** bestimmt.

Übungen

Unterscheidung von Buchstaben und Symbolen bzw. von Wörtern und Nicht-Wörtern.

Beispiel

━ Markieren Sie die Buchstaben:

E ? s $ L / § # Y m & K

━ Markieren Sie die Wörter:

Ball Trwko Stuhl Pakome Apfel Timpf

Zuordnungen von Phonemen zu Graphemen.

Beispiel

━ Schriftliche Vorlage: A M R U

━ Therapeutin: »Zeigen Sie mir das A.«

❗ **Tipp**

Hilfestellungen

━ Beim Erkennen von Buchstaben sollten anfangs graphemunähnliche Symbole kombiniert werden, beim Erkennen von Wörtern solche Nicht-Wörter, die keinerlei Ähnlichkeiten mit im Deutschen üblichen Silbenstrukturen aufweisen.

━ Das Zeigen von einzelnen Graphemen wird durch das Assoziieren hochfrequenter Wörter, die mit dem jeweiligen Buchstaben beginnen, erleichtert.

Beispiel

»A wie in Apfel.«

Steigerung

━ Angebot einer Auswahlmenge nichtsprachlicher Zeichen, die den Buchstaben des Deutschen ähneln (Beispiel: »$« und »S«), die durch Drehungen bzw. Spiegelungen von Graphemen entstehen, oder Grapheme, die dem zu zeigenden Graphem ähnlich sind (Beispiel: »b« und »d«).

━ Auf Wortebene werden in der Auswahlmenge Nicht-Wörter angeboten, die aufgrund ihrer Graphemfolge ein deutsches Wort darstellen könnten oder einem Zielwort ähnlich sind (Beispiel: »Musser«).

9.8.3 Verbesserung des ganzheitlichen und/oder einzelheitlichen Schreibens von Wörtern

Die **Aktivierung der ganzheitlichen Schreibroute** wird vor allem beim Notieren bekannter und frequenter (Inhalts-)Wörter erwartet. Solche Wörter werden ohne Reflexion der einzelnen Grapheme aufgeschrieben (▶ **Kapitel 4.1**, »Was passiert beim Lesen oder Schreiben?«). Bei Patienten mit schweren Schreibstörungen sollte zunächst Sprachmaterial verwendet werden, das eine größtmögliche Wahrscheinlichkeit bietet, über die ganzheitliche Route abgerufen zu werden.

Unbekanntes, niederfrequentes und orthografisch komplexes Sprachmaterial verlangt eher das **Aktivieren der einzelheitlichen Schreibroute** und somit die Fähigkeit zur Phonem-Graphem-Konvertierung. Das Schreiben auf Satz- und Textebene verlangt aufgrund der morphosyntaktischen Leistungen die Abrufbarkeit der einzelheitlichen Schreibroute. Dieses Niveau wird bei mittelschweren und leichten Störungen in die Therapie integriert.

Übungen

Die folgenden Übungen sind hierarchisch geordnet.

Ordnen von Silben- und Buchstabenanagrammen zu Inhaltswörtern.

🛈 **Tipp**

Hilfestellungen

━ Vorlage einer Bildkarte, die das Zielwort darstellt.

━ Vorsprechen des Zielwortes durch die Therapeutin.

━ Gedehntes Mitsprechen des Wortes durch Therapeutin oder Patient.

━ Die Vorgabe von Groß- und Kleinbuchstaben gibt Hinweise auf die Wortform.

━ Das Vorlesen des vom Patienten gelegten Wortes unterstützt die Leistungskontrolle und ggf. eine Selbstkorrektur.

Steigerung

━ Zusätzlich können Ablenkergrapheme oder -silben angeboten werden.

Ergänzen von Lückenwörtern.

🛈 **Tipp**

Hilfestellungen

━ Zunächst kann für die Lücke im Wort eine Auswahlmenge an Graphemen vorgegeben werden. Anzahl und Ähnlichkeit der Ablenker zum Zielgraphem bestimmen dabei den Schwierigkeitsgrad.

━ Die Wahl der Lücke bestimmt den Schwierigkeitsgrad. Der letzte Buchstabe, der betonte Vokal, der Anfangsbuchstabe oder charakteristische Buchstaben im Wort sind erwartungsgemäß leichter zu ergänzen.

━ Gedehntes Vorsprechen des Zielwortes mit Betonung des fehlenden Lauts.

━ Das Vorlesen des vom Patienten gelegten Wortes unterstützt die Leistungskontrolle und ggf. eine Selbstkorrektur.

Schreiben nach Diktat.

 Tipp

Hilfestellungen

— Gedehntes oder silbisches Mitsprechen.
— Linien als Platzhalter für fehlende Buchstaben.

Beispiel

Honi _.

— Kästchen zeichnen, die die Buchstabenform spezifizieren.

Beispiel

Honi ☐.

— Auswahlmenge an möglichen Buchstaben bei Nullreaktionen.
— Vorgabe einzelner Buchstaben, z. B. des Initialgraphems.
— Vorgabe des jeweiligen Wortes als Anagramm.

Beispiel

O N H G I

— Manche Patienten profitieren davon, zu jedem Graphem ein Assoziationswort oder sog. »Schlüsselwort« zu lernen.

Beispiel

A wie in Apfel, G wie in Grötzbach.

— Das Vorlesen des vom Patienten gelegten Wortes unterstützt die Leistungskontrolle und ggf. eine Selbstkorrektur.

Steigerung

— Das Schreiben einzelner Buchstaben oder Nicht-Wörter verlangt eine Aktivierung der einzelheitlichen Schreibroute.

Angebot zahlreicher Buchstaben (Vokale und Konsonanten) zur Bildung möglichst vieler Wörter. Mit dieser Übung wird vor allem das einzelheitliche Schreiben unterstützt.

Übungen in Anlehnung an das Gesellschaftsspiel »Scrabble«.

 Tipp

Hilfestellungen

— Vorgabe möglicher Anfangsbuchstaben oder -silben.

— Die Therapeutin kann den Patienten zum explorativen Kombinieren von Buchstaben anregen und die jeweiligen Lösungen vorlesen.

Schriftliches Benennen von Bildkarten.

Schriftliches Ergänzen von Lückensätzen.

 Tipp

Hilfestellung

— Alle zuvor beschriebenen Hilfestellungen kommen in Betracht.

Steigerung

— Eine Steigerung ist dadurch gegeben, dass bei diesen Aufgaben zusätzlich Fähigkeiten in der Wortfindung verlangt werden.

Korrektur graphematischer Paragraphien.
Hier können die eigenen Schreibleistungen des Patienten oder vorbereitete Wörter, Sätze bzw. Texte herangezogen werden.

 Tipp

Hilfestellungen

Ein kleinschrittiger Aufbau im Verbessern von Schreibfehlern kann folgendermaßen aussehen:

— Ständiges Hinterfragen des Patienten, ob das zuvor geschriebene Wort richtig oder falsch ist. Als weitere Hilfe wird das korrekt oder falsch geschriebene Wort von der Therapeutin vorgelesen.

— Zunächst soll der Patient einen Fehler im Wort lokalisieren. Ist er mit dieser Aufgabe überfordert, unterstreicht die Therapeutin die fehlerhafte Stelle und schreibt das Wort evtl. als Lückenwort neu auf.

— Der Patient soll anschließend das Lückenwort ergänzen, eine weitere Hilfe stellt die Vorgabe einer Auswahlmenge dar.

— Reichen diese Hilfen nicht aus, werden die durch Einsetzen der Auswahlgrapheme entstehenden Wörter aufgeschrieben und verglichen.

Ausfüllen von Kreuzworträtseln. Durch waagerechte und senkrechte Einträge wird eine selbstständige Erfolgskontrolle ermöglicht. Diese Aufgaben verlangen jedoch zusätzlich zur Schreibleistung auch Fähigkeiten in den Bereichen Sprachverständnis und Wortfindung.

> ❗ **Tipp**
>
> **Hilfestellung**
> ▬ Kreuzworträtsel für Kinder sind oft einfacher zu lösen, da die jeweiligen Begriffe einfach umschrieben oder sogar bildlich dargestellt sind. Außerdem wird meist auf hochfrequente und einfach zu schreibende Wörter zurückgegriffen. Die Akzeptanz durch den Patienten sollte jedoch gewährleistet sein.
> **Materialempfehlung**
> ▬ Schönebeck S (1989) Übungen zur Aphasiebehandlung. Borgmann, Dortmund.

Verfassen alltagsrelevanter Notizen.

Ausfüllen von Formularen.

Schreiben von Karten, Briefen, Listen.

> ❗ **Tipp**
>
> **Hilfestellungen**
> ▬ Die zuvor aufgelisteten, vor allem unter »Korrektur graphematischer Paragraphien« beschriebenen Hilfen kommen auch hier zum Tragen.

9.8.4 Verbesserung des ganzheitlichen und/oder einzelheitlichen Lesens von Wörtern

Analog zum Schreiben wird die **Aktivierung der ganzheitlichen Leseroute** vor allem beim Lesen hochfrequenter (Inhalts-)Wörter erwartet. Solche Wörter werden ohne Reflexion der einzelnen Grapheme gelesen. Bei Patienten mit schweren Lesestörungen sollte zunächst Sprachmaterial verwendet werden, das eine größtmögliche

Wahrscheinlichkeit bietet, neben der einzelheitlichen auch über die ganzheitliche Route abgerufen werden zu können.

Niederfrequentes und orthografisch komplexes Sprachmaterial verlangt eher das **Aktivieren der einzelheitlichen Leseroute** und somit die Fähigkeit zur Graphem-Phonem-Konvertierung. Das Lesen auf Satz- und Textebene erfordert aufgrund morphosyntaktischer Einflüsse die Abrufbarkeit der einzelheitlichen Leseroute. Dieses Niveau wird bei mittelschweren und leichten Störungen in die Therapie integriert.

Einigen, gerade auch älteren Patienten ist daran gelegen, am **lauten Lesen** zu üben. Auch wenn diese Leistung im Alltag nicht allzu oft verlangt wird, scheinen manche Patienten peinlich berührt zu sein, wenn sie beispielsweise ihrem Enkel noch nicht einmal ein einfaches Bilderbuch vorlesen können. In diesem Moment ist die Fähigkeit zum lauten Lesen wichtiger als die, den Text detailliert zu verstehen.

In diesem Abschnitt geht es um das sog. »erkennende« Lesen. Ziele und Übungen zum Lesesinnverständnis werden in ▶ **Kapitel 9.1**, »Sprachverständnis«, beschrieben.

Die Übungen sind nicht hierarchisch, sondern nach Aktivierung der jeweiligen Leseroute geordnet.

Übungen

Übungen zum Erkennen von Wörtern in Wort- oder Buchstabenketten, die ausschließlich aus Großbuchstaben bestehen. Je nach Auswahl des sprachlichen Materials werden ganzheitliche und/oder einzelheitliche Leseleistungen verlangt.

Beispiel
▬ MESSERGABELLÖFFEL (Messer, Gabel, Löffel)
▬ STAUGEBIET (Auge)
▬ RFGOEJGISFDHONIGKFIKZTID (Honig)
▬ AUTASSCHOKOLADEFTIMER (Schokolade)

9

 Tipp

Hilfestellungen
━ Zunächst sollten hochfrequente prototypische Wörter ausgewählt werden.
━ Buchstabenketten, die aufgrund ihrer Graphemfolge wortunähnlich gestaltet sind, lassen ein Zielwort leicht erkennen.
Steigerung
━ Buchstabenketten, die durch wortähnliche Graphemfolgen ablenkend wirken, verlangen eher einzelheitliche Lesefähigkeiten.
━ Identifizieren von horizontal, vertikal, diagonal vorwärts und rückwärts geschriebenen Wörtern in einer Buchstabenmatrix.
Materialempfehlung
━ Schönebeck S (1989) Übungen zur Aphasiebehandlung. Borgmann, Dortmund.

Schnelles Erkennen von vorgesprochenen Wörtern in einem vorgelegten Satz oder Text. Mit dieser Übung wird das ganzheitliche Lesen gefördert.

 Tipp

Hilfestellungen
━ Zunächst werden einfache Inhaltswörter gewählt, zu denen im Text keine semantischen oder graphematischen Ablenker existieren.
━ Es bieten sich auch Wörter mit »auffälliger« Graphemfolge oder Wortlänge an.
Beispiel
»Saxofon« oder »Vulkanausbruch«.
Steigerung
━ Identifizieren von niederfrequenten Funktionswörtern.
━ Unterscheiden von graphematisch ähnlichen Wörtern.

Lesen kurzfristig dargebotener kurzer, hochfrequenter, alltagsrelevanter Wörter. Dieses sog. tachistoskopische Lesen unterstützt das ganzheitliche Lesen. Die Lesekontrolle erfolgt entweder über lautes Lesen oder über das anschließende Zeigen der dem Begriff entspre-

chenden Bildkarte oder des Zielwortes aus einer Auswahlmenge.

❗ Tipp

Hilfestellungen
━ Längerfristige Präsentation.
━ Auswahlmenge an möglichen Wörtern.
Beispiel
»Stand auf der Karte eben ‚Banane‘, ‚Birne‘ oder ‚Badewanne‘?«
Steigerung
━ Sie orientiert sich an der Frequenz und Länge der Wörter, an der Wortkategorie, an der Anzahl möglicher graphematisch ähnlicher Wörter sowie an der Darbietungszeit. Kontrollieren und steuern lässt sich die zeitliche Komponente beispielsweise über ein entsprechendes Computerprogramm, bei dem die Wörter kurzfristig auf einem Monitor präsentiert werden.

Benennen von Buchstaben. (Einzelheitliches Lesen).

Lautes Lesen von Nicht-Wörtern. (Einzelheitliches Lesen).

Buchstabieren von Wörtern. (Einzelheitliches Lesen).

Lesen von Abkürzungen. (Einzelheitliches Lesen).

❗ Tipp

Hilfestellungen
━ Im Hinblick auf das einzelheitliche Lesen von Wörtern (und damit auf die Synthese von Lauten zu Wörtern) ist das lautierende Benennen von Buchstaben (Beispiel: /y/ wird lautierend »ü« gesprochen) dem alphabetischen (Beispiel: /y/ wird alphabetisch »üpsilon« benannt) vorzuziehen.
━ Beim Benennen von Buchstaben kann eine Auswahlmenge an Lauten vorgegeben werden.
Beispiel
»Ist das ein A oder ein U?«

- Das alphabetische Buchstabieren muss ggf. explizit geübt werden.
- Nachfahren eines Buchstabens mit der Hand bzw. mit einem Finger.
- Graphem-Wort-Assoziationen mit anschließender Ziellautdehnung und -segmentierung können die Graphem-Phonem-Konvertierung erleichtern.

Beispiel
»Mit diesem Buchstaben fängt auch Ihr Vorname an: M-eike. Der Buchstabe heißt M.«
Es kann hilfreich sein, zu jedem Phonem ein sog. »Schlüsselwort« zu erlernen. Die Effektivität dieser »lexical-code«-Strategie ist in Studien nachgewiesen worden (de Bleser 2000).

- Beim Lesen von Silben oder (Nicht-)Wörtern hilft das lautierende Buchstabieren durch die Therapeutin oder den Patienten.
- Bei der Konstruktion der Nicht-Wörter sollte zunächst auf CVC-Struktur geachtet werden, das heißt, Vokale und Konsonanten wechseln sich ab.

Steigerung
- Nicht-Wörter mit Konsonantenverbindungen.
- Nicht-Wörter mit Graphemfolgen, die keine direkte Graphem-Phonem-Konvertierung ermöglichen.

Beispiel
Schom, Echel, Keube.

Sukzessives Aufdecken von Wörtern. Das einzelheitliche Lesen von Wörtern kann durch Aufdecken z. B. mithilfe eines Lesefensters erreicht werden.

Von hinten nach vorne lesen. Das Zielwort wird rückwärts aufgeschrieben und muss dementsprechend von hinten nach vorne gelesen werden.

Beispiel
EWÖL ergibt das Wort Löwe.

Lesen von Palindromen.

Beispiel
NEBEL bzw. LEBEN

Lesen von homophonen Allographen und Zuordnen zu der jeweiligen Bildkarte. Hierdurch wird die einzelheitliche Lesestrategie unterstützt und auf das orthografische Wissen zurückgegriffen.

Beispiel
- Saite – Seite.
- Bären – Beeren.

 Tipp

Hilfestellungen
- Silbenweises Aufdecken der Wörter.
- Wörter mit CVC-Struktur.
- Lautierendes Benennen der Grapheme durch den Patienten oder die Therapeutin.

Steigerung
- Wörter mit Konsonantenverbindungen.
- Wörter ohne direkte Graphem-Phonem-Konvertierung.

Identifikation von Schreibfehlern (graphematischen Paragraphien). Diese Aufgabe unterstützt die Fähigkeiten im einzelheitlichen Lesen.

 Tipp

Hilfestellung
- Ständiges Hinterfragen, ob das jeweilige Wort richtig oder falsch geschrieben ist. Zur Beurteilung hilft das Buchstabieren des präsentierten Wortes durch den Patienten oder die Therapeutin.

Steigerung
- Wörter mit irregulärer Schreibweise.
- Lehn- und Fremdwörter.
- Korrektur von »klassischen Rechtschreibfehlern«.

Beispiel
»Biebel«

Lesen von Alltagstexten. Eine Kopplung von einzelheitlichen und ganzheitlichen Lesefähigkeiten wird bei jeglichem Sprachmaterial erreicht, mit dem der Patient alltäglich konfrontiert ist.

Beispiel

Lautes Lesen von Schlagzeilen, von Notizen, von Zeitungstexten, von Einkaufslisten.

 Tipp

Hilfestellungen
- Es kann auf die Hilfestellungen zurückgegriffen werden, die zuvor aufgelistet worden sind.

Fazit
- Auch wenn aphasische Lese- und Schreibstörungen oft nicht mit Priorität behandelt werden, schränken sie einen Patienten im Alltag ein. Sie erschweren außerdem eine Durchführung häuslicher Übungen in anderen Bereichen wie Wortfindung oder Satzbildung.
- Bei schweren Störungen stehen das **Schreiben persönlicher Daten** und das **Lesen alltagsrelevanter Wörter** im Vordergrund. Je nach Schweregrad der schriftsprachlichen Störung wird auf **Wort-, Satz- oder Textebene** gearbeitet.
- In Schreib- und Leseübungen wird zwischen ganzheitlicher und einzelheitlicher Verarbeitung unterschieden, wobei **beim Schreiben die einzelheitliche Route** und **beim Lesen die ganzheitliche Route im Vordergrund** steht.

9.9   Umgang mit Zahlen

Störungen im Umgang mit Zahlen können sich so sehr auf den beruflichen oder privaten Alltag eines Patienten auswirken, dass ein spezifisches Akalkulie-Training erforderlich wird. Im Folgenden werden Ziele und Übungen zu den Bereichen Zahlenverständnis, Zahlenproduktion und Kalkulation aufgeführt. Das in ▶ **Kapitel 4.4**, »Welche Probleme können im Umgang mit Zahlen auftreten?«, vermittelte Wissen um den Aufbau des Zahlensystems und die unterschiedlichen Prozesse bei der Zahlenverarbeitung bzw. beim Rechnen ermöglichen einen gezielten Übungsaufbau.

Häufig tritt in der logopädischen Therapie die Behandlung einer Akalkulie hinter der Therapie sprachlicher Einschränkungen zurück. Das mag daran liegen, dass sprachliche Defizite täglich offensichtlich werden, während Schwierigkeiten in der Zahlenverarbeitung nicht immer zum Tragen kommen. Probleme im Umgang mit Zahlen lassen sich auch leichter durch Unterstützung von außen kompensieren, indem z. B. ein Familienmitglied die anstehenden Termine koordiniert oder die Bankgeschäfte übernimmt. Manche Patienten oder Angehörige sprechen Schwierigkeiten im Umgang mit Zahlen in der logopädischen Therapie nicht an, da sie nicht um die Zuständigkeit der Therapeutin wissen.

Eine Aphasie geht in der Regel mit einer Akalkulie einher, denn sprachrezeptive oder -produktive Schwierigkeiten im Rahmen einer Aphasie machen vor dem Sprechen oder Verstehen von Zahlen nicht Halt (Mc Carthy u. Warrington 1990). Die Beschreibung der Zahlenstruktur greift zudem auf die Terminologie zurück, mit deren Hilfe auch Sprache analysiert wird: Pragmatik, Semantik, Lexikon, Syntax, Morphologie und Phonologie.

❶ Beachte

Aufgrund der Parallelen von Sprachsystem und Zahlensystem bzw. Sprachverarbeitung und Zahlenverarbeitung sollten sich **Sprachtherapeutinnen** mit der Behandlung von Akalkulien auskennen.

Da neuropsychologische Auffälligkeiten wie Neglect oder Gedächtnisstörung ebenso Einfluss auf die Zahlenverarbeitung haben können, beschäftigen sich auch **Neuropsychologen** mit der Behandlung von Akalkulien.

Auch visuelle Störungen wie Hemianopsie können zu sekundären Akalkulien führen. In diesem Falle ist die **Orthoptistin** für eine störungsspezifische Behandlung zuständig.

Indikation. Der Wunsch, am Verstehen oder Produzieren von Zahlen oder am Rechnen zu arbeiten, entsteht oft dann,
— wenn die **sprachlichen Fähigkeiten weitgehend wiederhergestellt** sind,
— wenn ein Patient alleine lebt bzw. seine **Selbstständigkeit** unterstützt werden soll oder
— wenn eine **berufliche Reintegration** angestrebt wird, bei der ein sicherer Umgang mit Zahlen notwendig ist (vgl. Claros Salinas 1988).

Therapieziel. Ein Akalkulie-Training berücksichtigt die **individuellen Anforderungen** im Alltag oder Beruf. So kann für den einen Patienten das eindeutige Verstehen von Zahlen im Zusammenhang mit Uhrzeiten, Daten, Geldbeträgen oder einer Medikation ausreichend sein, während ein anderer Patient zusätzlich darauf angewiesen ist, komplexe Rechenoperationen ohne Hinzunahme eines Taschenrechners durchzuführen.

❶ Beachte

Die Anforderungen in einem Akalkulie-Training orientieren sich auch an den prämorbiden Rechenfähigkeiten.

▣ Übersicht 9.6.
Einzelziele im Umgang mit Zahlen
— Verstehen von Zahlen
— Produzieren von Zahlen
— Abruf von Zahlen aus dem Zahlenweltwissen
— Abruf von Zahlwerten und Stellenwerten von Ziffern
— Bewältigung kombinierter Anforderungen im Bereich der Zahlenverarbeitung
— Bewältigung alltäglicher Rechenanforderungen
— Kompensatorischer Umgang mit einem Taschenrechner

Der **Aufbau einer Akalkulietherapie** basiert auf der in ▸ **Kapitel 4.4**, »Welche Probleme können im Umgang mit Zahlen auftreten?«, erläuterten Einteilung und spiegelt sich in der Reihenfolge der Einzelziele wider (▣ **Übersicht 9.6**). In vielen Fällen bauen die jeweiligen Übungen aufeinander auf.

Aufgrund der hohen Alltagsrelevanz werden spezielle Übungen zum Verarbeiten von Uhrzeiten und Geldbeträgen ergänzt.

❶ Tipp

Materialempfehlungen
— Hüttemann J (1998) Störungen der Zahlenverarbeitung. NAT, Hofheim.
— Zahlenspürkarten. Schubi, Gottmadingen.
— Rechenspielwürfel. Schubi, Gottmadingen.
— Ziegelbauers Rechengerät. Schubi, Gottmadingen.
— Einerwürfel, Zehnerstangen, Hunderterplatten, Tausenderwürfel. Schubi, Gottmadingen.
— Demonstrationsuhr. Schubi, Gottmadingen.
— Uhrenstempel ohne Zeiger. Schubi, Gottmadingen.
— Euro-Rechengeld. Sparkassen Schulservice. Deutscher Sparkassen Verlag GmbH, Stuttgart.

— Euro-Würfel und Euro-Geldstempel. Schubi, Gottmadingen.

9.9.1 Verstehen von Zahlen

Die **Reihenfolge der Übungen** zum Verstehen von Zahlen orientiert sich am Aufbau eines allgemeinen Sprachverständnis-Trainings (▶ **Kapitel 9.1**, »Sprachverständnis«). Der Patient wird angeleitet, zunehmend komplexere Zahlen erst isoliert und später im Satzkontext korrekt zu verarbeiten.

Die **Strukturierung der Hilfen** entspricht denen im Bereich Sprachverständnis. Um den Eindruck der Verständnisleistung nicht durch expressive Einschränkungen zu verfälschen, können rezeptive Fähigkeiten mithilfe von Auswahlmengen überprüft und therapiert werden. Eine Auswahlmenge ist so gestaltet, dass anfangs unrelationierte und im weiteren Verlauf zunehmend ähnlichere Zahlen angeboten werden im Hinblick auf:

— Semantik
   Beispiel
   32 und 36
— Syntax
   Beispiel
   372 und 327
— Morphologie
   Beispiel
   3070 und 370
— Phonologie
   Beispiel
   21 und 23
— visuelle Ähnlichkeit
   Beispiel
   3 und 8

Übungen
Identifikation von arabischen Ziffern aus einer Menge von Zeichen.

Beispiel
B % 5 $ 3 8 L § 1.

❗ **Tipp**

Hilfestellungen
— Die Therapeutin benennt die einzelnen Zeichen.
— Darbietung einer Zifferntafel zum Abgleich.
Steigerung
— Die Aufgabe wird dann schwieriger, wenn die ablenkenden Zeichen Ähnlichkeiten mit Ziffern aufweisen.
Beispiel
§ und 8.

Identifikation von Zahlwörtern aus einer Menge von Wörtern.

Beispiel
weiß fünf Sekt zwei acht Sieb hundert

❗ **Tipp**

Hilfestellungen
— Die Therapeutin liest die angebotenen Wörter vor.
— Die Therapeutin schreibt die zu identifizierenden Zahlen als arabische Ziffern bzw. Zahlen auf.
Steigerung
— Die Aufgabe wird dann schwieriger, wenn die ablenkenden Wörter Ähnlichkeiten mit Zahlwörtern aufweisen.
— Wenn alle Wörter dabei ausschließlich aus Großbuchstaben bestehen, können Substantive nicht allein aufgrund des initialen Großbuchstabens aussortiert werden.

Zuordnungsaufgaben von gesprochenen Zahlwörtern zu schriftlich präsentierten arabischen Zahlen (oder Zahlwörtern).

Beispiel
Schriftliche Vorlage: 5000   6   5   15   4
Therapeutin: »Zeigen Sie mir die Zahl fünf.«

❗ Tipp

Hilfestellungen

— Zunächst werden die Ziffern 0 bis 9 erarbeitet sowie die übrigen Elemente des Zahlensystems, die ohne morphologische Verknüpfung gebildet werden.

Beispiel

4 12 70

— Als Ablenker fungieren zunächst Zahlen, die weder hinsichtlich des Stapels noch der Position innerhalb eines Stapels im Zahlensystem mit dem Zielitem übereinstimmen.

Beispiel

5 80 1000

— Anfangs sollte die Auswahlmenge auf ein bis zwei Ablenker beschränkt sein.

— Zunächst Benennen der angebotenen Zahlen in der Auswahlmenge, dann Nennen des Zielitems.

— Wiederholtes, gedehntes Vorsprechen der Zahl.

— Gegebenenfalls werden semantische Hilfen bzw. Assoziationen mit bekannten oder idiosynkratisch relevanten Zahlen angeboten. Dazu sollten die Fähigkeiten im Bereich Zahlenweltwissen ausreichend sein (▶ **Kapitel 9.9.3**, »Abruf von Zahlen aus dem Zahlenweltwissen«).

Beispiel

— »Der fünfte Monat im Jahr ist der Mai.«
— »Ihr Enkel ist doch fünf Jahre alt.«
— Zeigen von fünf Fingern.
— Aufmalen von fünf Punkten.

Steigerung

— Angebot an ganzen Zahlen sowie Dezimalzahlen, die durch Verknüpfung mit Zahlmorphemen entstehen.

Beispiel

— fünf-und-dreißig
— zwei-hundert-drei-und-neunzig
— drei-komma-null-neun
— Gestaltung der Auswahlmenge durch semantische (38 statt 39), syntaktische (93 statt 39), phonologische (31 statt 39) und/oder morphologische (930 statt 39) Ablenker. Zunächst hilft ein betontes segmentiertes Sprechen.

Beispiel

Zielitem: »390«
Auswahlmenge: 390 93 39
Hilfe: »drei-hundert-neunzig«

— Je länger die Zahlwörter sind, desto schwieriger sind sie erwartungsgemäß zu verstehen.

Beispiel

»hundertzwölf« ist einfacher zu verstehen als »dreitausendfünfhundertzweiundsiebzig«.

— Patienten mit Einschränkungen im verbalen Arbeitsgedächtnis werden angeleitet, sich mehrstellige Zahlen wiederholt vorsprechen zu lassen und dabei sukzessive auf die einzelnen Ziffern zu achten. Der Versuch, die Zahl direkt mit- oder nachzusprechen, kann ebenso hilfreich sein.

— Eingebettete Nullstellen stellen für manche Patienten eine Herausforderung dar, da nicht jede Stelle der Zahl eine verbale Entsprechung findet.

Beispiel

Patienten verstehen die Zahl 5070 fälschlich als 5700.
An dieser Stelle hilft ein Verweis auf das Stellenwertkonzept von Zahlen (▶ **Kapitel 9.9.4**, »Abruf von Zahlwerten und Stellenwerten von Ziffern«).

— Im Hinblick auf die Selbstständigkeit im Alltag können Patienten angehalten werden, ihre Lösung ohne direkte therapeutische Rückmeldung zu überprüfen. Dazu gleichen sie ihr Ergebnis mit der wiederholt vorgesprochenen Zahl ab.

Eingabe von diktierten Zahlen in einen Taschenrechner.

❗ Tipp

Hilfestellungen

— Wiederholtes, gedehntes Vorsprechen der Zahl.

— Betonen falsch verstandener Wortteile.

— Schriftliche Vorgabe des jeweiligen Zahlwortes.

Steigerung

— Orientierung an den in der vorherigen Übung aufgelisteten Kriterien.

Verstehen von Zahlen im Satzkontext. Im Alltag werden Zahlen häufig im Satzkontext angeboten.

Beispiel

»Nehmen Sie davon jeden Morgen 15 Tropfen ein.«

Die Übungen bestehen darin, Zahlen in einem Satz zu identifizieren und entweder mithilfe einer Auswahlmenge zu zeigen oder bei erhaltenen produktiven Fähigkeiten aufzuschreiben bzw. nachzusprechen.

❗ Tipp

Hilfestellungen
▬ Verwendung von Trägersätzen: Durch das innerhalb einer Aufgabengruppe unveränderte Satzmuster kann sich der Patient auf die Zahl konzentrieren.
Beispiel
»Die nächste Zahl heißt 57.«
Eine erste Steigerung besteht darin, die Sätze zu variieren, ohne dass der Patient auf den semantischen Gehalt achten soll.
▬ Zahlenangaben sollten zunächst ausschließlich am Ende des Satzes angeboten werden.
Beispiel
»Jetzt nehmen wir die Zahl 54.«
Steigerung
▬ Die Anforderungen an das Zahlenverständnis steigen, wenn die Position der Zahlenangabe innerhalb des Satzes variiert.
▬ Die Aufgabe kommt den Anforderungen im Alltag sehr nahe, wenn der Patient neben der Zahl auch den Inhalt des dargebotenen Satzes verstehen soll. Zunächst kann dabei eine Auswahlmenge das Lösen der Aufgabe erleichtern.
Beispiel
Angebotener Satz: »Den Kieferabdruck machen wir in acht Wochen.«
Fragen der Therapeutin: »Wann ist der Termin? Geht es um einen Zahnarzt- oder um einen Pressetermin?«

Schriftliches Zuordnen von Zahlwörtern zu arabischen Ziffern oder Zahlen.

Beispiel
▬ sieben: 6 70 7 100
▬ 80: acht achtzig achthundert achtzehn

Beurteilen der Übereinstimmung von Zahlwörtern und arabischen Ziffern oder Zahlen.

Beispiel
▬ vier = 8. Richtig oder falsch?
▬ dreihundertzwanzig = 302. Richtig oder falsch?

❗ Tipp

Hilfestellung
▬ Benennen bzw. Vorlesen der Zahlen in der Auswahlmenge.
Steigerung
▬ Hüttemann greift in seinem Material (1998) auch morphologisch komplexe Zahlwörter auf.
Beispiel
»achttausenddreihundertfünfzehn«
Die Alltagsrelevanz dieser schriftsprachlichen Aufgabe ist allerdings fragwürdig. Außerdem können in diesem Zusammenhang schon leichte schriftsprachliche Einschränkungen mit den Leistungen der Zahlenverarbeitung kollidieren.

Spezielle Übungen zum Verstehen von Uhrzeiten

Uhrzeiten können auf zweierlei Weise angeboten werden. Ein abendlicher Spielfilm beginnt beispielsweise um »zwanzig Uhr fünfzehn« oder um »viertel nach acht«. Die erste, **pseudodezimale Zeitangabe** (auch digitale Zeitangabe genannt) ist mithilfe der oben beschriebenen Übungen trainierbar. Im Alltag werden Minutenangaben in der Regel jedoch nicht in dieser (pseudodezimalen) Form gegeben, sondern über (regional zum Teil leicht abweichende) Phrasen wie »viertel nach drei, zehn vor elf, halb fünf« ausgedrückt. Diese **umgangssprachlichen Zeitangaben** (auch analoge Zeitangaben genannt) orientieren sich an der Darstellung von Uhrzeiten auf einer Analoguhr mit Stunden- und Minutenzeiger. Dabei werden nicht 24, sondern lediglich 12 verschiedene Stundenangaben verwendet. »Halb sieben« kann beispielsweise 6.30 Uhr oder 18.30 Uhr bedeuten.

Diktieren von umgangssprachlichen Uhrzeiten. Der Patient soll die Uhrzeit mithilfe einer schriftlichen Auswahlmenge identifizieren oder auf einer Trainingsuhr einstellen. Alternativ kann der Patient gebeten werden, Stunden- und Minutenzeiger in ein Arbeitsblatt mit zeigerloser Analoguhr einzuzeichnen.

❶ Tipp

Hilfestellungen
— Das Identifizieren mithilfe einer Auswahlmenge bietet eine Eingrenzung möglicher Alternativen. Durch das zuvor mit dem Patienten abgesprochene Beschränken auf bestimmte Uhrzeiten kann die Auswahl ebenso eingeschränkt werden.
Beispiel
»Überlegen Sie bei jeder Uhrzeit, ob es sich um neun, zwölf, drei oder sechs Uhr handelt.«
— Zunächst werden volle Stundenangaben diktiert. Anschließend werden sie mit halben Stundenangaben gemischt präsentiert.
— Das Verstehen von Viertelstunden kann aufgrund der antonymen Präpositionen »vor« und »nach« erschwert sein und sollte daher gesondert geübt werden.
— Wiederholtes, gedehntes Vorsprechen der Uhrzeit.
— Zusätzliches Angebot der Uhrzeit in digitaler Sprechweise.
— Gegebenenfalls werden semantische Hilfen bzw. Assoziationen mit bekannten oder idiosynkratisch relevanten Uhrzeiten eingesetzt.
Beispiel
— »Zwölf Uhr: Da sind beide Zeiger ganz oben«
— »Acht Uhr: Da kommen die Nachrichten«
— »Fünf Uhr: Da stehen Sie doch jeden Morgen auf«.

— Beim Einzeichnen in ein zeigerloses Zifferblatt hilft die Beschriftung der Stundenmarkierungen von eins bis zwölf.
Steigerung
— Randomisiertes Angebot von vollen, halben und Viertelstunden.
— Uhrzeiten sollten bis auf 5 Minuten genau trainiert werden. Ganz präzise Minutenangaben sind in umgangssprachlicher Rede nicht üblich.
— Das Verstehen von Uhrzeiten auf Satzebene wird analog zu den oben beschriebenen Übungen zum Verstehen von Zahlen im Satzkontext trainiert.

❶ Tipp

Das Verstehen von Terminen kann kompensiert werden, indem Daten durch Markierungen in einem Kalender verdeutlicht und Uhrzeiten in Digital- und/oder Analoguhranzeige entsprechend der Uhr des Patienten aufgezeichnet werden. Der Abgleich mit der eigenen Uhr erleichtert dann ein selbstständiges Einhalten von Terminen.

Spezielle Übungen zum Verstehen von Geldbeträgen

Beim Einkaufen profitieren Patienten – genauso wie hirngesunde Käufer – von der Möglichkeit, mit »großen« Scheinen zu bezahlen, sofern sie den genauen Geldbetrag nicht verstanden haben (sog. **»play-safety«-Strategie**). Probleme entstehen allerdings dann, wenn das Wechselgeld nicht kontrolliert werden kann und sich auf Dauer das Kleingeld im Portmonee anhäuft. Zum Teil besteht die Möglichkeit, den verstandenen Betrag im Geschäft mit dem Display der Kasse oder einer schriftlich präsentierten Rechnung abzugleichen. Außerdem kann der Patient bei sicherem Umgang mit einem Taschenrechner die einzelnen Preise in einen Rechner eingeben und sich so auf die erwartete Summe beim Bezahlen vorbereiten. Zusätzlich zu einer direkten Verbesserung der Zahlenverarbeitung sollten mit dem Patienten individuelle kompensatorischen Strategien erarbeitet und ggf. im Alltag erprobt werden.

Ähnlich wie beim Verstehen von Uhrzeiten geht es auch bei den Übungen zum Verarbeiten von Geldbeträgen zunächst darum, »glatte« **Zahlenangaben** in Euro oder Cent zu verstehen, bevor Dezimalzahlen, also Kombinationen von Euro- und Centbeträgen, erarbeitet werden.

Um die Übungen alltagsnah zu gestalten und Kompensationsmöglichkeiten zu eröffnen, sollte der Patient parallel dazu angeregt werden, »**krumme**« **Geldbeträge** auf den nächst größeren, mit wenigen Scheinen und/oder Münzen bezahlbaren Wert aufzurunden.

Die **Übungsaufgaben** werden von isolierter Zahlenvorgabe bis hin zum Einbetten der Geldbeträge in variable Satzmuster strukturiert.

Identifizieren diktierter Geldbeträge in einer Auswahlmenge.

Aufschreiben diktierter Geldbeträge. (Bei verfügbaren expressiven Kapazitäten).

❶ **Tipp**

Hilfestellungen
━ Das Identifizieren mithilfe einer Auswahlmenge bietet eine Eingrenzung möglicher Alternativen. Durch das zuvor mit dem Patienten abgesprochene Beschränken auf bestimmte Beträge kann die Auswahl reduziert werden.
Beispiel
»Ich nenne Ihnen jetzt Beträge zwischen 0 und 20 Euro.«
━ Zunächst werden solche Geldbeträge diktiert, deren Zahlen ohne morphologische Verknüpfung gebildet werden.
━ Wiederholtes, gedehntes Vorsprechen der Zahlenangabe.
Steigerung
━ Im Hinblick auf die Alltagsrelevanz sollten Euro- oder Centbeträge sicher verstanden werden, bevor Dezimalzahlen (durch Kombination von Euro- und Centangaben) in die Übungen

integriert werden. Das Verstehen genauer Centangaben ist im Alltag weniger relevant und wird lediglich bei verfügbaren Kapazitäten oder auf Wunsch des Patienten geübt.
━ Das Verstehen von Geldbeträgen auf Satzebene wird analog zu den oben beschriebenen Übungen zum Verstehen von Zahlen im Satzkontext trainiert.

Aufrunden von komplexen Euro- oder Centbeträgen. Zunächst soll die Zahl vor, später nach dem Komma auf die nächstgrößere Einer- oder Zehnerzahl aufgerundet werden.

Beispiel
»17,89 €« aufrunden auf 20 € (18 €)
»6,48 €« aufrunden auf 6,50 €

Auslegen diktierter bzw. notierter Geldbeträge mit Spiel- oder Realgeld.

❶ **Tipp**

Hilfestellung
━ Zunächst werden Beträge genannt, die mit einem Schein oder einer Münze beglichen werden können.
Steigerung
━ Je mehr Scheine oder Münzen zum Auslegen eines Geldbetrages kombiniert werden müssen, desto höher sind die Anforderungen. Dabei werden Leistungen der rezeptiven Zahlenverarbeitung mit Rechenanforderungen (▸ **Kapitel 9.9.6**, »Bewältigung alltäglicher Rechenanforderungen«) verbunden.

Spezielle Übungen zum Verstehen von Zahlenreihen

Im Alltag ist es von Zeit zu Zeit notwendig, eine Folge von Zahlen korrekt zu verstehen, beispielsweise im Zusammenhang mit Postleitzahlen, Telefonnummern oder Bankverbindungen. Die Arbeit am Verstehen einzelner Zahlen wurde bereits weiter oben beschrieben. Das Verstehen von Zahlenreihen erfordert die **Leistung des verbalen Arbeitsgedächtnisses** (▸ **Kapitel 9.1.3**, »Verstehen von Sätzen«) und findet daher in enger Zusammenarbeit mit der **Neuropsychologie** statt. Probleme im Erfassen von Zahlenreihen lassen sich kompensieren, indem die Zahlen sukzessive während eines verlangsamten Diktierens notiert werden. Ein Training der Zahlenmerkspanne erfolgt über explizites Üben zunehmend längerer Zahlenreihen. Dabei können Strategien angeleitet werden, die die Gedächtnisleistung unterstützen, z. B. die Vorstellung einer mit der Zahlengröße an- und absteigenden Kurve.

9.9.2 Produzieren von Zahlen

Das Sprechen und Schreiben einer Zahl setzt in vielen Fällen das Erfassen der jeweiligen Zahlenvorgabe voraus, z. B. beim lauten Lesen oder beim Aufschreiben nach Diktat. Schreibt ein Patient eine diktierte Zahl falsch auf, bleibt zunächst unklar, ob die Zahl falsch verstanden und dementsprechend geschrieben oder richtig verstanden und anschließend falsch notiert wurde. Lediglich Übungen zum Abzählen von Mengen oder zum Abruf von Zahlen aus dem Zahlenweltwissen (▶ **Kapitel 9.9.3**, »Abruf von Zahlen aus dem Zahlenweltwissen«) bzw. aus dem idiosynkratischen Zahlenwissen (beispielsweise das Geburtsdatum oder die Telefonnummer) sind ohne **rezeptive Vorleistung** durchführbar. Wichtig ist dabei, dass die Therapeutin durch übereinstimmendes Zahlenwissen die Zahlenangaben kontrollieren und ggf. korrigieren kann.

Beim schriftlichen Festhalten von Zahlen sollte im Hinblick auf die Alltagsrelevanz das Notieren von arabischen Ziffern (statt von Zahlwörtern) im Vordergrund stehen.

❗ Beachte

Sind sowohl rezeptive als auch expressive Zahlenverarbeitung gestört, sollte zunächst am Verstehen von Zahlen gearbeitet werden.

Übungen

Benennen der arabischen Ziffern (0 bis 9) bei schriftlicher Vorlage.

Benennen bzw. Abzählen von Mengen (bis zu 9 Elementen).

❗ Tipp

Hilfestellungen

▬ Das Nennen der Zahlen von 0 bis 9 wird explizit geübt. Dabei kann der Wortlaut über die jeweiligen schriftlich fixierten Zahlwörter eingeprägt werden. Rezeptive Übungen zum Kombinieren von arabischen Ziffern oder Punktmengen mit den entsprechenden Zahlwörtern aus einer Auswahlmenge heraus können vorbereitend durchgeführt werden.

▬ Eine Hilfe zum Benennen von Ziffern stellt das häufig automatisiert mögliche Zählen dar. So kann ein Patient angeleitet werden, leise bis zur jeweiligen Zahl zu zählen und diese dann laut auszusprechen.

Beispiel

»1 – 2 – 3 – 4 – 5 – 6 – 7!«

Ist er selbst (noch) nicht in der Lage abzuzählen, kann die Therapeutin laut bis zur geforderten Ziffer zählen. Viele Patienten können mit dieser Hilfe die nächste Zahl laut nennen. Allerdings stellt dies eher eine automatisierte als eine willkürliche Leistung dar.

Benennen von arabischen Zahlen, Mengen oder Strichlisten mittels Zahlwörtern, die ohne morphologische Verknüpfung gebildet werden.

Beispiel

sieben, zwölf, neunzehn, fünfzig

❗ Tipp

Hilfestellungen

▬ Die Vorgabe des Anlautes oder einer Auswahlmenge an Anlauten kann das Benennen einer Zahl ebenso erleichtern wie die Vorgabe der Wortlänge oder die Frage danach.

▬ Beim Benennen der Zahlen von 13 bis 19 müssen manche Patienten zunächst auf die notwendige Inversion hingewiesen werden. Eine Markierung in Form eines linksgerichteten Pfeils über oder unter den beiden Ziffern kann beim Produzieren der Zahlen hilfreich sein.

Benennen von ganzen Zahlen sowie Dezimalzahlen, die durch Verknüpfung mehrerer Zahlmorpheme entstehen.

Beispiel

▬ dreiundfünfzig
▬ hundertzweiundsiebzig
▬ neununddreißig-komma-vier

❶ **Tipp**

Hilfestellungen

▬ Beim Benennen mehrstelliger Zahlen müssen manche Patienten zunächst auf die notwendige Inversion von Einer- und Zehnerziffer hingewiesen werden (s. oben).
▬ Angebot der einzelnen Zahlmorpheme in Form von Anagrammen.

Beispiel

172   /siebzig/ /zwei/ /hundert/ /und/.
Anschließend Lesen der geordneten Wörter
▬ Bei Jahresangaben des 2. Jahrtausends ist ggf. ein Hinweis darauf notwendig, dass trotz der vierstelligen Zahl per Konvention das Zahlmorphem /hundert/ verwendet wird.

Beispiel

»neunzehnhunderteinundsiebzig«
▬ Bei Dezimalzahlen kann das Morphem »Komma« in umgangssprachlicher Rede weggelassen werden.

Beispiel

»neununddreißig-vier«

Steigerung

▬ Eine Steigerung orientiert sich primär an der Komplexität der Zahlen und der Anzahl der notwendigen Zahlmorpheme. Die Zahlengröße spielt dabei eine sekundäre Rolle.

Beispiel

Eine Zahl wie »dreitausend« ist erwartungsgemäß einfacher zu bilden als eine Zahl wie »dreihundertfünfundsechzig«.

▬ Eingebettete Nullstellen stellen für manche Patienten eine Herausforderung dar, da nicht jede Stelle der Zahl eine verbale Entsprechung findet.

Beispiel

Patienten benennen die Zahl 3020 fälschlich mit »dreitausendzweihundert«. An dieser Stelle helfen der Verweis auf das Stellenwertkonzept von Zahlen und diesbezügliche Übungen (▶ **Kapitel 9.9.4**, »Abruf von Zahlwerten und Stellenwerten von Ziffern«).

Schreiben von Zahlen nach Diktat.

Schriftliches Benennen von (übersichtlichen) Mengen.

❶ **Tipp**

Hilfestellungen

▬ Wiederholtes, gedehntes Vorsprechen der Zahl.
▬ Identifizieren der jeweiligen Zahl in einer Auswahlmenge (rezeptive Ebene).
▬ Vorgabe der jeweiligen Ziffern als Anagramm ohne oder mit Ablenker.

Beispiel

zweihundertdreiundneunzig
3   2   9
▬ Hinweis auf die Inversion von Einer- und Zehnerziffer.
▬ Manche Patienten müssen darauf hingewiesen werden, dass Multiplikatoren wie »hundert« oder »tausend« lediglich über die Position der jeweiligen Ziffer innerhalb einer Zahl dargestellt werden.

Beispiel

Ein klassischer Fehler ist das Schreiben der Zahl 3250 in folgender Weise: 300020050.
▬ Gegebenenfalls werden Übungen zum Stellenwertkonzept integriert (▶ **Kapitel 9.9.4**, »Ab-

ruf von Zahlwerten und Stellenwerten von Ziffern«).

🔹 Patienten mit eingeschränkten Leistungen des verbalen Arbeitsgedächtnisses sollten angeleitet werden, sich mehrstellige Zahlen wiederholt vorsprechen zu lassen und dabei sukzessive auf die einzelnen Ziffern zu achten. Das Festhalten bereits identifizierter Ziffern als Zwischenschritt kann dabei sehr hilfreich sein, ebenso der Versuch, die Zahl direkt mit- oder wiederholt nachzusprechen.

Steigerung
🔹 Orientierung an der bereits zuvor beschriebenen Komplexität der Zahlen und der Anzahl notwendiger Zahlmorpheme. Eingebettete Nullstellen können auch hier eine Herausforderung darstellen.

Schriftliches Transcodieren von Zahlwörtern in arabische Ziffern bzw. Zahlen.

 Tipp

Hilfestellungen
🔹 Markieren von Zahlwörtern und Zahlmorphemen in zwei verschiedenen Codierungen (beispielsweise Unterstreichungen).
Beispiel
zwei̲hundertdrei̲undneunzig
🔹 Vorgabe der notwendigen Ziffern als Anagramm ohne oder mit Ablenker.
Beispiel
zweihundertdreiundneunzig 3 2 5 9
🔹 Identifizieren der jeweiligen arabischen Zahl in einer Auswahlmenge (rezeptive Ebene).
🔹 Vorlesen des Zahlwortes.
Steigerung
🔹 Analog zu den zuvor beschriebenen Übungen.

Spezielle Übungen zum Produzieren von Uhrzeiten

Wie beim Verstehen von Uhrzeiten bereits beschrieben, können Uhrzeiten in umgangssprachlicher (auch sog. analoger) oder pseudodezimaler (auch sog. digitaler) Weise genannt werden. **Pseudodezimale Uhrzeitangaben** erfordern in der Regel kein zusätzliches Training, da die ein- oder zweistelligen Stunden- und Minutenangaben mithilfe der weiter oben beschriebenen Übungen zum Sprechen von Zahlen trainiert werden können.

Beim Nennen **umgangssprachlicher Uhrzeiten** steht der Gebrauch der Präpositionen »vor« und »nach« sowie der Stundenunterteilung in »viertel« und »halb« im Vordergrund der Therapie. Gegebenenfalls müssen Patienten darauf hingewiesen werden, dass das Wort »Uhr« nur bei vollen Stundenangaben fakultativ hinzugefügt wird.

Beispiel
»Frühstück gibt's zwischen halb acht und elf.«

Nennen von umgangssprachlichen Uhrzeiten.

Dazu kann die Therapeutin entweder Analoguhranzeigen oder Digitaluhranzeigen vorgeben. Sie kann aber auch nach übereinstimmend bekannten Uhrzeiten fragen.

Beispiel
»Wann hat unsere Therapie heute begonnen?«

 Tipp

Hilfestellungen
🔹 Aufgrund der Bildhaftigkeit sind umgangssprachliche Uhrzeitangaben bei Vorlage von Analoguhranzeigen leichter zu benennen als bei digitaler Uhrzeitpräsentation.
🔹 Eine zusätzliche Hilfe stellt die Beschriftung der Stundenmarkierungen auf dem Zifferblatt mit den Zahlen von eins bis zwölf dar.
🔹 Zunächst werden volle Stundenangaben trainiert, bevor Stundenunterteilungen in »halb« und »viertel vor« beziehungsweise »viertel nach« hinzugenommen werden.
🔹 Die beim Formulieren von Uhrzeiten wichtigen Präpositionen und Mengenangaben können als Auswahlmenge mündlich oder schriftlich vorgegeben werden. Kompensatorisch können auch die jeweiligen Zahlwörter aufgeschrieben werden.

— Hat der Patient große Schwierigkeiten im Benennen mehrstelliger Zahlen, werden genaue Minutenangaben zurückgestellt. Die Minutenangaben »fünf«, »zehn« und »zwanzig« sowie die Stundenunterteilung in »viertel« und »halb« stehen zunächst im Vordergrund.

Steigerung

— Die einzelnen Präpositionen werden zunächst isoliert (»zehn nach drei«, »zwanzig nach acht«), dann im Wechsel mit bereits geübten Angaben (»fünf nach neun«, »halb neun«) sowie im Kontrast (»zehn nach drei«, »zehn vor vier«) und danach randomisiert (»halb acht«, »zehn vor acht«, »zwanzig nach acht«, »fünf vor halb zehn«) trainiert.

— Der Aufbau im Hinblick auf die angebotenen Zahlen orientiert sich an den weiter oben beschriebenen Übungen. Dabei sind bzgl. der Stundenangaben die Zahlen von 1–12 und bezüglich der Minutenangaben die Zahlen von 1–20 wichtig.

— Übertragung von schriftlichen pseudodezimalen Uhrzeiten in mündliche umgangssprachliche Uhrzeitangaben.

Schriftsprachliches Benennen von Zeitangaben. Dabei werden die Zeitangaben mittels Zifferblatt oder digitaler Schreibweise präsentiert. Diese Aufgabe eignet sich als häusliche Übung.

❶ Tipp

Hilfestellungen

— Die in den verschiedenen Aufgaben einer Übung zu verwendenden Wörter können als Auswahlmenge schriftlich vorgegeben werden. Dies empfiehlt sich besonders bei zusätzlichen schriftsprachlichen Einschränkungen.

Beispiel

12:30 Uhr 8:15 Uhr 6:40 Uhr
Auswahl: acht halb zwanzig eins vor viertel nach sieben

— Weitere Hilfestellungen und Steigerungsmöglichkeiten s. vorherige Übung.

Spezielle Übungen zum Produzieren von Geldbeträgen

Aufgaben zum laut- oder schriftsprachlichen Produzieren von Geldbeträgen stellen lediglich eine **Erweiterung der Übungen zum Sprechen und Aufschreiben von Zahlen** dar (s. oben). Es geht darum, an der passenden Stelle das jeweilige währungsbezogene Morphem einzufügen.

Beispiel

»dreiundsiebzig Euro«

Bei Dezimalzahlen wird die Währungsangabe in umgangssprachlicher Rede nicht notwendigerweise eingefügt.

Beispiel

»Ich bekomme drei siebzig für die Bilder.«

Die Anforderungen steigen dann, wenn ein vorgelegter Betrag aus Scheinen und Münzen benannt werden soll. Hier werden nicht nur expressive Fähigkeiten in der Zahlenverarbeitung, sondern auch Rechenleistungen (▶ Kapitel 9.9.6, »Bewältigung alltäglicher Rechenanforderungen«) verlangt. Daher wird diese Übung im Folgenden näher beschrieben.

Benennen von Geldbeträgen. Der Patient wird angeleitet, mit Hilfe von Scheinen und/oder Münzen Geldbeträge zu benennen.

❶ Tipp

Hilfestellungen

— Zunächst sollten einzelne Scheine oder Münzen benannt werden.

— Anschließend werden Aufgaben gewählt, bei denen entweder Cent- oder Eurobeträge aufaddiert werden müssen.

— Beim Zusammenrechnen mehrerer Münzen oder Scheine können ggf. automatisierte Rechenleistungen (Abzählen) herangezogen werden.

Beispiel

Vor dem Patienten liegen eine 50 Cent- sowie drei 10 Cent-Münzen.

Der Patient zählt: »50 – 60 – 70 – 80 Cent!«

Steigerung

- Je mehr Münzen und Scheine in Kombination aufaddiert werden müssen, um einen Betrag zu nennen, umso anspruchsvoller wird die Aufgabe.

9.9.3 Abruf von Zahlen aus dem Zahlenweltwissen

Im Laufe des Lebens werden **feststehende Zahlenangaben** und **Richtwerte** erlernt und als sog. Zahlenweltwissen gespeichert.

❶ Beachte

In der Behandlung von Akalkulien muss zunächst überprüft werden, ob der Abruf von Zahlen aus dem Zahlenweltwissen selbst beeinträchtigt ist oder lediglich aufgrund einer Störung in der Zahlenproduktion verfälscht dargestellt wird.

Zu diesem Zweck können zum Beantworten von Fragen im Bereich des Zahlenwissens Auswahlmengen angeboten werden. Dies setzt allerdings das Verständnis der präsentierten Zahlen voraus. In jedem Falle muss der sprachliche Kontext richtig verstanden werden.

Übungen

Beurteilen von Aussagesätzen mit Zahlenangaben: Richtig oder falsch?

Beispiel

- Eine Hand hat 6 Finger.
- Heiligabend ist am 24. Dezember.
- Ein Meter ist gleich 1.000 Zentimetern.

Beurteilen von Aussagesätzen mit Zahlenangaben: Gewöhnlich oder auffällig?

Beispiel

- Der Nachbar ist 102 Jahre alt.
- Das Brot wiegt 4 Kilogramm.
- Das Fahrrad kostet 6.000 Euro.
- Die Frau trägt Schuhgröße 33.

Beantworten von Fragen zu Informationen aus dem Zahlenweltwissen.

Beispiel

- Wie viele Wochen hat ein Jahr?
- Wie viel kostet Ihre Monatskarte für Bus und Bahn?
- Wann haben Sie Geburtstag?

❶ Tipp

Hilfestellungen und Steigerung

- Feststehende Zahlenbegriffe wie Daten oder Maßangaben müssen evtl. explizit geübt und auf diesem Wege wieder erlernt werden. Hilfsmittel wie Kalender, Maßtabellen oder Nachschlagewerke können unterstützend wirken.
- Bei expressiven Übungen kann das Angebot einer Auswahlmenge die Anforderungen reduzieren. Dabei kann die Auswahlmenge von grob unterschiedlichen Zahlen zu ähnlichen Zahlen gesteigert werden.
- Die Themen orientieren sich an der Präsenz bzw. Frequenz der Zahleninformationen im Alltag. Die Einschätzung eines Brotpreises gelingt erwartungsgemäß einfacher als die Beurteilung einer CD-Spieldauer. Dabei spielt das idiosynkratische Wissen eine Rolle.

9.9.4 Abruf von Zahlwerten und Stellenwerten von Ziffern

Die Vorstellung von dem Wert einer Zahl wird auch als **Mengenrepräsentation** oder **Magnitude** (Hüttemann 1998) bezeichnet. Diese Fähigkeit kann unabhängig vom Verstehen oder Produzieren einer Zahl gestört sein.

Das **Stellenwertkonzept** gibt Auskunft darüber, in welcher Reihenfolge Ziffern zu einer Zahl angeordnet werden. Man spricht hier von einem **syntaktischen Rahmen** (Mc Closkey et al. 1990). Generell gilt, dass die Wertigkeit einer Zahl von der äußersten Ziffer rechts (sog. Einerziffer) zur jeweils benachbarten linken Ziffer um ein Zehnfaches ansteigt.

Übungen

Zuordnen von Zahlen zu Mengen. Dabei kann eine (mündlich oder schriftlich vorgegebene) Zahl mit einer Auswahl an Mengen oder eine Menge mit einer Auswahl an Zahlen angeboten werden.

❗ **Tipp**

Hilfestellung
— Je größer die Differenz zwischen den Zahlen bzw. Punktmengen in einer Auswahlmenge, umso einfacher gelingt die Zuordnung.

Zuordnen einer bestimmten Menge zu einer Zahl. Dabei wird eine Menge an Gegenständen (Plastikchips, Streichhölzer oder ähnliches) einer vorgesprochenen oder notierten Zahl zugeordnet.

❗ **Tipp**

Hilfestellungen
— Zunächst sollten die Zahlen von 1–19 aufgegriffen werden.
— Die Gegenstände können einzeln abgezählt werden, bis die gewünschte Zahl erreicht ist.
— Der Einsatz von Einer-, Zehner- (und später auch Hunderter)scheinen an Spielgeld kann hilfreich sein, um die unterschiedlichen Größenordnungen zu verdeutlichen.
Steigerung
— Für das Zusammenstellen zweistelliger Zahlen aus Plättchen sollten aufgrund der Übersichtlichkeit unterschiedliche Zehner- und Einer-Tokens verwendet werden. Um die Zahlengröße adäquat darzustellen, ist es von Vorteil, wenn ein Zehner-Plättchen tatsächlich

zehnmal so hoch oder groß ist wie ein Einer-Plättchen.

Anordnen von Zahlen auf einem Zahlenstrahl bzw. einer Skala.

❗ **Tipp**

Hilfestellungen und Steigerung
— Je größer die Differenzen zwischen den angebotenen Zahlen, umso einfacher gelingt die Zuordnung.
— Die jeweiligen Markierungen auf dem Zahlenstrahl können bereits vorgegeben sein. Eine geringe Auswahlmenge an Zahlen erleichtert zusätzlich die Anordnung auf dem Zahlenstrahl.
Beispiel
Anordnen der Zahlen 5 und 80 auf einem Zahlenstrahl von 1 bis 100.
— Gegebenenfalls werden Hinweise auf das Stellenwertkonzept gegeben: Die letzte Stelle einer mehrstelligen Zahl verweist auf die Einer, die vorletzte Stelle (Zehner) multipliziert die jeweilige Ziffer um 10 und ist damit um ein Zehnfaches »wertvoller« als die entsprechenden Einer, die dritte Stelle von hinten (Hunderter) multipliziert die jeweilige Ziffer um 100 usw.
Beispiel
Die Zahl 9 ist damit kleiner als die Zahl 40, obwohl die Ziffer 9 größer als die Ziffern 4 oder 0 ist, die Zahl 1002 ist größer als die Zahl 103.
— Als weitere Hilfestellung können die verschiedenen Stellen einer schriftlich präsentierten Zahl mittels verschiedener Farben (oder der jeweiligen Buchstaben E für Einer, Z für Zehner, H für Hunderter und T für Tausender) markiert werden.

Größenvergleich zweier mündlich oder schriftlich angebotener Zahlen.

Beispiel
»Welche Zahl ist größer: 8 oder 5?«

Sortieren mehrerer Zahlen nach ihrer Magnitude.

Tipp

Hilfestellungen

- Verdeutlichen der Zahlengröße mittels abgezählter Streichhölzer, Plastikchips oder ähnlichem, anschließender Vergleich der beiden Mengen. Dazu können generell auch alle in Einheiten gemessenen physikalischen Größen (wie Länge oder Gewicht) herangezogen werden.
- Bei mehrstelligen Zahlen kann der Einsatz von Einer-, Zehner- und Hunderterscheinen an (Spiel-) Geld hilfreich sein, um die unterschiedlichen Zahlendimensionen zu verdeutlichen.
- Hinzunahme eines beschrifteten Zahlenstrahls.

Schätzaufgaben mit oder ohne Auswahlmenge.

Beispiel

- Wie weit ist es ungefähr von München nach Heidelberg?
- Wie schwer ist ein Kasten Mineralwasser?
- Wie viele Menschen können in einem Bus sitzen?

Tipp

Hilfestellungen

- Angebot einer Auswahlmenge, die je nach Schwierigkeitsgrad deutlich unterschiedliche oder ähnliche Zahlenwerte vorgibt.
- Einsatz von Hilfsmitteln wie Bildkarten, Landkarten, Tabellen oder anderen Nachschlagewerken.
- Orientierungswerte vorgeben.

Beispiel

»Von München nach Stuttgart sind es ungefähr 300 km. Wie weit ist es dann von München bis Heidelberg?«

Vertikales Anordnen von verschiedenstelligen Zahlen.

Tipp

Hilfestellungen

- Erläuterung des Stellenwertkonzepts (s. oben).

- Notieren der Zahlen auf kariertem Papier.
- Übertragen der verschiedenstelligen Zahlen in eine Tabelle mit je einer Spalte für jede Ziffer.
- Markieren der verschiedenen Stellen einer schriftlich präsentierten Zahl mittels verschiedener Farben oder der jeweiligen Buchstaben (E für Einer, Z für Zehner, H für Hunderter und T für Tausender).

Steigerung

- Integration von Dezimalzahlen.
- Integration von Zahlen mit eingebetteten Nullstellen (Mc Closkey et al. 1990).

9.9.5 Bewältigung kombinierter Anforderungen im Bereich der Zahlenverarbeitung

Neben dem isolierten Verstehen, Einschätzen, Lesen, Sprechen und Schreiben von Zahlen kommt es häufig darauf an, mehrere **Leistungen** im Bereich der Zahlenverarbeitung **zu verknüpfen**, um zu einem Ergebnis zu gelangen. Eine Uhrzeit muss beispielsweise nicht nur verstanden, sondern anschließend auch mit einem Busfahrplan abgeglichen werden, bevor die nächstmögliche Verbindung durch Zahlenvergleich ermittelt werden kann.

Beachte

Die Auswahl der Übungen sollte sich immer **an den privaten oder beruflichen Anforderungen** des Patienten **orientieren** und im optimalen Fall Zahlenmaterial aus seinem Alltag integrieren.

Übungsbeispiele

- Es ist vormittags um halb elf. Sie stehen an der Bushaltestelle am Bahnhof. Schauen Sie hier im Fahrplan, wann der nächste Bus kommt, der Sie nach Hause bringt.
- Hier haben wir einen aktuellen Prospekt mit PC-Angeboten. Sie haben 1.500 Euro zur Verfügung. Welche Modelle könnten Sie sich leisten?

— Bitte tragen Sie in Ihrem Terminkalender die nächste Therapiestunde für übermorgen um 10.30 Uhr ein.

— Das ist also die Rechnung Ihres Schreiners. Jetzt übertragen Sie bitte die notwendigen Zahlen in ein Überweisungsformular. Dazu brauchen Sie die Bankverbindung, die Rechnungssumme und das aktuelle Datum.

> ❗ **Tipp**
>
> **Hilfestellung**
>
> — Analog zur Fehlleistung kommen die Hilfen infrage, die bei den jeweiligen Übungen zum Verstehen und Produzieren von Zahlen weiter oben beschrieben sind.

9.9.6 Bewältigung alltäglicher Rechenanforderungen

Das Lösen arithmetischer Aufgaben setzt zumindest das Verstehen der vorgegebenen Zahlen und – bei komplexen Rechnungen – auch das Verstehen des Stellenwertkonzepts voraus. Einschränkungen in der Zahlenproduktion können mithilfe von vorgegebenen Auswahlmengen umgangen werden. Im Hinblick auf die Anforderungen im Alltag sollten dennoch Zahlen erst sicher verstanden und produziert werden, bevor Übungen zum Verrechnen von Zahlen in die Therapie integriert werden (Mc Closkey et al.1990). In jedem Falle sollte sorgfältig geprüft werden, welche kalkulatorischen Leistungen im Alltag des Patienten erforderlich sind. Zudem sollte mit dem Patienten besprochen werden, inwieweit Rechenfähigkeiten kausal therapiert werden oder mittels Taschenrechner kompensiert werden können.

Therapieziele. Ein **Rechentraining** umfasst mehrere Ziele (Claros Salinas u. Willmes 2000):

— das Verstehen von Rechensymbolen,

— das Aktivieren des Zahlenfaktenwissens: Zählaufgaben, Addition und Subtraktion im Zahlenraum bis 20, kleines Einmaleins,

— das Beherrschen arithmetischer Prozeduren für das operationale Vorgehen bei komplexen Aufgaben: Kopfrechnen und schriftliches Rechnen in den vier Grundrechenarten, auch überschlagsmäßiges Rechnen,

— das Ableiten von Rechenwegen aus alltäglichen zahlenbezogenen Fragestellungen heraus beim angewandten Rechnen (sog. Textaufgaben, erweiterbar durch Dreisatz- oder Prozentrechnung sowie andere patientenspezifische Anforderungen).

> ❗ **Beachte**
>
> Das Rechnen setzt eine **sichere Zahlenverarbeitung** voraus.

Übungen zum Verstehen von Operationssymbolen

Identifizieren von Rechensymbolen. Aus einer Menge unterschiedlicher Zeichen sollen Rechensymbole identifiziert werden.

Beispiel

+ – § : x ? >

> ❗ **Tipp**
>
> **Hilfestellungen**
>
> — Benennen der einzelnen Symbole durch die Therapeutin.
>
> — Herstellen eines semantischen Bezuges.
>
> **Beispiel**
>
> Das Eurozeichen € signalisiert eine Preisangabe.

Zuordnen von schriftlich präsentierten Operationssymbolen. Diese werden den von der Therapeutin vorgegebenen lautsprachlichen Realisierungen zugeordnet, vor allem der Zeichen für Addition + (»plus« oder »und«), Subtraktion – (»minus« oder »weniger«), Multiplikation × oder · (»mal«), Division : (»geteilt«) sowie dem Gleichheitszeichen = (»ist gleich«).

⊕ Tipp

Hilfestellung

– Vorheriges Benennen aller Symbole der Auswahlmenge.

Schreiben von Rechensymbolen nach Diktat. (Rezeptive und expressive Aufgabe).

⊕ Tipp

Hilfestellung

– Angebot einer Auswahlmenge an Zeichen.

Mit den folgenden zwei Aufgabenstellungen wird das Verstehen für die Funktion der einzelnen Operationssymbole überprüft und trainiert.

Einsetzen des passenden Rechensymbols in eine Gleichung mit oder ohne Auswahlmenge.

Beispiel

– 3 5 = 8
– 2 3 5 = 11

⊕ Tipp

Hilfestellungen

– Hinweis auf den semantischen Gehalt der Operationssymbole.

Beispiel

»Minus bedeutet, dass eine Zahl von der anderen abgezogen wird, es wird also insgesamt weniger.«

– Zunächst sollte der Patient in getrennten Aufgabengruppen Punkt- oder Strichrechnungssymbole eintragen. Dadurch werden arithmetische Anforderungen umgangen.

– Angebot einer Auswahlmenge an Rechensymbolen.

Steigerung

– Wenn in eine Gleichung sowohl Punkt- als auch Strichrechnungssymbole eingesetzt werden können, werden kalkulatorische Leistungsanforderungen erhöht. Dabei gilt: Je größer die zu verrechnenden Zahlen, desto einfacher ist erwartungsgemäß die Unterscheidung zwischen Punkt- oder Strichrechnung.

Beispiel

30 55 = 1650

Zuordnen einer Lösung zu einer vorgegebenen Gleichung.
Dabei wird eine Auswahlmenge angeboten, die durch Verrechnung der Zahlen nach den vier Grundrechenarten entwickelt ist.

Beispiel

10+5 = ?
Auswahlmenge: 5 15 2 50

⊕ Tipp

Hilfestellung

– Vorlesen der jeweiligen Aufgabe mit Betonung des Rechensymbols.

Übungen zur Aktivierung des Zahlenfaktenwissens

Die Reaktivierung des Zahlenfaktenwissens erfolgt über **wiederholten Abruf** (Claros Salinas 1998).

Zählaufgaben. Mit oder ohne Unterstützung durch Mengen (Tokens, Streichhölzer oder ähnliches).

⊕ Tipp

Hilfestellungen

– Zählaufgaben zunächst in Einerschritten.

Beispiel

1– 2– 3– 4–

– Vor- oder Mitsprechen durch die Therapeutin.

– Initiieren des Zählvorganges durch Vorgabe des Reihenbeginns.

Steigerung

– Rückwärtszählen in Einerschritten.

Beispiel

10 – 9 – 8 – 7 –

– Zahlenreihen in größeren Schritten.

– 2 – 4 – 6 –

– 5 – 10 – 15 – 20 –

Additions- und Subtraktionsaufgaben im Zahlenraum bis 20.

Multiplikations- und Divisionsaufgaben im Rahmen des »Kleinen Einmaleins«.

Beurteilen von vorgegebenen Gleichungen.
Bei Strichrechnung im Zahlenraum bis 20, bei Punktrechnung im Rahmen des kleinen Einmaleins.

Beispiel
56:7 = 9
Richtig oder falsch?

 Tipp

Hilfestellungen
- Zunächst sollte eine Grundrechenart isoliert trainiert werden. Es müssen nicht alle Rechenarten (in gleichem Ausmaß) betroffen sein.
- Auswahlmengen erleichtern die Lösung. Dabei hängt der Schweregrad im Bereich Punktrechnung davon ab, ob die Zahlen der Auswahlmenge Vielfache (zu einer der Zahlen) sind oder nicht.

Beispiel
Beispiel: 8×2 = ?
Auswahl: 14 (7 2) 16 (8 2) 24 (8 3) 21 (kein Vielfaches von 2 oder 8)
- Unsere Erfahrungen decken sich mit den Beobachtungen von Warrington (1987, in Hüttemann 1998), nach denen das Addieren leichter fällt, wenn der erste Summand größer als der zweite ist.

Beispiel
5+3 ist leichter zu lösen als 3 + 5
- Das Multiplizieren scheint leichter zu gelingen, wenn der Multiplikand kleiner als der Multiplikator ist.

Beispiel
3×5 ist leichter zu lösen als 5×3
- Aufgrund des Kommutativgesetzes im Bereich der Addition und Multiplikation (d. h. der flexiblen Reihenfolge der zu verrechnenden Zahlen) kann ein Patient kompensatorisch an-

geleitet werden, die Reihenfolge der Zahlen ggf. zu verändern.

Beispiel
3+5 = 5+3
- Einsatz von Hilfsmitteln wie Tokens oder Rechenschieber.
- Vereinzelt können Strategien angewandt werden.

Beispiel
- 7+8 = 7+3+5 = 10+5
- 9×5 = 10×5–1×5
- 4×5 = 5+5+5+5.

Hierbei handelt es sich um Schritte des operationalen Vorgehens. Da im Bereich des Zahlenfaktenwissens jedoch angestrebt werden sollte, Ergebnisse ohne Berechnung abzurufen, stellen diese Strategien lediglich Zwischenschritte dar.

Steigerung
- Randomisiertes Rechnen in allen vier Grundrechenarten.

Übungen zum operationalen Vorgehen
Gleichungen außerhalb des Zahlenfaktenwissens werden entweder »im Kopf« oder (häufiger) schriftlich mithilfe von Zwischenschritten gelöst. Die jeweiligen Zahlen werden dabei (zusätzlich) in vertikaler Ausrichtung verrechnet. Voraussetzungen sind sowohl ein korrektes Anordnen der Zahlen untereinander als auch ein sicheres Beherrschen des Zahlenfaktenwissens. Außerdem kommen beim operationalen Vorgehen vermehrt die Leistungen des Arbeitsgedächtnisses zum Tragen (man denke an die klassische »Eins im Sinn«).

Im Bereich operationales Rechnen wird auf das in der Schule vermittelte Regelwissen zur schriftlichen Addition, Subtraktion, Multiplikation oder Division zurückgegriffen. Auch die Übungen gleichen den im Mathematikunterricht gestellten Aufgaben:

Lösen vorgegebener Rechenaufgaben in den vier Grundrechenarten.

Überprüfen von Rechenlösungen.

Überschlagsmäßiges Berechnen von Ergebnissen. Dies stellt beim Verrechnen komplexer und großer Zahlen eine sinnvolle und alltagsrelevante Ergänzung dar. Diese Fähigkeit ermöglicht eine schnelle Plausibilitätskontrolle von Rechenlösungen.

Beispiel

465+849,2+12–584 = ?
Welche Lösung passt am besten: ungefähr 700, 400 oder 1000?

❗ Tipp

Hilfestellungen

— Strichrechnungsaufgaben innerhalb einer Zehnergrenze, also Additionen ohne »Zehnerübergabe« und Subtraktionen ohne notwendiges »Zehnerborgen«, sind leichter zu bewältigen.

Beispiel

7520–4310 = ?

— Kompensatorisch können die während der Zwischenschritte von Hirngesunden oft ohne Aufschreiben gemerkten Zahlen vom Patienten schriftlich fixiert werden.

— Anwenden von Rechenstrategien.

Beispiel

— 27+8 = 27+3+5 = 30+5

— 9×17 = 10×17–1×17

— 9×17 = 9×10+9×7

Steigerung

— Je mehr Zahlen mit notwendigem Überschreiten einer oder mehrerer Zehnergrenzen addiert (Zehnerübergabe) oder subtrahiert (Zehnerborgen) werden, desto anspruchsvoller ist die Übung. Auch das Rechnen mit mehrstelligem Divisor oder Multiplikator stellt eine hohe Anforderung dar.

— Die Alltagsrelevanz sollte nicht aus dem Auge verloren werden: Meist ist das schriftliche Verrechnen mehrerer großer (Dezimal-)Zahlen nicht mehr notwendig, denn auch Hirngesunde greifen dabei auf einen Taschenrechner zurück.

Übungen zum Ableiten eines Rechenweges aus alltäglichen zahlenbezogenen Fragestellungen

Eine besondere Herausforderung in der Akalkulie-Therapie stellt das **angewandte Rechnen** dar. Im Alltag geht es weniger darum, vorformulierte Rechnungen zu lösen – vielmehr muss in vielen Fällen zunächst der **Rechenweg** aufgestellt werden. Auch wenn beispielsweise bereits alle monatlichen Einnahmen und Ausgaben erfasst sind, so muss zunächst erkannt werden, welche Beträge addiert und welche subtrahiert werden müssen, um das monatliche Restguthaben zu ermitteln. Daher sollte ein Rechentraining immer **Textaufgaben** einbeziehen, die sich **am Alltag des Patienten orientieren**. Im optimalen Fall wird direkt mit Datenmaterial und den sich daraus ergebenden Fragestellungen aus dem Alltag des Patienten gearbeitet.

Neben einfachen Berechnungen in den vier Grundrechenarten können dabei Erweiterungen wie Dreisatzaufgaben, Prozentrechnungen, Transformationen verschiedener Maßeinheiten oder Flächenberechnungen in die Therapie einfließen.

Zeitberechnungen werden im Gegensatz zu Preisberechnungen gesondert geübt, da die jeweiligen Maßeinheiten (Jahr, Monat, Woche, Tag, Stunde, Minute und Sekunde) nicht dezimal sind.

Beispielaufgaben

— Sie wollen 15 kg Kartoffeln auf Vorrat kaufen. Auf dem Markt halten die Händler unterschiedliche Angebote bereit: Händler Meier bietet Ihnen 5 kg zu 4 € an, Händler Geier dagegen 3 kg für 2 €. Bei welchem Händler können Sie Ihre Kartoffeln am preisgünstigsten einkaufen?

— Ihr Arzttermin ist für 9.30 Uhr angesetzt. Aufgrund einiger Notfälle verschieben sich alle Termine um 45 Minuten. Wann werden Sie wohl aufgerufen?

Tipp

Hilfestellungen

▬ Es kann zunächst notwendig sein, die zum Berechnen essenziellen Informationen aus dem Text herauszufiltern und in übersichtlicher Weise auf einem Papier festzuhalten.

▬ Die Therapeutin erläutert den rechnerischen Prozess anhand eines Beispiels, bevor der Patient das spezifische operationale Vorgehen anhand mehrerer Übungen trainiert.

▬ Durch spezifische Fragen kann die Therapeutin den Patienten auf den notwendigen Rechenschritt hinweisen.

Beispiel

»Sie wissen jetzt, dass fünf Kilogramm Kartoffeln 4 € kosten. Wie viel kostet also ein Kilogramm?«

Steigerung

▬ Komplexe Textaufgaben, die mehrere Zwischenschritte verlangen.

Beispiel

»Sie fahren mit drei Freunden 800 km weit zur Nordsee. Ihr Auto verbraucht 7 Liter Benzin auf 100 km. Der Liter Benzin kostet 1,20 €. Sie teilen die Benzinkosten gleichmäßig unter sich auf. Wie viel Geld verlangen Sie von jedem Ihrer Mitfahrer?«

▬ Alltagsorientierte Textaufgaben lassen sich auch mit Schätzaufgaben und Abruf aus dem Zahlenweltwissen ergänzen.

Beispiel

»Wie viel Kilometer sind es von hier bis zur Nordsee? Wie viel Liter Benzin verbraucht Ihr Auto auf 100 km? Wie teuer ist ein Liter Benzin? Wie teuer wird die Fahrt dann ungefähr?«

9.9.7 Kompensatorischer Umgang mit einem Taschenrechner

Um den Patienten an den Umgang mit einem Taschenrechner zu gewöhnen empfiehlt es sich, alle Ergebnisse mündlich oder schriftlich berechneter Aufgaben als Leistungskontrolle mithilfe eines Taschenrechners zu überprüfen. Dabei

sollte der persönliche Rechner des Patienten eingesetzt werden.

Übungen zum Eingeben von diktierten Zahlen in einen Taschenrechner wurden bereits in ▸ **Kapitel 9.9.1**, »Verstehen von Zahlen«, beschrieben. Schriftlich vorliegende Zahlen können durch direkten Abgleich mit den Ziffern auf der Rechnertastatur eingetippt werden. Außerdem müssen die jeweiligen Operationssymbole den entsprechenden Rechnertasten zugeordnet werden.

Übung

Eingabe unterschiedlicher Rechenaufgaben in den Taschenrechner.

 Tipp

Hilfestellungen

▬ Im Handel sind günstige Taschenrechner in DIN-A5-Größe erhältlich, die bei feinmotorischen oder visuellen Störungen die Eingabe und das Ablesen von Zahlen und Operationen erleichtern.

▬ Ebenso werden Taschenrechner angeboten, die jeden eingegebenen Rechenschritt im Display anzeigen. Tippfehler lassen sich mithilfe einer Löschtaste rückgängig machen.

▬ Die Tastatur kann durch das Abkleben ungenutzter Rechnertasten übersichtlicher gestaltet werden.

Fazit

▬ Auch wenn sprachliche Defizite meist im Mittelpunkt der logopädischen Therapie stehen, sollten **in Abhängigkeit von den individuellen alltäglichen Anforderungen** auch zahlenbezogene Störungen im Therapieaufbau Berücksichtigung finden.

- Im Umgang mit Zahlen wird generell zwischen Leistungen im **Verstehen** bzw. in der **Produktion von Zahlen** und Leistungen im **Rechnen** unterschieden. Dabei ist **jede Teilkomponente isoliert störbar.** Jede Kalkulation setzt ein korrektes Verständnis der angegebenen Zahlen voraus.
- Übungen zum Verstehen und Produzieren von Zahlen sollten die Verarbeitung von **Uhrzeiten** und **Geldbeträgen** integrieren und steigern sich von Wort- zu Satzebene.
- Ein Rechentraining orientiert sich an den jeweils gestörten Grundrechenarten. Das angewandte Rechnen stellt eine besondere Herausforderung dar und kann durch **spezifische Textaufgaben** trainiert werden.
- Kompensatorisch sollte ggf. der Umgang mit einem **Taschenrechner** geübt werden.

9.10 Krankheitsbewältigung

In ▶ **Kapitel 7.5,** »Krankheitsverarbeitung« wurde bereits auf die umfassenden psychosozialen und ökonomischen Veränderungen, die ein Patient und seine Angehörigen nach einer Hirnschädigung zu bewältigen haben, hingewiesen. Im Folgenden werden Wege aufgezeigt, wie eine Sprachtherapeutin den Prozess der Krankheitsverarbeitung durch eine ressourcen- und lösungsorientierte Gesprächsführung unterstützen kann.

Die Lebensqualität neurologischer Patienten wird nicht nur durch die direkten Folgen der Hirnschädigung wie Lähmungen, neuropsychologische Störungen oder medizinische Komplikationen beeinträchtigt. Betroffene sind darü-

ber hinaus auch mit indirekten Auswirkungen wie finanziellen Einbußen, Statusverlusten oder Rollenveränderungen konfrontiert. Die Sprachtherapie beschränkt sich daher nicht auf die Behandlung funktioneller Defizite, sondern unterstützt den Patienten und seine Angehörigen bei der Bewältigung der Krankheitsfolgen.

⊗ **Beachte**

Es stellt eine wesentliche Aufgabe des gesamten therapeutischen Teams dar, den Prozess der Krankheitsverarbeitung zu unterstützen.

Im Folgenden werden einige **Anregungen** für die Gesprächsführung gegeben:

- **Ehrliche Aufklärung** über diagnostische Ergebnisse und Entwicklungen in der Therapie. Klare und kompetente Informationen können Ängste und Unsicherheiten reduzieren und Über- oder Unterforderungsreaktionen vermeiden. Einige häufig gestellte Fragen und mögliche Antworten sind in ▶ **Kapitel 7.4,** »Welche Fragen werden in der Beratung gestellt?«, angeführt.
- **Beratungsinhalte** im Hinblick auf die Kommunikation mit einem sprachgestörten Patienten sind in ▶ **Kapitel 7.3,** »Wie sollte man sich im Gespräch verhalten?«, beschrieben.
- **Therapieziele** werden unter Berücksichtigung der individuellen Bedürfnisse und Ziele und **in Absprache** mit Patient und Angehörigen getroffen. Therapiepläne werden als Therapieangebote bzw. -empfehlungen mit Alternativvorschlägen vermittelt (▶ **Kapitel 8.2,** »Was soll in einer Aphasie-Therapie erreicht werden?«). Ziele einzelner Übungen werden transparent gemacht.
- Das Einbeziehen Angehöriger in häusliche Übungen setzt das Einverständnis des Patienten voraus, wobei der Wunsch des Patienten nach **Selbstständigkeit** unbedingt **berücksichtigt** werden sollte.
- Therapeutinnen sollten ein **offenes Ohr für die Trauer** um den erlittenen Verlust , von Zeit zu Zeit auch für die scheinbar unbedeu-

tenden Sorgen und Erzählungen von Patienten und Angehörigen haben. Dabei erleben viele Betroffene allein das Zuhören als Erleichterung und Unterstützung. Dieses Gefühl sollte nicht durch »billige« Trostversuche relativiert werden.

- **Präzisierendes Nachfragen:** Manchmal entwickeln Betroffene selbstständig Ideen, während sie Probleme oder Fragen verbalisieren. Die Therapeutin unterstützt gedankliche Prozesse dadurch, dass sie rückmeldet, was sie nicht verstanden hat, was unklar geblieben ist, was ihr während der Schilderung aufgefallen ist oder was das Erzählte bei ihr an Gedanken oder Gefühlen auslöst. Deutungen, Interpretationen oder Erklärungen sollte sie dabei dem Patienten oder den Angehörigen überlassen.
- Emotionale Schwierigkeiten, die von Patienten oder Angehörigen geschildert werden, können von der Therapeutin nicht gelöst werden. Die Therapeutin kann vermitteln, was in ähnlichen Fällen geholfen hat. Außerdem können die Betroffenen durch gezielte Gesprächstechniken dahin gelenkt werden, **festgefahrene Sichtweisen zu variieren** und **eigene Lösungen zu entwickeln** (de Jong u. Berg 1999):

Beispiel

- »War es in der letzten Zeit schon mal besser? Gab's solche Situationen schon mal in Ihrem Leben? Wenn ja, was hat Ihnen da geholfen?«
- »Was von dem, was Sie ausprobiert haben, ging schon in die richtige Richtung?«
- »Sie haben jetzt eine Idee genannt. Was könnte denn noch funktionieren? Welche anderen Möglichkeiten fallen Ihnen ein?«
- »Was haben andere Ihnen geraten, und wie stehen Sie dazu? Was würden Ihr Mann/Ihre Tochter/Ihr Arzt ... dazu sagen?«
- »Sie haben gerade ein Ziel beschrieben – wie sieht denn dann der nächste Schritt konkret aus? Was machen Sie da anders als jetzt?«

❗ Beachte

Es sollten weniger konfrontative Belehrungen oder überstürzte Verhaltenskorrekturen als vielmehr **vorsichtige Richtungswechsel** im Denken und Handeln angestrebt werden.

- Therapeutinnen sollten eine **anerkennende und wertschätzende Haltung** gegenüber dem Engagement von Patient und Angehörigen aufbringen. Bestimmte Fragetechniken können dabei helfen, die Kräfte und Ressourcen der Betroffenen herauszustellen:

Beispiel

- »Wie schaffen Sie es, dass ...?«
- »Wie machen Sie das bloß, dass das ... gelingt?«

- **Angehörige** sollten motiviert werden, im Rahmen der Möglichkeiten eigene **Interessen und Freiräume zu wahren** und Energien »aufzutanken«. Eine dauerhafte Betreuung des Patienten ist nur dann möglich, wenn die Angehörigen selbst nicht »ausgebrannt« sind.
- Misserfolge und Frustrationen können durch die **Frage nach Erfolgserlebnissen und Lichtblicken** relativiert werden.

Beispiel

»Sie haben jetzt erzählt, Sie schaffen es noch nicht, lange Zeitungstexte zu lesen. Was schaffen Sie denn mittlerweile schon?«

- Patienten und Angehörige sollten angeregt werden, **offen miteinander umzugehen**. Manche Patienten oder Angehörigen möchten ihre Umgebung schützen vor den Befürchtungen oder Frustrationen, die sie beschäftigen. Häufig spüren aber Patienten genauso wie Hirngesunde, wenn man nicht ehrlich mit ihnen umgeht. »Geteiltes Leid« kann auch hier »halbes Leid« bedeuten.

❗ Tipp

Hilfestellungen

➖ Informationen und Absprachen sollten wiederholt besprochen und evtl. schriftlich notiert werden.

➖ Sowohl im Gespräch mit Patienten als auch mit Angehörigen soll auf eine verständliche Ausdrucksweise geachtet werden.

➖ Auch wenn einzelne Verhaltensweisen nicht den Vorstellungen der Therapeutin entsprechen, sollte das Engagement der Angehörigen für den Patienten wertgeschätzt werden.

➖ Das gedankliche Hineinversetzen in die Situation der Betroffenen, das Einfühlen in die Sorgen und Wünsche von Patienten und Angehörigen hilft am besten, die richtigen Fragen und Antworten zu formulieren.

Literaturempfehlungen

➖ De Jong P, Berg IK (1999) Lösungen (er-) finden. Verlag Modernes Lernen, Dortmund.

➖ Parr S et al.(1999) Aphasie. Leben mit dem Sprachverlust. Ullstein Medical, Wiesbaden.

➖ Pössl J, Mai N (1996) Rehabilitation im Alltag: Gespräche mit Angehörigen hirngeschädigter Patienten. Borgmann, Dortmund.

➖ Thun T (1988) Psychotherapie und Sozialtherapie. In: von Cramon DY, Zihl J (Hrsg) Neuropsychologische Rehabilitation. Springer, Heidelberg, S 83–104.

➖ Gronwall D et al.(1993) Schädel-Hirn-Verletzungen. Spektrum, Heidelberg.

➖ Von Schlippe A, Schweitzer J (2003) Lehrbuch der systemischen Therapie und Beratung. Vandenhoeck & Ruprecht, Göttingen.

❗ Beachte

In vielen Situationen sind **Anregungen zur »Selbsthilfe«** wichtiger als therapeutische Ratschläge. Schließlich kann eine Therapeutin nur ahnen oder unterstellen, was wichtig oder gut für den Betroffenen ist.

Auch **Patienten** mit massiven sprachlichen Problemen sollen in ein Gespräch **integriert**, über Planungen **aufgeklärt** und in Entscheidungsprozesse einbezogen werden.

Fazit

➖ Die **Sicherung der Lebensqualität** trotz krankheitsbedingter Einschränkungen stellt das oberste Ziel aller rehabilitativen Maßnahmen dar.

➖ Auch die Sprachtherapeutin kann den Patienten und seine Angehörigen darin unterstützen, effektive **Bewältigungsstrategien** zu entwickeln.

➖ Besonders wichtig ist eine **offene, einfühlsame Haltung** der Therapeutin, mit der den Betroffenen Verständnis und Wertschätzung entgegengebracht wird.

➖ Gezielte Gesprächstechniken verhelfen dazu, dass Patienten oder Angehörige **eigene Ideen und Lösungen für ihre Probleme** entwickeln.

9.11 Soziale Integration

Nach einer Hirnschädigung ist die Gefahr eines sozialen Rückzugs aufgrund der vielfältigen Behinderungen oft sehr groß.
In diesem Kapitel werden Anregungen dafür gegeben, wie Menschen mit einer Aphasie bei der **Teilhabe am sozialen Leben** unterstützt werden können.

Der Anschluss an das gesellschaftliche Leben wird durch die Anbindung an eine **Selbsthilfegruppe** erleichtert. Das gesellige Zusammensein mit anderen, ähnlich Betroffenen trägt wesentlich zum seelischen Wohlbefinden bei, denn die mit den sprachlichen, motorischen oder neuropsychologischen Behinderungen einhergehende Scheu vor sozialen Kontakten reduziert sich in einer Gruppe von Menschen, die gleichermaßen betroffen sind. Hier erfahren Patienten und Angehörige **Verständnis für ihre Situation**, sie tauschen **praktische Hilfestellungen** aus und **suchen kollektiv nach Lösungen** für Probleme, mit denen

9

sie im Alltag konfrontiert sind. Dabei machen Menschen mit einer Aphasie die Erfahrung, dass sie trotz ihrer sprachlichen Einschränkungen alltägliche Situationen und Gespräche erfolgreich bewältigen können (Huber u. Ziegler 2000).

Auch **andere Einrichtungen** können Patienten vor einem sozialen Rückzug bewahren. Der Besuch eines Volkshochschulkurses, die Teilnahme am kirchlichen Seniorenkreis, die Mitgliedschaft im Kleingärtnerverein – es gibt vielfältige Möglichkeiten, **am öffentlichen Leben teilzunehmen**. Manche Gemeinden halten über Alten- und Servicezentren spezielle Angebote für verschiedene Altersstufen bereit. Was für den einen der Fanclub, ist für den anderen der Kirchenchor – wichtig ist in jedem Fall, die Lebensqualität durch das **Verfolgen persönlicher Hobbys und Interessen** und mit Unterstützung anderer aufrechtzuerhalten oder wiederzugewinnen.

❗ Beachte

Die Therapeutin sollte den Patienten nicht zu Tätigkeiten überreden oder mit Angeboten überschütten, die sie selbst für sinnvoll hält. Sie kann vielmehr den Patienten über Fragen und Anregungen dahin lenken, **selbst Ideen zu entwickeln** oder alte **Aktivitäten wieder aufleben zu lassen**.

In jedem Falle sollte sie Informationen über die örtliche Aphasiker-Selbsthilfegruppe und den **Bundesverband für die Rehabilitation der Aphasiker** in Würzburg bereithalten.

❗ Tipp

Hilfestellungen

▬ Das Interesse des Patienten an einer Selbsthilfegruppe steigt, wenn es der Therapeutin gelingt, ihm die Gruppe mit ihren Zielen und Angeboten attraktiv darzustellen. Es empfiehlt sich, als Therapeutin selbst an (einem) Gruppentreffen teilgenommen zu haben, um authentisch »für die Sache« zu werben.

▬ Um die Hemmschwelle vor dem Besuch einer Selbsthilfegruppe zu mindern, kann es hilf-

reich sein, wenn die Therapeutin den Patienten zum ersten Treffen begleitet oder den Kontakt zu einem Gruppenmitglied herstellt.

Fazit

▬ Eine Aphasie stellt eine Barriere im Kontakt mit anderen dar und führt nicht selten zum **sozialen Rückzug**.

▬ Die Therapeutin sollte den Patienten ermuntern, trotz sprachlicher Defizite am **sozialen Leben teilzunehmen** und **geeignete Hobbies** zu pflegen.

▬ In der Sprachtherapie sollte auf die regionale Aphasiker-Selbsthilfegruppe sowie den **Verband für die Rehabilitation der Aphasiker** in Würzburg hingewiesen werden.

9.12   Berufliche Reintegration

Auch wenn bei nur relativ wenigen Patienten mit einer Aphasie eine berufliche Wiedereingliederung ansteht, sollten Sprachtherapeutinnen um die spezifischen sprachlichen Anforderungen am Arbeitsplatz bzw. in der Ausbildung wissen und ein darauf zugeschnittenes Behandlungskonzept entwickeln. Im Folgenden werden Anregungen für eine berufsorientierte logopädische Therapie gegeben.

Sprachliche Fähigkeiten tragen einen wesentlichen Teil dazu bei, dass ein neurologischer Patient im erwerbsfähigen Alter

▬ eine Ausbildung (wieder) aufnehmen,

▬ an seinen alten oder einen neuen Arbeitsplatz zurückkehren oder

▬ eine Umschulung bewältigen kann.

Dabei ist ein sicherer Umgang mit Zahlen oft von ähnlich großer Bedeutung wie die Sprache.

Therapieziel. Ist bei einem Patienten eine (Wieder-)Eingliederung ins Berufsleben nicht ausgeschlossen, besteht eine Zielsetzung der logopädischen Therapie darin, einen **Transfer** der erarbeiteten kommunikativen und zahlenbezogenen Fähigkeiten im Hinblick **auf die individuellen beruflichen Anforderungen** zu ermöglichen und den Patienten somit auf seine zukünftigen beruflichen Aufgaben vorzubereiten.

Die logopädische Therapie erfolgt dabei in enger **Absprache** mit den anderen **an der beruflichen Rehabilitation beteiligten Berufsgruppen:**

- Sozialpädagogin,
- Neuropsychologe und
- Ergotherapeutin.

IBRA. Vom Berufsförderungswerk Nürnberg (Adresse s. Kapitel 11, »Kontaktadressen«) wird das Modellprojekt Integrative Berufliche Rehabilitation von Personen mit Aphasie (IBRA) angeboten. Das Projekt richtet sich an Patienten, die aufgrund einer Aphasie ihren bisherigen Beruf nicht mehr ausüben können und sich daher beruflich neu orientieren müssen. Es umfasst u. a. eine Berufsfindung mit Arbeitserprobung, eine Ausbildung in einem anerkannten Ausbildungsberuf sowie sprachtherapeutische, medizinische, psychologische und soziale Maßnahmen.

Übungen

Übungen werden in Bezug auf Aufgabenstellungen und Materialauswahl so konzipiert, dass sie die individuellen Anforderungen am Arbeitsplatz oder in der Ausbildung berücksichtigen (Claros Salinas 2001).

Training schriftsprachlicher Fähigkeiten. Erfassen und Formulieren fachspezifischer Texte.

Dialogverhalten. Rollenspiele (Verkaufs-, Beratungsgespräche) mit Integration von arbeitsplatzspezifischem Material wie Preislisten, Katalogen oder Formularen.

Telefontraining.

Übungen zur Zahlenverarbeitung und zum angewandten Rechnen in berufsspezifischem Kontext.

Erarbeiten von Kompensationsstrategien und (externen) Hilfsmitteln. Zum Beispiel Aktivieren der automatischen Rechtschreibkorrektur des Computers.

❶ Tipp

Hilfestellungen

- Alle Aufgabenstellungen sind bereits weiter oben im neutralen Kontext (▶ **Kapitel 9.1.4**, »Verstehen von Texten«, ▶ **Kapitel 9.5**, »Textproduktion«, ▶ **Kapitel 9.6**, »Dialogverhalten«, ▶ **Kapitel 9.8**, »Lesen und Schreiben«, ▶ **Kapitel 9.9**, »Umgang mit Zahlen«) vorgestellt. Je nach Art der Übung kann auf die dort beschriebenen Hilfen zurückgegriffen werden.
- Um die Selbstständigkeit des Patienten zu unterstützen, sollte der Patient angehalten werden, sich bei Fehlern selbst zu korrigieren und Schwierigkeiten selbst zu kompensieren.

Steigerung

- Um die kommunikativen Anforderungen im (beruflichen) Alltag nachzustellen, sollte der Schonraum im therapeutischen Setting sukzessive aufgehoben werden. Die Therapeutin kann dazu auch die Rolle ungeduldiger, kritischer oder unhöflicher Gesprächspartner einnehmen.

Fazit

- Eine berufliche Wiedereingliederung kommt nur bei wenigen Patienten mit einer Aphasie in Betracht und geschieht in **enger Kooperation aller beteiligten Disziplinen** wie Physiotherapie, Ergotherapie, Logopädie, Neuropsychologie und Sozialpädagogik.

▼

> - Die logopädische Therapie bereitet den Patienten mit **spezifischen sprachlichen oder zahlenbezogenen Aufgaben** auf die individuellen kommunikativen und/oder rechnerischen Anforderungen am Arbeitsplatz oder in der Ausbildung vor.

9.13 Medikamentöse Therapie

> Für die pharmakologische Behandlung eines neurologischen Patienten ist der betreuende Arzt zuständig. Dennoch sollten auch Sprachtherapeutinnen um die medikamentöse Beeinflussung von Sprachstörungen wissen. Im Folgenden wird das Medikament Piracetam in seiner Wirkweise und Effektivität vorgestellt.

Während der letzten 20 Jahre ist in placebokontrollierten Doppelblindstudien die **Wirksamkeit des Nootropikums Piracetam auf die Sprachrehabilitation** nach Schlaganfall nachgewiesen worden (Enderby et al. 1994; Huber et al.1997; Kessler et al. 2000). Dabei wurden sowohl akute als auch chronische Aphasien berücksichtigt. Die Patienten erhielten neben intensiver Sprachtherapie über einen Zeitraum von 6 bzw. 12 Wochen täglich jeweils 4,8 g Piracetam oder ein Placebo.

Die Untersuchung der sprachlichen Leistungen vor und nach der medikamentösen Behandlung ergab bei Piracetam-Einnahme deutlich bessere Ergebnisse in allen Untertests des AATs im Vergleich zu den Patienten mit einer Aphasie, denen ein Placebo verabreicht wurde. Der Effekt von Piracetam scheint im Zeitraum von 6–9 Wochen nach Hirnschädigung am größten zu sein (Enderby et al. 1994). PET-Untersuchungen zeigten einen signifikant höheren Aktivierungseffekt in den linkshemisphärischen Sprachregionen (Kessler et al. 2000).

Piracetam scheint die Spracherholung durch folgende **Mechanismen** zu beeinflussen:
- In der Akutphase schützt es Nervenzellen in peripheren Infarktgebieten vor einem Zelltod und regt deren Stoffwechsel an.
- Zusätzlich wird die Aktivierung der kontralateralen Hemisphäre über das Corpus callosum unterstützt.
- Postakut erleichtert das Medikament ein Wiedererlernen linguistischen Wissens und ein Neulernen von Kompensationsstrategien. Die Effekte von Piracetam auf allgemeine Lern- und Gedächtnisleistungen sind durch Studien belegt.

Huber et al. (1997) schließen, daß durch den Einsatz von Piracetam der **Nutzen einer Sprachtherapie fast verdoppelt** wird. Piracetam scheint jedoch nur dann wirksam zu sein, wenn es **in Kombination mit einer Sprachtherapie** eingesetzt wird. Denn die Ergebnisse einer kürzlich durchgeführten Metaanalyse (Greener et al. 2002a) zeigen, daß die Einnahme von Piracetam allein nur zur einer geringen Verbesserung sprachlicher Funktionen führt.

Neben Piracetam scheint auch **Dextroamphetamin** die sprachliche Erholung zu unterstützen. Dextroamphetamin ist jedoch nur dann wirksam, wenn es in Verbindung mit Sprachtherapie gegeben wird (Teasell et al. 2005).

> **Fazit**
> - In Kombination mit Sprachtherapie kann Piracetam eine **Wiederherstellung sprachlicher Funktionen** bei Schlaganfallpatienten mit akuten und chronischen Aphasien effektiv **unterstützen**.

Qualitätssicherung

10.1 Maßnahmen zur Qualitätssicherung

> In der Qualitätssicherung geht es insbesondere darum, die Effektivität von Aphasietherapie nachzuweisen. Dies ist nicht nur eine gesetzliche Verpflichtung, sondern auch ein berechtigter Anspruch von allen, die an der Aphasietherapie beteiligt sind. Im Kapitel 10.1 werden die Methoden vorgestellt, die für Effektivitätsnachweise zur Verfügung stehen.

Die **Qualitätssicherung** ist erstmals 1989 gesetzlich geregelt worden. Seitdem zählt sie zu den obligatorischen Aufgaben in der (neurologischen) Rehabilitation (Brand 2005). Der Gesetzgeber erwartet, dass

> »durch zielgerichtete und systematische Verfahren und Maßnahmen die Qualität der Versorgung gewährleistet und kontinuierlich verbessert wird« (§ 20, Abs. 1 und 2 Sozialgesetzbuch IX).

Die Qualitätssicherung ist jedoch nicht nur in die Sozialgesetzbücher, sondern auch in das **Leitbild von Logopädinnen** eingegangen. Dort heißt es, dass

> »Logopädinnen und Logopäden (...) den Stand ihres Fachwissens und die Ergebnisse ihrer beruflichen Tätigkeit [kontinuierlich reflektieren]« (Leitbild Logopädin/Logopäde 2005).

❶ Beachte

Die Qualitätssicherung ist sowohl **gesetzlich vorgeschrieben** als auch eine freiwillige Selbstverpflichtung.

Qualitätssicherungsprogramme sind in der Regel multidimensional aufgebaut (Brand 2005). Dadurch sollen alle Prozesse erfasst werden, die das Ziel haben, medizinisches Wissen für die Wiederherstellung der Gesundheit wirtschaftlich einzusetzen (Blanco u. Mäder 1999). In den Programmen wird typischerweise zwischen der
- Strukturqualität,
- Prozessqualität und
- Ergebnisqualität

unterschieden. Eine Übersicht über diejenigen Daten, die auf den drei Qualitätsebenen erhoben werden, gibt ◨ **Tabelle 10.1.**

◨ **Tabelle 10.1.** Die drei Ebenen der Qualitätsmessung

Qualitätsebene	Enthält Angaben über
Strukturqualität	Anzahl und Qualifikation der Mitarbeiter Indikationsspektrum Apparative und diagnostische Ausstattung Bauliche und räumliche Gegebenheiten
Prozessqualität	Art und Anzahl verordneter und erbrachter therapeutischer Leistungen Dauer von Einzel- und Gruppentherapien Zeitliche Abfolge der Therapien über den Tag Priorisierung von Therapien
Ergebnisqualität	Patientenzufriedenheit mit der ärztlichen, pflegerischen und therapeutischen Betreuung Angestrebte und erreichte Therapieziele Effizienz der verwendeten Therapiemethoden Risiken der durchgeführten Behandlungen

In der Aphasie-Qualitätssicherung steht die **Ergebnisqualität** im Vordergrund des Interesses, da der Gesetzgeber den Einsatz effektiver und effizienter Therapien fordert (Welti u. Raspe 2004). Unter **Effektivität** (»effectiveness«) wird die klinische Wirksamkeit einer Therapie verstanden (Kolominsky-Rabas 2005). Eine Therapie ist dann effektiv, wenn gezeigt werden kann, dass die Therapie zu einem besseren (sprachlichen) Ergebnis führt als die normale gesundheitliche Erholung. Im Gegensatz zur Effektivität bezieht sich die **Effizienz** (»efficiency«) auf das Verhältnis zwischen dem Nutzen einer Therapie und den dafür aufgewendeten Mitteln (Kolominsky-Rabas 2005). Bei der Effizienz geht es also um die ökonomische Bewertung von Therapien: Ideal ist, wenn mit einem vorgegebenen Einsatz an Mitteln ein maximaler Erfolg erzielt wird (ökonomisches Maximalprinzip).

❗ Beachte

Die Effektivität ist wichtiger als die Effizienz, da sie für die Wahl eines möglichst optimalen und an den Bedürfnissen des Patienten angepassten Therapieplans steht. Uneffektive Therapien effizient durchzuführen stellt immer eine Verschwendung von Ressourcen dar (Kolominsky-Rabas 2005).

Zum **Nachweis der Effektivität von Therapien** werden verschiedene **Methoden** eingesetzt, die in ◼ **Tabelle 10.2** zusammengefasst sind. Wie der Tabelle zu entnehmen ist, hängt die Qualität eines Effektivitätsnachweises von der jeweils gewählten Methode ab (Grötzbach 2005; Wieck et al. 2005).

So resultieren aus **Meta-Analysen randomisiert-kontrollierter Therapiestudien** (»randomized controlled trials« – RCT) die qualitativ besten Wirksamkeitsnachweise. In einer Meta-Analyse werden zunächst alle Therapiestudien zu einer bestimmten Fragestellung gesammelt (Beushausen 2005). Randomisiert-kontrolliert bedeutet, dass Patienten zufällig (randomisiert) einer von zwei Untersuchungsgruppen zugewiesen werden. Die beiden Gruppen unterscheiden sich dadurch,

— dass die Patienten der ersten Gruppe (Sprach-)Therapie erhalten, die Patienten der zweiten jedoch nicht,
— oder dass in der ersten Gruppe Therapie A und in der zweiten Gruppe Therapie B oder eine Placebobehandlung durchgeführt wird.

Die gesammelten Therapiestudien werden dann nach standardisierten Regeln beurteilt und statistisch analysiert (Beushausen 2005). Daraus ergibt sich eine gewichtete Schätzung, die Auskunft über die Effektivität einer Therapie gibt.

◼ **Tabelle 10.2.** Qualität evidenzbasierter Entscheidungen (nach: Intercollegiate Working Party for Stroke 2000)

Güte der Evidenz	Methode	Grad der Empfehlung
I a	Meta-Analyse randomisiert-kontrollierter Therapiestudien (RCT)	A
I b	Mindestens eine RCT	A
II a	Mindestens eine methodisch gute Therapiestudie ohne Randomisierung	B
II b	Mindestens eine methodisch gute, quasi-experimentelle Therapiestudie	B
III	Mindestens eine methodisch gute, nicht experimentelle deskriptive Therapiestudie (z. B. Fallstudien)	B
IV	Meinung von Experten-Komitees oder angesehenen Autoritäten	C

❶ Beachte

Das Ergebnis einer Meta-Analyse, die auf mehreren randomisiert-kontrollierten Therapiestudien beruht, gilt als wissenschaftlich sehr gut abgesichert (vgl. Tabelle 10.2). Seine Bedeutung für den klinischen Alltag ist daher hoch.

Ein Effektivitätsnachweis, der auf einer einzigen randomisiert-kontrollierten Therapiestudie basiert, ist qualitativ schwächer (◘ **Tabelle 10.2**). Trotzdem kann er uneingeschränkt für die Therapieplanung verwendet werden. Wird das Prinzip der Randomisierung jedoch aufgegeben, nimmt die Qualität der Evidenz und damit auch der Grad der Empfehlung ab. Die schwächste Form eines Wirksamkeitsnachweises liegt vor, wenn er lediglich auf der Meinung eines oder mehrerer Experten beruht. Seine Bedeutung für die Praxis ist daher gering.

Eine systematisch angelegte Sammlung von Meta-Analysen, denen nach Möglichkeit randomisierte Studien zugrunde liegen, ist auf der Homepage der **Cochrane Collaboration** (www.cochrane.org) zu finden. Bei dieser Organisation handelt es sich um ein weltweit arbeitendes Netz von Wissenschaftlern und Medizinern, die

- in Übersichtsarbeiten (»Reviews«) Evaluationen von Therapien erarbeiten,
- ihre Übersichtsarbeiten bei Vorliegen neuer Erkenntnisse aktualisieren,
- mit Hilfe von elektronischen Medien (Internet und CD-ROM) die beste verfügbare Evidenz für ein therapeutisches Vorgehen zur Verfügung stellen (Kolominsky-Rabas 2005).

Für die Aphasietherapie existiert in der **Cochrane Library** eine Übersichtsarbeit von Greener et al. (2002b), auf die im ► **Kapitel 10.2**, »Evidenzbasierte Prinzipien der Aphasietherapie« eingegangen wird.

❶ Vorsicht

Wenn für ein therapeutisches Vorgehen **keine oder eine negative Evidenz** vorliegt, so bedeutet dies nicht, dass die Therapie auf keinen Fall

durchgeführt werden darf (Kolominsky-Rabas 2005). Denn die Entscheidung für eine Therapie hängt nicht allein von wissenschaftlichen Belegen, sondern auch von

- den Wünschen und Präferenzen der Patienten und
- der klinischen Expertise der Therapeutin ab.

Fazit

- Die Güte eines Effektivitätsnachweises wird durch die Methode bestimmt, die für den Nachweis verwendet worden ist. Es herrscht Übereinstimmung darüber, dass **Meta-Analysen randomisiert-kontrollierter Therapiestudien** zu den **qualitativ besten Nachweisen** führen.
- Eine regelmäßig aktualisierte Sammlung von Meta-Analysen ist in der **Cochrane-Library** (www.cochrane.org) zu finden. Sie enthält auch eine Arbeit zur Effektivität von Aphasietherapie (Greener et al. 2002b).

10.2   Evidenzbasierte Prinzipien der Aphasietherapie

In der Literatur gibt es widersprüchliche Angaben zur Effektivität von Aphasietherapie. Diese Widersprüche lassen sich zu einem großen Teil dadurch erklären, dass der Faktor »Therapieintensität« in den Studien unterschiedlich ist. Neben der Intensität sind weitere Faktoren für eine effektive Aphasietherapie wichtig. Diese werden in Kapitel 10.2 vorgestellt.

Eine mehr als zehnjährige Diskussion über die **Effektivität von Aphasietherapie** hat zu **widersprüchlichen Ergebnissen** geführt (Grötzbach 2004b; 2005). Denn es finden sich in der Literatur sowohl Belege dafür, dass Aphasietherapie unwirksam ist als auch dafür, dass sie wirksam ist.

Die Position, dass **Aphasietherapie uneffektiv** ist, vertreten z. B. Lincoln et al. (1984). Sie wiesen in ihrer Studie Patienten mit einer Aphasie als Folge eines Schlaganfalls randomisiert einer Gruppe mit Therapie (n = 104) und einer Gruppe ohne Therapie (n = 87) zu. Die Therapiegruppe erhielt sechs Monate lang zwei Mal pro Woche Sprachtherapie. Nach den sechs Monaten wurden zwar in beiden Gruppen sprachliche Fortschritte festgestellt, zwischen der Therapiegruppe und der nicht-Therapiegruppe existierten jedoch keine signifikanten Leistungsunterschiede. Die Autoren schließen daraus, dass durch die Aphasietherapie keine Verbesserungen erreicht worden sind, die über die Spontanremission hinausgehen.

Zu einer entgegengesetzten Schlussfolgerung kommt z. B. Robey (1998) in einer Meta-Analyse, der 55 Therapiestudien zugrunde liegen. Seine Ergebnisse zeigen, dass Patienten, die eine Aphasietherapie erhalten haben, signifikant größere sprachliche Fortschritte erreichen als Patienten ohne Therapie. Da Robey (1998) davon ausgeht, dass die **Wirksamkeit von Aphasietherapie** durch seine Ergebnisse ausreichend belegt worden ist, hält er die Durchführung von weiteren Effektivitätsstudien für eine reine Verschwendung.

Trotz dieser Ansicht führen Greener et al. (2002b) im Auftrag der Cochrane Collaboration (vgl. ▶ **Kapitel 10.1** »Maßnahmen zur Qualitätssicherung«) erneut eine Meta-Analyse durch, in der 60 randomisierte Therapiestudien berücksichtigt werden. Von den 60 Studien sind jedoch nur 12 für eine genaue Analyse geeignet. Die Mehrheit der 12 Studien ist alt, und viele sind methodisch unzureichend. Die Autoren lassen daher die Frage nach der **Wirksamkeit von Aphasietherapie offen**: Sie kommen zu dem Schluss, dass es weder eindeutige Belege für noch gegen die Effektivität von Aphasietherapie gibt (für eine Kritik dieser und anderer Therapiestudien s. Greitemann u. Claros-Salinas 2004).

Um die widersprüchlichen Ergebnisse zu klären, wählen Bhogal et al. (2003a; 2003b) in ihren beiden Meta-Analysen folgenden Ansatz: Sie vergleichen diejenigen Therapiestudien, in denen eine Effektivität von Aphasietherapie nachgewiesen werden konnte, mit denjenigen, in denen sich eine Unwirksamkeit zeigte. Der Vergleich ergibt, dass

- in Studien mit einem positiven Ergebnis durchschnittlich neun Stunden Therapie pro Woche und
- in Studien mit einem negativen Ergebnis durchschnittlich nur zwei Stunden Therapie pro Woche

durchgeführt wurden. Die positiven und negativen Studien unterscheiden sich jedoch nicht nur im Faktor »**Therapieintensität**«, sondern auch im Faktor »**Therapiedauer**«. Die effektiven Therapien dauerten mit durchschnittlich 11 Wochen nur halb so lang wie die uneffektiven Therapien mit durchschnittlich 23 Wochen. Aus diesen Ergebnissen schließen Bhogal et al. (2003a; 2003b), dass

- **Aphasietherapie nur dann effektiv ist**, wenn sie mit ca. neun Stunden pro Woche für einen Zeitraum von elf Wochen durchgeführt wird,
- **Aphasietherapie uneffektiv bleibt**, wenn sie mit nur zwei Stunden pro Woche selbst für einen Zeitraum von mehr als 20 Wochen durchgeführt wird.

Diese Schlussfolgerungen erklären, warum in der Studie von Lincoln et al. (1984) keine positiven Effekte nachgewiesen werden konnten: Zwar erhielten die Patienten ein halbes Jahr lang Therapie, die Frequenz betrug jedoch nur zwei Mal wöchentlich.

🛈 Beachte

Für die Effektivität von Aphasietherapie ist nicht die Therapiedauer, sondern die **Therapieintensität** entscheidend (Teasell et al. 2005). Eine Konzentration der Aphasietherapie auf einen relativ kurzen Zeitraum mit einer hohen Therapieintensität ist besser als eine länger dauernde Therapie mit einer niedrigen Intensität.

Das therapeutische Vorgehen in den positiven Therapiestudien war unterschiedlich. Daher kann die Frage, ob eine Therapiemethode effektiver als eine andere gewesen ist, nicht beantwortet werden. Bislang ist nur für die **Melodische Intonationstherapie** (Albert et al. 1973) der Nachweis erbracht worden, eine viel versprechende Therapiemethode zu sein (Benson et al. 1994).

Die Bedeutung der Therapieintensität zeigt sich auch in Studien (Pulvermüller et al. 2001; Neininger et al. 2004; Meinzer et al. 2005), in denen die »constraint-induced« Prinzipien angewendet worden sind (die Prinzipien werden im folgenden Exkurs erläutert).

Exkurs

Die »constraint-induced« Therapie. Die constraint-induced Therapie (synonym: »forced use«-Therapie oder »Taub'sches Training«) stammt ursprünglich aus der Hand-Rehabilitation. Ihr liegt die Beobachtung zugrunde, dass bei Nicht-Gebrauch einer Funktion dasjenige kortikale Areal schrumpft, das mit der Funktion assoziiert ist (Neininger et al. 2004). Um der Verkleinerung entgegenzuwirken, werden Betroffene »gezwungen«, nur noch ihre paretische Hand im Alltag einzusetzen. Der Zwang entsteht dadurch, dass die gesunde Hand beispielsweise durch einen Handschuh immobilisiert wird. In der constraint-induced Therapie wird darauf geachtet, dass
— die Anforderungen an die Leistung der betroffenen Hand schrittweise erhöht werden (»shaping«),
— Aufgaben in variierenden Kontexten ständig wiederholt werden (»repetition«) und
— mit einer hohen Therapieintensität geübt wird (Freivogel 2004).
Die Effektivität der constraint-induced Therapie ist in vielen Studien auch für Patienten nachgewiesen worden, deren Schlaganfall schon Jahre zurückliegt (Rijntjes u. Weiller 2003; Dettmers et al. 2004). Mit Hilfe bildgebender Verfahren (s. ▶ **Kapitel 5.2** »Wie lässt sich ein Gehirn mit seinen Funktionen heute darstellen?«) konnte gezeigt werden, dass der »erzwungene« intensive Gebrauch der paretischen

Hand zu einer Vergrößerung des zunächst stark geschrumpften Handareals führt (Rijntjes u. Weiller 2003).

Pulvermüller et al. (2001) und Meinzer et al. (2005) setzten die constraint-induced Prinzipien in einer Gruppentherapie um, indem sie Patienten mit einer Aphasie dazu »zwangen«, Sprache zu nutzen. An der Gruppe nahmen eine Therapeutin und zwei bis drei Betroffene teil. Die Gruppenmitglieder hatten die Aufgabe, auf »natürliche« sprachliche Aufforderungen zu reagieren. Um den Einsatz von Mimik, Gestik oder Pantomime zu unterbinden, wurde zwischen den Gruppenmitgliedern ein Sichtschutz angebracht. Eine Verständigung war somit nur über Sprache möglich (=constraint-Bedingung). Zur Prüfung der Effektivität wurden die Patienten randomisiert einer von zwei Gruppen zugewiesen:

— Die erste Gruppe (n = 7) erhielt ca. vier Wochen lang für 1,5 Stunden pro Tag konventionelle Sprachtherapie.
— Die zweite Gruppe (n = 10) nahm zehn Tage lang für mindestens 3 Stunden pro Tag an der constraint-induced Aphasietherapie teil.

Beide Gruppen unterschieden sich nicht in der Gesamtzahl der Therapieeinheiten (zwischen 30 und 35 Stunden). Ein signifikanter Unterschied bestand jedoch in der Dauer der Erkrankung: Die mittlere Erkrankungsdauer der constraint-induced Gruppe war mit 98 Monaten deutlich höher als die der konventionellen Gruppe mit nur 24 Monaten.

Die sprachlichen Leistungen der konventionellen Gruppe und der constraint-induced Gruppe waren vor Therapiebeginn gleich. Nach dem Ende der Therapie ergaben sich jedoch deutliche Unterschiede: Während die konventionelle Gruppe nur einen geringen Leistungszuwachs erreichte, verbesserte sich die constraint-induced Gruppe signifikant. Dies ist angesichts der Tatsache, dass die mittlere Erkrankungsdauer der constraint-induced Gruppe mehr als acht Jahre betrug, ein mehr als erstaunliches Ergebnis. Zusammenfassend lässt sich aus der Studie folgern, dass

- sich **sprachliche Verbesserungen** auch dann noch erzielen lassen, wenn der Beginn der **Aphasie schon mehrere Jahre zurückliegt** (s. auch Holland et al. 1996; Schlenck u. Perleth 2004);
- die **constraint-induced Aphasietherapie** eine Therapieform zu sein scheint, mit der **Erfolge in kurzer Zeit** bei einer hohen Intensität erreicht werden können (Teasell et al. 2005). Wie katamnestische Daten der constraint-induced Aphasietherapie zeigen, lassen sich die Erfolge auch noch sechs Monate nach Therapieende nachweisen (Meinzer et al. 2005).

! Beachte

Aufgrund der vorliegenden Evidenzen sollte kein Betroffener (mehr) von einer Therapie mit den Argumenten ausgeschlossen werden, dass eine Sprachtherapie nichts bringe oder dass der Schlaganfall schon zu lange zurückliege, um noch Verbesserungen erreichen zu können.

Leider sind in der constraint-induced Aphasietherapiestudie von Pulvermüller et al. (2001) die beiden Faktoren »Therapieintensität« und »constraint-induced« miteinander verbunden. Die Leistungsverbesserungen können daher auf einen der beiden Faktoren oder auf eine Kombination beider Faktoren zurückgeführt werden. Um den jeweils spezifischen Anteil der Faktoren an der Verbesserung zu ermitteln, sind weitere Studien notwendig.

Eine Zusammenfassung derjenigen Prinzipien, die in der Aphasietherapie beachtet werden sollten, findet sich in **Übersicht 10.1** (vgl. Grötzbach 2005).

Fazit

- Mehrere Befunde deuten darauf hin, dass Aphasietherapie nur dann effektiv ist, wenn sie **intensiv** angeboten wird. Eine niederfrequent durchgeführte Therapie bleibt auch dann uneffektiv, wenn sie Monate dauert.
- Mit den »**constraint-induced**« **Prinzipien** lassen sich in einer kurzen Zeit Fortschritte bei Patienten erreichen, deren Aphasie schon seit Jahren besteht.
- Neben der Intensität sollten die Prinzipien »**repetition**«, »**shaping**« und »**design of learning situation**« bei der Therapieplanung beachtet werden.

Übersicht 10.1.
Prinzipien in der Aphasietherapie

- **Therapieintensität:** Therapien mit einer hohen Frequenz und einer kurzen Therapiedauer sind effektiver als Therapien mit einer niedrigeren Frequenz und einer langen Therapiedauer.
- **Repetition:** Therapeutisch ähnliche Übungen sollten so lange beibehalten werden, bis sich ein Erfolg einstellt. Ständig wechselnde Übungen sind zu vermeiden.
- »**Shaping**«: Im Therapieverlauf sollte der Schwierigkeitsgrad einer Aufgabe kontinuierlich gesteigert werden. Dies lässt sich durch wachsende Anforderungen an einen Patienten oder durch eine sukzessive Reduktion sprachlicher Hilfen erreichen.
- »**Design of learning situation**«: Es sollten Aufgaben gestellt werden, die einen hohen Motivationsgehalt besitzen und eine Problemlösestrategie provozieren (Freivogel 2004).

10.3   Medizinische Leitlinien

> Medizinische Leitlinien geben Auskunft darüber, welche diagnostisch-therapeutische Vorgehensweise für eine bestimmte Fragestellung zu empfehlen ist. In die Empfehlungen geht das aktuell zur Verfügung stehende medizinische Wissen aus Forschung und Praxis ein. Für die Therapie von Aphasien gibt es drei Leitlinien, auf die im ▸ **Kapitel 10.3** kurz eingegangen wird.

In den Sozialgesetzbüchern ist nicht nur die Qualitätssicherung (▸ **Kapitel 10.1** »Maßnahmen zur Qualitätssicherung«), sondern auch die Erstellung von Leitlinien festgeschrieben (Wieck et al. 2005). Die Arbeitsgemeinschaft der Wissenschaftlichen Medizinischen Fachgesellschaften (AWMF) definiert Leitlinien als

> »systematisch entwickelte Hilfen (…) zur Entscheidungsfindung in spezifischen Situationen. Sie beruhen auf aktuellen wissenschaftlichen Erkenntnissen und in der Praxis bewährten Verfahren« (www.awmf-online.de).

Nach dieser Definition bieten Leitlinien »Hilfen« an, indem sie **Empfehlungen** für eine bestimmte Fragestellung aussprechen. Die **Vorteile** von Leitlinien liegen darin, dass sie

- für mehr Sicherheit bei der Wahl des (richtigen) diagnostischen und therapeutischen Vorgehens sorgen,
- Angaben zur Effektivität und Intensität von Therapien enthalten,
- das Spektrum (sprach-)therapeutischer Möglichkeiten abbilden und
- als Referenz gegenüber verordnenden Ärzten und Kostenträgern genutzt werden können (vgl. Wieck et al. 2005).

Diesen Vorteilen könnte der **Nachteil** gegenüber stehen, dass Leitlinien die Freiheit des Einzelnen,

therapeutische Entscheidungen zu treffen, aufheben. Leitlinien sind jedoch

> »… rechtlich nicht bindend und haben daher weder haftungsbegründende noch haftungsbefreiende Wirkung« (www.awmf-online.de).

Im Gegensatz zu den Vorgaben medizinischer Richtlinien kann also von den Empfehlungen einer Leitlinie abgewichen werden. Dafür sollten jedoch gute Gründe vorliegen, da Leitlinien auf dem aktuell anerkannten medizinischen Wissen beruhen.

❗ Beachte

Leitlinien enthalten Empfehlungen für ein medizinisch-therapeutisches Vorgehen. Obwohl die Empfehlungen nicht rechtsverbindlich sind, sollte nur in begründeten Ausnahmefällen von ihnen abgewichen werden.

Zur **Entwicklung von Leitlinien** schlägt die AWMF ein dreistufiges Vorgehen vor (▫ **Tabelle 10.3**).

In **Stufe 1** sammelt eine Gruppe von Experten Studienergebnisse sowie klinisches Wissen zu einem Thema, z. B. zur Therapie von Aphasien. Nach einer qualitativen Bewertung des gesammelten Materials werden in einem informellen Konsensverfahren die Empfehlungen für eine Leitlinie erstellt, z. B. für die Leitlinie zur Aphasietherapie. In **Stufe 2** verfeinert sich das Vorgehen dadurch, dass der informelle Konsensprozess durch einen formalen abgelöst wird. Dafür stehen verschiedene Möglichkeiten zur Verfügung, die allerdings mit einem erheblichen finanziellen und zeitlichen Aufwand verbunden sind (Wieck et al. 2005). Noch aufwändiger ist das Vorgehen in **Stufe 3**, unter der Leitlinien mit Hilfe aller zur Verfügung stehenden Methoden entwickelt werden. Aufgrund der methodischen Qualität repräsentiert die Stufe 3 jedoch den höchsten Entwicklungsstand einer Leitlinie, und es ist das Ziel der AWMF, alle Leitlinien auf diesem Niveau zu erstellen.

◘ Tabelle 10.3. Das 3-Stufen-Konzept der Leitlinienentwicklung der AWMF (adaptiert nach Wieck et al. 2005)

Stufe	Methode	Güte
Stufe 1	Informeller Konsens in einer Expertengruppe	+
Stufe 2	Formaler, interdisziplinär ausgerichteter Konsens	++
Stufe 3	Berücksichtigung aller zur Verfügung stehenden Entwicklungsmethoden	+++

◘ Tabelle 10.4. Leitlinien zur Therapie von Aphasien

Entwickelt von	Quelle	Entwicklungsstufe nach AWMF-Kriterien
Gesellschaft für Aphasieforschung und -behandlung und Deutsche Gesellschaft für Neurotraumatologie und Klinische Neuropsychologie	Bauer et al. (2002)	Stufe 1
Deutsche Gesellschaft für Phoniatrie und Pädaudiologie	www.awmf-online.de www.leitlinien.net	Stufe 1
Deutsche Gesellschaft für Neurologie	www.dgn.org Diener et al. (2005)	Stufe 1

Für die Therapie von Aphasien existieren zur Zeit drei Leitlinien (◘ **Tabelle 10.4**).

ℹ Tipp

Weitere für die Logopädie wichtige Leitlinien sind im **AWMF-Leitlinien-Register** unter der Internet-Adresse www.awmf-online.de zu finden. Leitlinien, die sich ausschließlich auf die Diagnose und Therapie von neurologischen Erkrankungen beziehen, sind in dem Buch von Diener et al. (2005) enthalten. Sie können auch kostenlos unter der Adresse www.dgn.org heruntergeladen werden.

Die **drei Leitlinien zur Aphasietherapie** unterscheiden sich sowohl in ihrem Umfang als auch in ihrer Qualität. So finden sich in der Leitlinie der Deutschen Gesellschaft für Phoniatrie und Pädaudiologie weder Angaben zur Effektivität noch zur Intensität von Aphasietherapie. Diese Punkte werden jedoch in den beiden Leitlinien der Gesellschaft für Aphasieforschung und behandlung (GAB) und der Deutschen Gesellschaft für Neurologie (DGN) berücksichtigt. In der DGN-Leitlinie heißt es zwar, dass ein Wirksamkeitsnachweis von Aphasietherapie aus methodischen Gründen nur schwer zu erbringen ist. Dennoch werden mehrere Studienergebnisse angeführt, die für die Effektivität der Aphasietherapie sprechen (dgn 2005).

Zwischen der GAB- und DGN-Leitlinie existieren nur geringfügige Unterschiede hinsichtlich ihrer Empfehlungen zur Therapieintensität. Die Angaben zur Häufigkeit von Aphasietherapie werden daher zusammengefasst in ◘ **Tabelle 10.5** wiedergegeben. Bei den Angaben wird vorausgesetzt, dass bei einem Patienten Lernfortschritte möglich sind.

In der DGN-Leitlinie wird explizit auf den Faktor »Therapieintensität« (▸ **Kapitel 10.2** »Evi-

10

▣ **Tabelle 10.5.** Empfehlungen zur Intensität von Aphasietherapie (auf der Basis der GAB- und DGN-Leitlinie)	
Zeit nach Insult	**Intensität**
0 – 1 Monat	1 – 2 mal täglich zu je 30 Minuten
1 – 6 Monate	stationär: 1 – 2 mal täglich zu je 60 Minuten für 6 – 8 Wochen
	ambulant: 3 – 4 mal pro Woche zu je 60 Minuten
6 – 12 Monate	stationär: 1 – 2 mal täglich zu je 60 Minuten für 6 – 8 Wochen
	ambulant: Intervalltherapie mit täglicher Behandlung für 4 Wochen, danach Pause von mindestens 3 Monaten
nach 12 Monaten	stationär und ambulant: Intervalltherapie mit täglicher Therapie zu je 60 Minuten für 6 – 8 Wochen

denzbasierte Prinzipien der Aphasietherapie«) hingewiesen. Dort heißt es:

»Behandlungen mit einer Frequenz von zwei Wochenstunden oder weniger sind unwirksam« (dgn 2005).

❗ Beachte

In Übereinstimmung mit den Ergebnissen von Meta-Analysen wird in den Aphasie-Leitlinien das Konzept einer **Intervalltherapie** favorisiert. Danach sollen sich ca. **sechswöchige Therapien mit ca. dreimonatigen therapiefreien Zeiten** abwechseln. Während der Therapieintervalle sollte eine **intensive (tägliche) Sprachtherapie** durchgeführt werden.

ℹ Tipp

Da das Konzept der Intervalltherapie auf dem aktuellen medizinischen Wissen beruht, kann es als **evidenzbasiertes Argument** für die Verordnung von Aphasietherapie verwendet werden. Es mag im Einzelfall hilfreich sein, Kostenträger auf die Leitlinien zur Aphasiebehandlung hinzuweisen.

In Zukunft wird es darum gehen müssen, die Leitlinien zur Aphasietherapie nach den AWMF-

Kriterien zunächst auf das Stufe 2- und später dann auf das Stufe 3-Niveau anzuheben. An der Weiterentwicklung der Leitlinien sollten nicht nur Mediziner, sondern auch Sprachtherapeutinnen mitarbeiten, so wie es bei der Erstellung der GAB-Leitlinie der Fall gewesen ist. Wünschenswert wäre es, wenn nicht mehrere Leitlinien von verschiedenen Institutionen parallel entwickelt würden. Stattdessen sollten sich die Anstrengungen aller Fachgesellschaften auf die Erstellung einer einzigen Leitlinie konzentrieren.

Fazit

— Die **Arbeitsgemeinschaft der Wissenschaftlichen Medizinischen Fachgesellschaften (AWMF)** betreut die Entwicklung medizinischer Leitlinien und veröffentlicht sie auf ihrer Homepage (www.awmf-online.de).

— Im Gegensatz zu Richtlinien, die befolgt werden müssen, sprechen Leitlinien **Empfehlungen** aus, von denen abgewichen werden kann. Abweichungen sollten jedoch Ausnahmen bleiben und gerechtfertigt sein.

▼

- Die Leitlinien zur Aphasietherapie empfehlen für Patienten mit Lernfortschritten **intensive und zeitlich begrenzte Intervalltherapien**. Diese Empfehlung kann gegenüber Kostenträgern verwendet werden, um die Verordnung von Aphasietherapien zu begründen.
- Es ist zu wünschen, dass sich praktisch tätige Therapeutinnen mehr als bisher an der Entwicklung von Leitlinien beteiligen. Dies könnte zu entscheidenden Modifikationen der existierenden Leitlinien führen.

10.4 Weiterbildungsmöglichkeiten

Qualitätssicherung basiert auch auf der Bereitschaft von Sprachtherapeutinnen, sich weiterzubilden. Eine kleine Auswahl von Adressen erleichtert die Suche nach entsprechenden Angeboten.

Zur Qualitätssicherung in der Sprachtherapie gehört auch die Verpflichtung von Sprachtherapeutinnen, sich in Weiterbildungen über den aktuellen Stand der Aphasiediagnostik und –therapie zu informieren. Diese Verpflichtung ist ab dem 01.01.2007 für alle zugelassenen Logopädinnen und die fachlichen Leitungen gesetzlich verbindlich (Rosenthal 2006). Nach der Gesetzesregelung müssen innerhalb von vier Jahren 60 Fortbildungspunkte nachgewiesen werden. Für angestellte Logopädinnen besteht die **Fortbildungspflicht** zwar noch nicht, der Gesetzgeber ist jedoch bestrebt, eine entsprechende Regelung zu schaffen (Rosenthal 2006). Weiterbildungen werden von Berufsorganisationen, Klinikbetreibern, universitären Einrichtungen und privaten Anbietern durchgeführt. Eine kleine Auswahl von Adressen ermöglicht es, Kontakte mit den Anbietern aufzunehmen.

- **Bundesverband für die Rehabilitation der Aphasiker e. V. (BRA), Wenzelstraße 19, 97084 Würzburg, www.aphasiker.de.** Der Bundesverband organisiert jedes Jahr Ende Februar die »Würzburger Aphasietage«, bei denen ein umfangreiches Spektrum an Fortbildungen für Professionelle und Laien angeboten wird.
- **Deutscher Bundesverband für Logopädie e. V. (dbl), Augustinusstraße 11a, 50226 Frechen, www.dbl-ev.de.** Der Bundesverband listet in seiner zweimonatlich erscheinenden Zeitschrift »Forum Logopädie« alle logopädisch relevanten Fortbildungen auf. Außerdem organisiert er eigene Fortbildungen, die unter der Adresse **fobi@dbl-ev.de** zu erfragen sind.
- **Deutsche Gesellschaft für Sprachheilpädagogik e. V. (dgs), Goldammerstraße 34, 12351 Berlin, www.dgs-ev.de.** Die Gesellschaft organisiert in ihren Landesgruppen Fortbildungen auch zur Aphasie und informiert in ihrer Zeitschrift »Die Sprachheilarbeit« über aktuelle Fortbildungsangebote.
- **Deutscher Bundesverband der akademischen Sprachtherapeuten e. V. (dbs), Goethestraße 16, 47441 Moers, www.dbs-ev.de.** Unter den vielen Fortbildungsangeboten des Bundesverbandes finden sich auch Seminare zur Aphasie.
- **Entwicklungsgruppe Klinische Neuropsychologie (EKN), Dachauerstraße 164, 80992 München, www.lrz-muenchen.de/~EKN/index.html?ekn_ma.html.** Die Gruppe veranstaltet in Kooperation mit dem Krankenhaus München-Bogenhausen regelmäßige Fortbildungen mit dem Schwerpunkt auf neurologischer Rehabilitation.
- **Gesellschaft für Aphasieforschung und –behandlung (GAB), c/o EKN, Dachauerstraße 164, 80992 München.** Die Gesellschaft trifft sich jedes Jahr in der ersten Novemberwoche zu einem Kongress.
- **Zentrum für angewandte Patholinguistik Potsdam (ZaPP), Gutenbergstraße 67, 14467 Potsdam, www.patholinguistik.de.** Das Zen-

trum bietet Fortbildungen auch für Aphasiediagnostik und –therapie an.

- **ProLog Wissen oHG, Olpener Straße 124,
  51103 Köln, www.prolog-wissen.de.** Es wird
  ein umfangreiches sprachtherapeutisches
  Fortbildungsprogramm angeboten.
- **Orca Fortbildungen, Van Asch van Wijckska-
  de 15, NL-3512 VP Utrecht, www.orcaline.de.**
  Das Programm enthält auch Fortbildungen
  zur Aphasie.

10

Kontaktadressen

Bundesverband für die Rehabilitation der Aphasiker e. V. (BRA)
Wenzelstraße 19
97084 Würzburg
Tel.: 0931/ 25 01 30-0
Info@aphasiker.de
http://www.aphasiker.de

Schweizerische Arbeitsgemeinschaft für Aphasie (SAA)
Geschäftsstelle
CH-6204 Sempach
Info@aphasie.org
http://www.aphasie.org

Schädel-Hirn-Patienten in Not e. V.
Bayreuther Straße 33
92224 Amberg
Tel.: 09261/ 64 800
Info@schaedel-hirn.de
http://www.dfx.de/schaedel-hirn/menu.htm

Stiftung Deutsche Schlaganfall-Hilfe
Carl-Bertelsmann-Straße 256
33311 Gütersloh
Tel.: 05421/ 97 70-0
http://www.schlaganfall-hilfe.de

Bundesverband für die Rehabilitation und Interessenvertretung Behinderter e. V. (BDH)
Eifelstraße 7
53119 Bonn
Tel.: 0228/ 96 98 4-0
Info@bdh-reha.de
http://www.bdh-reha.de

Bundesarbeitsgemeinschaft Hilfe für Behinderte e. V. (BAGH)
Kirchfeldstraße 149
40215 Düsseldorf
Tel.: 0211/ 31 006-0
Info@bagh.de
http://www.bagh.de

Bundesarbeitsgemeinschaft für die Rehabilitation (BAR)
Walter-Kolb-Straße 9 - 11
60594 Frankfurt/Main
Tel.: 069/ 60 50 18-0
http://www.bar-frankfurt.de

Bundeszentrale für gesundheitliche Aufklärung (BZgA)
Ostmerheimer Straße 220
51109 Köln
http://www.bzga.de

Berufsförderungswerk Nürnberg GmbH Zentrum für berufliche Rehabilitation
Schleswiger Straße 101
90427 Nürnberg
Tel.: 0911/ 938-6
info@bfw-nuernberg.de
http://www.bfw-nuernberg.de

UCB GmbH Pharma ZNS-Referat
Hüttenstraße 205
50170 Kerpen
webmaster@ucb.de
http://www.ucb.de

Dr. Willmar Schwabe Arzneimittel
Willmar Schwabe Straße 4
76227 Karlsruhe
Tel.: 0721/ 40 05-0
Info@schwabe.de
http://www.schwabe.de

Dr. Hein GmbH
Fürther Straße 212
90429 Nürnberg
Tel.: 0911/ 3 23 80-0
http://www.dr-hein.de

CliC
Lange Straße 18
72574 Bad Urach
Tel.: 07125/ 40 82 33
Info@aphasiaware.de
http://www.aphasiaware.de

Fondation Suisse pour les Téléthèses (FST)
Charmettes 10b
Postfach
CH-2006 Neuenburg
Tel.: +41 32/ 732 97 97
http://www.fst.ch

Phoenix Software GmbH
Adolf-Hombitzer-Straße 12
53227 Bonn
Tel.: 0228/ 971 99-0
Reha@phoenixsoftware.de
http://www.phoenixsoftware.de

**Deutscher Bundesverband
für Logopädie e. V.** (dbl)
Augustinusstraße 11 a
50226 Frechen
Tel.: 02234/ 69 11 53
Info@dbl-ev.de
http://www.dbl-ev.de

**Deutsche Gesellschaft für
Sprachheilpädagogik e. V.** (dgs)
Goldammerstraße 34
12351 Berlin
info@dgs-ev.de
http://www.dgs-ev.de

11

Literatur

Aichert I, Kiermeier S (2005) Neue Wege in der Aphasiediagnostik: LeMo – ein modellorientiertes Diagnostikverfahren. Forum Logopädie 4: 12 – 19

Albert ML, Sparks RW, Helm NA (1973) Melodic intonation therapy for aphasia. Archives of Neurology 29: 130 – 131

BAR (1994) Hör- und Sprechvermögen. In: Bundesarbeitsgemeinschaft für Rehabilitation (Hrsg) Rehabilitation Behinderter. Deutsche Ärzte Verlag, Köln, S 184 – 190

Bauer A, de Langen-Müller U, Glindemann, R, Schlenck, C, Schlenck, KJ, Huber W (2002) Qualitätskriterien und Standards für die Therapie von Patienten mit erworbenen neurogenen Störungen der Sprache (Aphasie) und des Sprechens (Dysarthrie): Leitlinien 2001. Aktuelle Neurologie 29: 63 – 75

Baur S (2001) Aphasien bei Kindern. In: Grohnfeld M (Hrsg) Lehrbuch der Sprachheilpädagogik und Logopädie. Bd 2: Erscheinungsformen und Störungsbilder. Kohlhammer, Stuttgart

Baxter DM, Warrington EK (1983) Neglect dysgraphia. Journal of Neurology, Neurosurgery and Psychiartry 46: 1073-1078

Bayer J (1986) Die linguistische Bewertung aphasischer Spontansprache: Eine Anleitung für die Praxis. In: Springer L, Kattenbeck, G (Hrsg) Aphasie. Tuduv, München, S 9 – 46

Benson DF, Dobkin BH, Gonzalez LJ (1994) Assessment: Melodic intonation therapy. Neurology 44: 566 – 568

Berndt RS, Caramazza A (1980) A redefinition of the syndrome of Broca's aphasia: Implications for a neuropsychological model of language. Applied Psycholinguistics 1: 225 – 278

Berndt RS, Caramazza A (1981) Syntactic aspects of aphasia. In: Sarno MT (Ed.) Acquired Aphasia. Academic Press, New York, pp 157 – 181

Bertoni B, Stoffel AM, Weniger, D (1991) Symboltraining mit Piktogrammen. ProLog, Köln

Beushausen U (2005) Evidenz-basierte Praxis in der Logopädie – Mythos und Realität. Forum Logopädie 19: 6 – 11

Bhogal SK, Teasell RW, Speechley MR (2003a) Intensity of aphasia therapy, impact on recovery. Stroke 34: 987 – 993

Bhogal SK, Teasell RW, Foley, NC, Speechley MR (2003b) Rehabilitation of aphasia: more is better. Topics in Stroke Rehabilitation 10: 66 – 76

Biniek R (1993) Akute Aphasien. Thieme, Stuttgart

Black SE, Behrmann M (1994) Localization in alexia. In: Kertesz A (Ed.) Localization and neuroimaging in neuropsychology. Academic Press, San Diego, pp 331 – 376

Blanco J, Mäder M (1999) Dokumentation, Messung und Qualitätsmanagement. In: Frommelt P, Grötzbach H (Hrsg) NeuroRehabilitation. Blackwell, Berlin, S 692 – 644

Blanken G, Druks J, Masterson J (2003) Benennbatterie für Aktion und Objekte. NAT, Hofheim

de Bleser R (1988) Localisation of aphasia: Science or fiction. In: Denes G, Semenza C, Bisiacchi P (eds) Perspectives on cognitive neuropsychology. Lawrence Erlbaum, Hove, pp 161 – 185

de Bleser R (2000) Störungen der Schriftsprach- verarbeitung. In: Sturm W, Herrmann M, Wallesch CW (Hrsg) Lehrbuch der klinischen Neuropsychologie. Swets & Zeitlinger, Lisse, S 512 – 520

de Bleser R, Cholewa J, Stadie N, Tabatabaie S (2004) Lexikon modellorientiert. Einzelfalldiagnostik bei Aphasie, Dyslexie und Dysgraphie. Elsevier, München

Boller F, Vignolo LA (1966) Latent sensory aphasia in hemisphere-damaged patients: An experimental study with the token test. Brain 89: 815 – 830

Bongartz R (1997) Linguistisch-pragmatische Aphasiediagnostik. Logos 5: 98 – 111

Bongartz R (1998) Kommunikationstherapie mit Aphasikern und Angehörigen. Grundlagen – Methoden – Materialien. Thieme, Stuttgart

Bonhoeffer K (1902) Zur Kenntnis der Rückbildung motorischer Aphasien. Mitteilungen aus den Grenzgebieten der Medizin und Chirurgie 10: 203 – 224

Bradshaw JL, Mattingley JB (1995) Clinical neuropsychology. Academic Press, San Diego

Brand T (2005) Qualitätsmanagement in der Rehabilitation. In: Wallesch CW (Hrsg) Neurologie: Diagnostik und Therapie in Klinik und Praxis. Urban & Fischer, München, S 1247 – 1254

Broca P (1861a) Perte de la parole, ramollissement chronique de destruction partielle du lobe antérieur gauche du cerveau. Bulletins de la Société d'Anthropologie de Paris, pp 235 – 238

Broca P (1861b) Remarques sur le siège de la faculté du langage articulé, suivies d'une observation d'aphémie (perte de la parole). Bulletins et memoires de la Société Anatomique de Paris, XXXVI: 330 – 357

Broca P (1861c) Nouvelle observation d'aphémie produite par une lésion de la moitié postérieure des deuxième et troisième circonvolutions frontales. Bulletins et memoires de la Société Anatomique de Paris, XXXVI: 398–407.

Broca P (1865) Sur le siège de la faculté du language articulé. Bulletins de la Société Anthropologique de Paris, pp 377–393

Bußmann H (1990) Lexikon der Sprachwissenschaft. Kröner, Stuttgart

Büttner C, Quindel R (2005) Gesprächsführung und Beratung. Springer, Heidelberg

Caplan D, Futter C (1986) Assignment of thematic roles to nouns in sentence comprehension by an agrammatic patient. Brain and Language 27: 117–134

Caplan D, Baker C, Dehaut F (1985) Syntactic determinants of sentence comprehension in aphasia. Cognition 21: 117–175

Caramazza A, Badecker W (1991) Clinical syndromes are not God's gift to cognitive neuropsychology: A reply to a rebuttal to an answer to a response to the case against syndrome-based research. Brain and Cognition 16: 211–226

Claros Salinas D (1988) Zahlenverarbeitung und Arithmetik. In: von Cramon DY, Zihl J (Hrsg) Neuropsychologische Rehabilitation. Springer, Heidelberg, S 306–318

Claros Salinas D (1993) Texte verstehen. Borgmann, Dortmund

Claros Salinas D (2001) Therapiekonzepte zur beruflichen Wiedereingliederung aphasischer Patienten. Forum Logopädie 1: 7–15

Claros Salinas D, Willmes K (2000) Störungen der Zahlenverarbeitung. In: Sturm W, Herrrmann M, Wallesch CW (Hrsg) Lehrbuch der klinischen Neuropsychologie. Swets & Zeitlinger, Lisse, S 521–536

Code C, Herrmann M (2003) The relevance of emotional and psychosocial factors in aphasia to rehabilitation. Neuropsychological Rehabilitation 13: 109–132

Delavier C, Graham A (1981) Der Basel Minnesota-Test zur Differentialdiagnose der Aphasie (BMTDA). Basel, Institut für Sprach- und Sprechtherapie Kantonsspital Basel

Dettmers C, Teske U, Freivogel S, Hamzei F, Weiller C (2004) Lektionen aus dem Taub-Training: Implikationen für die moderne Rehabilitation. Neurologie & Rehabilitation 10: 281-288

dgn (2005) Rehabilitation aphasischer Störungen nach Schlaganfall. www.dgn.org

Diener HC, Putzki N, Berlit P (2005) Leitlinien für die Diagnostik und Therapie in der Neurologie. Thieme, Stuttgart

DIMDI (im Druck) Die Internationale Klassifikation der Funktionsfähigkeit, Behinderung und Gesundheit – ICF. http://www.dimdi.de

Dommel U (1996) Der Schlaganfall. Hoechst, Frankfurt

Drechsler R (1999) Interdisziplinäre Teamarbeit in der Neurorehabilitation. In: Frommelt P, Grötzbach H (Hrsg) NeuroRehabilitation. Blackwell, Berlin, S 54–64

Drechsler R (2000) Interdisziplinäre Zusammenarbeit. In: Sturm W, Herrmann, M, Wallesch CW (Hrsg) Lehrbuch der klinischen Neuropsychologie. Swets & Zeitlinger, Lisse, S 713–723

Drisko JW (2004) Common factors in psychotherapy outcome: Meta-analytic findings and their implications for practice and research. Families in Society 85: 81–90

Duden Band 3 (1999) Bildwörterbuch der deutschen Sprache. Dudenverlag, Mannheim

Duus P (1995) Neurologisch-topische Diagnostik. Thieme, Stuttgart

Düweke P (2001) Kleine Geschichte der Hirnforschung. Beck, München

Ellis AW (1984) Reading, writing and dyslexia: A cognitive analysis. Lawrence Erlbaum, London

Ellis AW, Young AW (1990) Human cognitive neuropsychology. Lawrence Erlbaum, Hove

Ellis AW, Flude BM, Young AW (1987) »Neglect dyslexia« and the early visual processing of letter in words. Cognitive Neuropsychology 4: 439–464

Enderby P, Broeckx J, Hospers W, Schildermans F, Deberdt W (1994) Effect of Piracetam on recovery and rehabilitation after stroke: A double-blind, placebo-controlled study. Clinical Neuropharmacology 17: 320–331

Engl E, Kotten A, Ohlendorf I, Poser E (1996) Sprachübungen zur Aphasiebehandlung. Spiess, Berlin

Errikson PS (1999) Neurogenesis in the adult human hippocampus. Neuro-Praxisinformationen 2: 31

Fabbro F (1999) The neurolinguistics of bilingualism. Psychology Press, Hove

Fechtelpeter A, Göddenhenrich S, von Hinckeldey S, Spitzer H (1995) Therapiematerial zur Behandlung phonematischer Störungen. Fischer, Stuttgart

Finger S (2000) Minds behind the brain. Oxford University Press, New York

Freivogel S (2004) Evidenzbasierte Konzepte in der motorischen Rehabilitation. Neurologie & Rehabilitation 10: 233–238

Freud S (1891) Zur Auffassung der Aphasien. Deuticke, Leipzig

Freudenberg M, Honekamp A, Mende M, Zückner H (1997) Etwas vom Kurs abgekommen. Zur Behandlung von Textstörungen bei Aphasie. Steiner, Leverkusen

12

Friederici, AD (1985) Levels of processing and vocabulary types: Evidence from on-line comprehension in normals and agrammatics. Cognition 19: 133–166

Fries W, Dustmann D, Fischer S, Lojewski N, Ortner K, Petersen C, Pott C, Rehbein M, Scholler I (2005) Projektarbeit: Therapeutische Strategien zur Umsetzung von ICF und SGB IX in der ambulanten wohnortnahen neurologischen Rehabilitation zur Verbesserung der Teilhabe am Leben in der Gesellschaft. Neurologie & Rehabilitation 11: 218–226

Frommelt P (1999) Schlaganfallrehabilitation. In: Frommelt P, Grötzbach H (Hrsg) NeuroRehabilitation. Blackwell, Berlin, S 389–418

Frommelt P (2005) Umschiffen der Klippen – Zielhafen Arbeitsleben. In: Dettmers C, Weiller C (Hrsg) Update Neurologische Rehabilitation. Hippocampus, Bad Honnef, S. 113–138

Frommelt P, Kühne W (1999) Postakute Rehabilitation nach Schädel-Hirn-Trauma. In: Frommelt P, Grötzbach H (Hrsg) NeuroRehabilitation. Blackwell, Berlin, S 440–451

Frommelt P, Grötzbach H (2005) Einführung der ICF in die Neurorehabilitation. Neurologie & Rehabilitation 11: 171–178

Garrett MF (1984) The organization of processing structure for language production: Application to aphasic speech. In: Caplan D, Roch Lecours A, Smith A (eds) Biological perspectives on language. MIT Press, Cambridge, pp 172–193

Geißler M (2005) Ratgeber Sprechapraxie. Schulz-Kirchner, Idstein

Glindemann R (1995) Pragmatische Ansätze in Diagnostik und Therapie zentraler Sprachstörungen. Sprache-Stimme-Gehör 19: 17–23

Glindemann R (1998) Therapie von Aphasien und nicht-aphasischen zentralen Sprachstörungen. In: Böhme G (Hrsg) Sprach-, Sprech-, Stimm- und Schluckstörungen. Band 2. Fischer, Stuttgart, S 250–268

Glindemann R, Klintwort D, Ziegler W, Goldenberg G (2002) Bogenhausener Semantik-Untersuchung. Urban & Fischer, München

Goldstein K (1948) Language and language disturbances. Grune & Stratton, New York

Goodglass H, Gleason, JB, Bernholtz NA, Hyde MR (1972) Some linguistic structures in the speech of Broca's aphasic. Cortex 8: 191–212

Greener J, Enderby P, Whurr R (2002a) Pharmacological treatment for aphasia following stroke (Cochrane Review). In: The Cochrane Library, Issue 3, Update Software, Oxford

Greener J, Enderby P, Whurr R (2002b) Speech and language therapy for aphasia following stroke (Cochrane Review). In: The Cochrane Library, Issue 3, Update Software, Oxford

Greitemann G (1988) Sprache. In: von Cramon DY, Zihl J (Hrsg) Neuropsychologische Rehabilitation. Springer, Heidelberg, S 274–288

Greitemann G, Claros-Salinas D (2004) Die Effektivität der Aphasietherapie. Die Sprachheilarbeit 49: 264–268

Gröne B, Engl EM, Kotten A, Ohlendorf I, Poser E (2000) Bildmaterial zum Sprachverständnis. Übungen zu Phonologie, Semantik und Syntax. In: EKN-Materialien für die Rehabilitation, Bd. 11. Borgmann, Dortmund

Gronwall D, Wrightson P, Waddell P (1993) Schädel-Hirn-Verletzungen. Spektrum, Heidelberg

Grötzbach H (2004a) Zielsetzung in der Aphasietherapie. Forum Logopädie 5: 2–6

Grötzbach H (2004b) Zur Effektivität von Aphasietherapie. Neurologie & Rehabilitation 10: 1–5

Grötzbach H (2005) Evidenzbasierte Aphasietherapie. Forum Logopädie 19: 6–11

Grötzbach H (2006) Die Bedeutung der ICF für die Aphasietherapie in der Rehabilitation. Forum Logopädie 1: 26–31

Grötzbach H, Schöler M (1999) Rehabilitation bei Sprach- und Sprechstörungen: Grundlagen und Management. In: Frommelt P, Grötzbach H (Hrsg) NeuroRehabilitation. Blackwell, Berlin, S 207–236

Harrington A (1985) Nineteenth-century ideas on hemisphere differences and »duality of mind«. The Behavioral and Brain Sciences 8: 617–660

Heeschen C (1985) Agrammatism versus paragrammatism: A fictitious opposition. In: Kean ML (ed) Agrammatism. Academic Press, Orlando, pp 207–248

Heeschen C, Kolk HHJ (1988) Agrammatism and paragrammatism. Aphasiology 2: 299–302

Henningsen H, Ende-Henningsen B (1999) Neurobiologische Grundlagen der Plastizität des Nervensystems. In: Frommelt P, Grötzbach H (Hrsg) NeuroRehabilitation. Blackwell, Berlin, S 29-40

Herrmann M, Wallesch CW (1989) Psychosocial changes and psychosocial adjustment with chronic and severe non-fluent aphasia. Aphasiology 3: 513–526

Herrmann M, Johannsen-Horbach H, Wallesch CW (1993) The psycho-social aspects of aphasia. In: Lafond D, Joanette Y, Ponzio J, Degiovani R, Sarno MT (eds) Living with aphasia. Singular Publishing, San Diego, pp 187–205

Huber W (1997) Alexie und Agraphie. In Hartje W, Poeck K (Hrsg) Klinische Neuropsychologie. Thieme, Stuttgart, S 169–190

Huber W, Ziegler W (2000) Störungen von Sprache und Sprechen. In: Sturm W, Herrmann M, Wallesch CW (Hrsg) Lehrbuch der klinischen Neuropsychologie. Swets & Zeitlinger, Lisse, S 462–511

Huber W, Poeck K, Springer L (1991) Sprachstörungen. Thieme, Stuttgart

Huber W, Poeck K, Weniger D (1997) Aphasie. In: Hartje W, Poeck K (Hrsg) Klinische Neuropsychologie. Thieme, Stuttgart, S 80–143

Huber W, Klingenberg G, Poeck K, Willmes K (1993) Die Supplemente zum Aachener Aphasie Test. Aufbau und Resultate der Validierung. Neurolinguistik 7: 43–66

Huber W, Poeck K, Weniger D, Willmes K (1983) Der Aachener Aphasie Test. Hogrefe, Göttingen

Huber W, Willmes K, Poeck K, van Vleymen B, Deberdt W (1997) Piracetam as an adjuvant to language therapy for aphasia: A randomized double-blind placebo-controlled pilot study. Archives of Physical and Medical Rehabilitation 78: 245–250

Hughlings Jackson J (1925) Neurological fragments. Oxford University Press, London

Hüttemann J (1998) Störungen der Zahlenverarbeitung. NAT, Hofheim

Intercollegiate Working Party for Stroke (2000) National clinical guidelines for stroke. Royal College of Physicians, London

Isserlin M (1922) Über Agrammatismus. Zeitschrift für die gesamte Neurologie und Psychiatrie 75: 332–410

de Jong P, Berg IK (1999) Lösungen (er-)finden. Das Werkstattbuch der lösungsorientierten Kurztherapie. Band 17. In: Hargens J (Hrsg) Systemische Studien. Modernes Lernen, Dortmund

Kalbe E, Reinhold N, Ender U, Kessler J (2002) Aphasie-Check-Liste. ProLog, Köln

Keller I, Maser I (2004) Aiblinger Akalkulie Screening (AAS). NAT, Hofheim

Kessler J, Thiel A, Karbe H, Heiss, WD (2000) Piracetam unterstützt die Rehabilitation von Aphasikern nach Schlaganfall. Poster auf der 27. Jahrestagung der Arbeitsgemeinschaft für Aphasieforschung und -behandlung, München

Kleist K (1914) Aphasie und Geisteskrankheit. Münchener Medizinische Wochenschrift 61: 8–12

Kleist K (1934) Gehirnpathologie. Barth, Leipzig

Kleist K (1959) Die Lokalisation im Großhirn und ihre Entwicklung. Internationale Monatsschrift für Psychiatrie und Neurologie 137: 289–309

Kleist K (1970) Carl Wernicke. In Kolle K (Hrsg) Große Nervenärzte. Band 2. Thieme, Stuttgart, S 106–127

Kolk HHJ (1998) Disorders of syntax in aphasia: Linguistic-descriptive and processing approaches. In: Stemmer B, Whitaker, HA (eds) Handbook of neurolinguistics. Academic Press, San Diego, pp 249–260

Kolk HHJ, Friederici AD (1985) Strategy and impairment in sentence understanding by Broca's and Wernicke's aphasics. Cortex 21: 47–67

Kolk HHJ, van Grunsven MJF, Keyser A (1985) On parallelism between production and comprehension in agrammatism. In: Kean ML (ed) Agrammatism. Academic Press, Orlando, pp 165–206

Kolk HHJ, Heeschen C (1990) Adaptation and impairment symptomes in Broca's aphasia. Aphasiology 4: 221–232

Kolk HHJ, Heeschen C (1992) Agrammatism, paragrammatism and the management of language. Language and Cognitive Processes 7: 89–129

Kolominsky-Rabas P (2005) Evidenzbasierung und Neurologie. In: Wallesch CW (Hrsg) Neurologie: Diagnostik und Therapie in Klinik und Praxis. Urban & Fischer, München, S 1271–1281

Kotten A (1991) Aphasietherapie auf neurolinguistischer Basis. In: Blanken G (Hrsg) Einführung in die linguistische Aphasiologie. HochschulVerlag, Freiburg, S 381–408

Kotten A (1997) Lexikalische Störungen bei Aphasie. Thieme, Stuttgart

Kroker C (2002) Aphasie-Schnell-Test. Schulz-Kirchner, Idstein

Kroker I (1993) Sprachverlust nach Schlaganfall. Haug, Heidelberg

Kussmaul A (1881) Die Störungen der Sprache. Vogel, Leipzig

Lang C, Dehm A, Dehm B, Leuschner T (1999) Kurze Aphasieprüfung. Swets, Lisse

de Langen EG (1988) Lesen und Schreiben. In: von Cramon DY, Zihl, J (Hrsg) Neuropsychologische Rehabilitation. Springer, Berlin, S 289–305

Langenscheidts Ohne Wörter Buch (1999) 500 Zeigebilder für Weltenbummler. Langenscheidt, München

Leischner A (1960) Alalie, Aphemie, Aphasie und Aphrasie. Zeitschrift für angewandte Sprachwissenschaft 3: 262–271

Leischner A (1979) Aphasien und Sprachentwicklungsstörungen. Thieme, Stuttgart

Leitbild Logopädin/Logopäde (2005) Forum Logopädie 19: 37

Levelt WJM (1989) Speaking. MIT Press, Cambridge

Lichtheim L (1885) Ueber Aphasie. Deutsches Archiv für Klinische Medizin 36: 204–268

Lincoln N, McGuirk E, Mulley G, Lendrem W, Jones A, Mitchell J (1984) Effectiveness of speech therapy for aphasic stroke patients: A randomised controlled trial. Lancet 1: 1197–1200

Locke EA (2002) Setting goals for life and happiness. In: Snyder, DR, Lopez SJ (eds) Handbook of positive psychology. Oxford University Press, Oxford, pp 299–312

12

Lurija AR (1992) Das Gehirn in Aktion. Rohwolt, Reinbek

Lutz L (1992) Das Schweigen verstehen. Springer, Heidelberg

Lutz L (1997) MODAK-Modalitätenaktivierung in der Aphasie-Therapie. Ein Therapieprogramm. Springer, Heidelberg

Matthes-von Cramon G (1999) Exekutivfunktionen. In: Frommelt P, Grötzbach H (Hrsg) NeuroRehabilitation. Blackwell, Berlin, S 259 – 272

Marie P (1906) Révision de la question sur l'aphasie: La troisième circonvolution frontale gauche ne joue aucun role spécial dans la fonction du langage. La Semaine Médicale 26: 241 – 247

McCarthy RA, Warrington, EK (1990) Cognitive neuropsychology. Academic Press, San Diego

McClelland JL, Rummelhart DE (1981) An interactive model of context effects in letter perception. Psychological Review 88: 375 – 407

McCloskey M, Sokol SM, Caramazza A, Goodman-Schulman R (1990) Cognitive representations and processes in number production: Evidence from cases of acquired dyscalculia. In: Caramazza A (ed) Cognitive neuropsychology and neurolinguistics. Lawrence Erlbaum, London, pp 1 – 31

McGrath J (im Druck) Interdisciplinary goal planning in neurological rehabilitation. In: Frommelt P, Grötzbach H (Hrsg) NeuroRehabilitation. abw, Berlin

Meinzer M, Djundja D, Barthel G, Elbert T, Rockstroh B (2005) Long-term stability of improved language functions in chronic aphasia after constraint-induced aphasia therapy. Stroke 36: 1462 – 1466

Morton J (1980) The logogen model and orthographic structure. In: Frith U (ed) Cognitive processes in spelling. Academic Press, London, pp 117 – 135

Myers PS (1997) Right hemisphere syndrome. In: LaPointe LL (ed) Aphasia and related neurogenic language disorders. Thieme, New York, pp 201 – 225

Neininger B, Pulvermüller F, Elbert T, Rockstroh B, Mohr B (2004) Intensivierung, Fokussierung und Verhaltensrelevanz als Prinzipien der Neuropsychologischen Rehabilitation und ihre Implementierung in der Therapie chronischer Aphasie. Zeitschrift für Neuropsychologie 15: 219 – 232

Neubert C, Rüffer N, Zeh-Hau M (1992) Neurolinguistische Aphasietherapie. Materialien Teil 1: Lexikalisch-semantische Störungen. NAT, Hofheim

Neubert C, Rüffer N, Zeh-Hau M (1994) Neurolinguistische Aphasietherapie. Materialien Teil 3: Lexikalisch-phonematische Störungen. NAT, Hofheim

Neubert C, Rüffer N, Zeh-Hau M (1995a) Neurolinguistische Aphasietherapie. Materialien assoziierter Band Bild-semantische Störungen. NAT, Hofheim

Neubert C, Rüffer N, Zeh-Hau (1995b) Neurolinguistische Aphasietherapie. Materialien Teil 2: Agrammatismus. NAT, Hofheim

Neubert C, Rüffer N, Zeh-Hau M (1998) Neurolinguistische Aphasietherapie. Materialien assoziierter Band Bild-phonematische Störungen. NAT, Hofheim

Neubert C, Rüffer N, Zeh-Hau M (1999) kontext. Fachwerk oder Mainhatten? Reihe zur alltagsorientierten Aphasiebehandlung. NAT, Hofheim

Nickels L (2004) Tried, tested and trusted? Language assessment for rehabilitation. In: Halligan, PW, Wade, DT (eds) The effectiveness of rehabilitation for cognitive deficits. Universitiy Press, Oxford

Orgass B (1976a) Eine Revision des Token Tests. I. Vereinfachung der Auswertung, Itemanalyse und Einführung einer Alterskorrektur. Diagnostica 22: 70 – 87

Orgass B (1976b) Eine Revision des Token Tests. II. Validitätsnachweis, Normierung und Standardisierung. Diagnostica 22: 141 – 156

Orgass B, Poeck K (1966) Clinical validation of a new test for aphasia: An experimental study on the token test. Cortex 2: 222 – 243

Paradis M (1987) The assessment of bilingual aphasia. Lawrence Erlbaum, London

Parr S, Byng S, Gilpin S, Ireland C (1999) Aphasie: Leben mit dem Sprachverlust. Ullstein Medical, Wiesbaden

Patterson K (1988) Acquired disorders of spelling. In: Denes G, Semenza C., Bisiacchi P. (eds) Perspectives on cognitive neuropsychology. Lawrence Erlbaum, London, pp 213 – 229

Peuser G, Winter, S (2000) Lexikon zur Sprachtherapie. Fink, München

Poeck K (1981) Was verstehen wir unter aphasischen Syndromen? In: Schnelle H (Hrsg) Sprache und Gehirn. Suhrkamp, Frankfurt, S 97 – 109

Posner MI, Raichle ME (1996) Bilder des Geistes. Spektrum, Heidelberg

Pössl J, Mai N (1996) Rehabilitation im Alltag: Gespräche mit Angehörigen hirngeschädigter Patienten. Borgmann, Dortmund

Prigatano GP (2004) Neuropsychologische Rehabilitation: Grundlagen und Praxis. Springer, Heidelberg

Pulvermüller F, Neininger B, Elbert T, Mohr B, Rockstroh B, Koebbel P, Taub E (2001) Constraint-induced therapy of chronic aphasia after stroke. Stroke 32: 1621 – 1626

Radü EW, Kendall BE, Moseley IF (1987) Computertomographie des Kopfes. Thieme, Stuttgart

Rentsch HP, Bucher PO (2005) ICF in der Rehabilitation. Schulz-Kirchner, Idstein

de Renzi E, Vignolo LA (1962) The token test: A sensitive test to detect receptive disturbances in aphasia. Brain 85: 665 – 678

Rijntjes M, Weiller C (2003) Funktionsanpassung im motorischen und sprachlichen System. In: Karnath HO, Thier P (Hrsg) Neuropsychologie, Springer, Berlin

Robey R (1998) A meta-analysis of clinical outcomes in the treatment of aphasia. Journal of Language and Hearing Research 41: 172–187

Roeltgen DP (1994) Localization of lesions in agraphia. In: Kertesz A (Ed.) Localization and neuroimaging in neuropsychology. Academic Press, San Diego, pp 377–405

Rosenthal L (2006) Durchbruch bei der Fortbildungsverpflichtung. Forum Logopädie 2: 33

Ryalls J (1984) Where does the term »Aphasia« come from? Brain and Language 21: 358–363

Schlenck C, Schlenck KJ (1994) Beratung und Betreuung von Angehörigen aphasischer Patienten. Logos Interdisziplinär 2: 90–97

Schlenck KJ, Perleth S (2004) Langzeitverlauf bei Aphasie und der Effekt von Sprachtherapie in der chronischen Phase. Aphasie und verwandte Gebiete 1: 9–20

Schlenck, C, Schlenck KJ, Springer L (1995) Die Behandlung des schweren Agrammatismus. Reduzierte-Syntax-Therapie (REST). Thieme, Stuttgart

von Schlippe A, Schweitzer J (2003) Lehrbuch der systemischen Therapie und Beratung. Vandenhoeck & Ruprecht, Göttingen

Schnelle P (2001) Zurück zur Sprache -- zurück ins Leben. Urban & Fischer, München

Schnider A (1997) Verhaltensneurologie. Thieme, Stuttgart, S 33-66

Schwarz MF, Saffran EM, Marin OSM (1980) The word order problem in agrammatism. Brain and Language 10: 249–262

Shallice T (1988) From neuropsychology to mental structure. Cambridge University Press, Cambridge

Springer L (1986) Behandlungsphasen einer syndromorientierten Aphasietherapie. Sprache-Stimme-Gehör 10: 22–29

Springer L, Huber W, Schlenck KJ, Schlenck C (2000) Agrammatism: Deficit or compensation? Consequences for aphasia therapy. Neuropsychological Rehabilitation 10: 279–309

Stachowiak FJ, Huber W, Kerschensteiner M, Poeck K, Weniger D (1977) Die globale Aphasie. Journal of Neurology 214: 75–87

Stark J (1992 – 1997) Everyday Life Activities Fotoserie. Set 1 – 3. ProLog, Köln

Steinke W, Hennerici M (1996) Schlaganfall. Wort & Bild, Baierbrunn

Sternberg RJ, Spear-Swerling L (1998) Personal navigation. In: Ferrari M, Sternberg RJ (eds) Self awareness. Its nature and development. Guilford Press, New York, pp 219–245

Taylor ML (1987) Mit Aphasikern leben. Reinhardt, München

Teasell R, Foley N, Salter K, Bhogal S, Bayona N, Jutai J, Speechley M (2005) Evidence-based review of stroke rehabilitation. Module 14: Aphasia. www.ebrsr.com

Tesak J (1997) Einführung in die Aphasiologie. Thieme, Stuttgart

Tesak J (2001) Geschichte der Aphasie. Schulz-Kirchner, Idstein

Thun T (1988) Pyschotherapie und Sozialtherapie. In: von Cramon DY, Zihl J (Hrsg) Neuropsychologische Rehabilitation. Springer, Heidelberg, S 83–104

Von Monakow C (1905) Gehirnpathologie. Hölder, Wien

Weigl E, Bierwisch M (1970) Neuropsychology and linguistics: Topics of common research. Foundations of Language 6: 1–18

Weiller C, Herrmann M (1999) Funktionelle Bildgebung in der Neurorehabilitation. In: Frommelt P, Grötzbach H (Hrsg) NeuroRehabilitation. Blackwell, Berlin, S 41–53

Welti F, Raspe H (2004) Rehabilitation und Teilhabe behinderter Menschen – Welche Möglichkeiten bietet das neue SGB IX? Neurologie & Rehabilitation 6: 320–322

Weniger D (1997) Nichtaphasische Störungen der Kommunikationsfähigkeit. In: Hartje W, Poeck K (Hrsg) Klinische Neuropsychologie. Thieme, Stuttgart, S 304–310.

Weniger D, Bertoni B (1996) Satzlegeaufgaben. Übungen zur Satzbildung. ProLog, Köln

Wernicke C (1874) Der aphasische Symptomencomplex. Cohn & Weigert, Breslau

WHO (2001) International Classification of Functioning, Disability and Health – IDV. Geneva. http://www.who.int/classification/icf

Wieck M, Beushausen U, Cramer RE (2005) Leitlinien in der Logopädie. Forum Logopädie 19: 28–35

Ziegler W, Vogel M, Gröne B, Schröter-Morasch H (1998) Dysarthrie. Thieme, Stuttgart

12

Sachverzeichnis

13

B

C

D

E

F

G

H

13